闽山医话

阮诗玮　丘余良◎主　编

海峡出版发行集团
THE STRAITS PUBLISHING & DISTRIBUTING GROUP ｜ 福建科学技术出版社
FUJIAN SCIENCE & TECHNOLOGY PUBLISHING HOUSE

图书在版编目（CIP）数据

闽山医话/阮诗玮，丘余良主编. —福州：福建
科学技术出版社，2024.5
ISBN 978-7-5335-7176-4

Ⅰ.①闽… Ⅱ.①阮… ②丘… Ⅲ.①医话－汇编－
中国－现代 Ⅳ.①R249.7

中国国家版本馆CIP数据核字（2024）第009901号

出版人 郭　武
责任编辑 李　英
装帧设计 黄　丹
责任校对 林峰光

闽山医话

主　　编　阮诗玮　丘余良
出版发行　福建科学技术出版社
社　　址　福州市东水路76号（邮编350001）
网　　址　www.fjstp.com
经　　销　福建新华发行（集团）有限责任公司
印　　刷　福建新华联合印务集团有限公司
开　　本　889毫米×1194毫米　1/32
印　　张　10
字　　数　247千字
插　　页　8
版　　次　2024年5月第1版
印　　次　2024年5月第1次印刷
书　　号　ISBN 978-7-5335-7176-4
定　　价　98.00元

编委会

主　编：阮诗玮　　丘余良

副主编：许勇镇　　王建挺　　赵晓果

编　委（按姓氏笔画顺序）

王建挺　　方艺伟　　丘余良　　阮诗玮　　阮杏林

许勇镇　　许泽煌　　刘昕尔　　张荣东　　陈晓玲

余永鑫　　杨运劫　　周少峰　　林希璟　　施怡宁

赵晓果　　高嘉玮　　黄　玲　　颜　榕　　黎丽萍

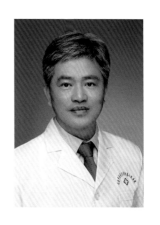

作者简介

阮诗玮

福建周宁人，1960 年 3 月生，毕业于福建中医学院（现福建中医药大学）和美国 Fairleigh DickinsonUniversity。福建中医药大学附属人民医院主任医师、教授、博士生导师。国家临床重点专科（中医专业）肾病科学术带头人，福建闽山中医肾病学术流派创始人，第二届福建省名中医，第六、第七批全国老中医药专家学术经验继承工作指导老师。2022 年国家中医药管理局发文设立"阮诗玮全国名老中医药专家传承工作室"。

现任中华中医药学会特聘副会长、中华中医药学会肾病分会顾问。曾任中华中医药学会常务理事及其肾病分会副主任委员，中国中西医结合学会常务理事，世界中医药学会联合会促进中医立法工作委员会第一届理事会副会长、络病专业委员会第一届理事会副会长，福建省中医药学会会长，福建省中西医结合学会名誉会长。国家自然科学基金同行评议专家、国家重点专项课题和国家科技奖评审专家。

现任全国政协常委、中国民主同盟中央常委、福建省政协副主席、民盟福建省委会主委。曾任福建中医药大学附属人民医院副院长、院长，

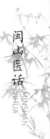

福建省卫生厅副厅长,福建省政协科教文卫体委员会副主任,福建省卫生和计划生育委员会副主任,福建省计生协会常务副会长。

从事中医临床工作 40 余年,擅长中西医结合诊治肾脏病及内科杂病,创立了以病理为基础,以症候为先导,根据体质之不同、时令之变化、运气之顺逆,辨病与辨证相结合、中医与西医相结合的肾脏病多维周期诊疗体系。研制的保肾口服液、益肾降浊颗粒、益肾降糖饮、益肾清浊口服液、己金排石颗粒、尿感合剂、暑热晶等制剂,取得良好的临床疗效。福建省内外患者及东南亚、欧美等华人、华侨纷纷前来求治。临证主张"六看",一看天(天气情况、五运六气)、二看地(地理环境、水土方宜)、三看时(时令季节、疾病时段)、四看人(体质禀赋、心理状况)、五看病(包括中医的病和西医的病)、六看证(四诊症候),综合分析,审证求因,辨证论治。发表学术论文 200 余篇,主持和参与国家级、省部级、厅级课题 20 余项,主笔、编著、主编或主审《阮诗玮学术经验集》《闽山中医验案精选》《桐山济生录》《上卿济生录》《寒湿论治》《寒湿医案》《福建医学史略》《福建历代名医学术精华》等 11 部著作。获得奖励:分别于 2012 年、2022 年获中华中医药学会科学技术奖、学术著作奖三等奖 2 项,分别于 2012 年、2013 年获中国中西医结合学会科学技术奖三等奖 2 项,分别于 2001 年、2002 年、2012 年、2013 年获福建省科技进步奖三等奖 5 项,2011 年获中国中西医结合学会第二届中西医结合贡献奖,分别于 2011 年、2013 年获福建医学科技奖二等奖 2 项。

丘余良

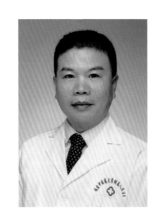

福建上杭人，1971 年 12 月生。福建中医药大学附属人民医院肾病科主任、主任医师、教授、硕士研究生导师。第五批全国优秀中医临床人才，福建闽山中医肾病学术流派传承工作室、阮诗玮福建省名中医传承工作室、阮诗玮全国老中医药专家传承工作室负责人，福建闽山中医肾病学术流派第三代学术传承人，福建省第二批基层老中医药专家师承带徒指导老师。

现任中华中医药学会肾病分会委员、福建省医学会肾脏病学分会常务委员、福建省中医药学会肾脏病分会副主任委员、福建省中西医结合学会常务理事兼肾脏病分会常务委员、福建省医师协会肾脏内科医师分会常务委员。

1995 年毕业于北京中医药大学，长期从事中西医结合肾脏病临床及基础研究。主编、参编学术专著 6 部；主持国家中医药管理局课题 1 项、省厅级课题 7 项；发表学术论文 100 余篇。擅长中西医结合诊治各种原发及继发性肾脏疾病、血液透析及内科疑难杂症。

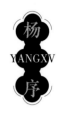

杨序

　　医话指医家以笔记、短文、随笔等别样形式，阐述其心得、体会、感悟的著述，乃医家学习、实践、研究所得之真实记录，具有启发后学、开拓思维、增进理论水平等作用，是中医学的组成部分。

　　医话由来久矣。先秦诸子已有类似医话的著述，但因其难与医案区分，故一般未被视作医话。至宋代，医家张杲据其行医见闻撰成《医说》十卷，被今人推为最早的医话著作。宋以后，医话发展日盛、名著迭出，如元明黄承昊之《折肱漫录》、冯时可之《上池杂说》，清代魏之琇之《柳洲医话》、王孟英之《潜斋医话》、陆定圃之《冷庐医话》等，均为后世熟知，影响深远。至近现代，医话佳作更是层出不穷，如民国时期陆士谔之《士谔医话》、罗止园之《止园医话》，现代医家所著之《名老中医医话》《燕山医话》《黄河医话》《长江医话》《南方医话》《北方医话》《当代名医临证精华》等，内容广泛、丰富、实用，对临床均具参考意义。

今收到闽山学派创立者、福建省名中医阮诗玮教授寄来的《闽山医话》，该书内容丰富、观点新颖，涵盖阮教授四十多年来诊治疾病、临证用药、理论研究、科研探索、政策建议等诸多方面的心得体会和真知灼见，讲解深入浅出，论述有理有据，让人触类启迪。言及诊病方略，书中阐明"六看、六适、六维"之理论，可谓考虑周全、思路缜密，使疾病诊治更趋一体。谈及方药运用，书中所载单药荷叶、单方莱菔叶、六和汤、紫茜宁血汤等用法，皆为临证验效之心得。述及疾病诊治，不论常见病之胸痹、胃痛、腹泻，抑或疑难病之过敏性紫癜肾炎、重症肌无力，均将胸中之意娓娓道来，示人常法而达其变。论及中医药事业之发展，阮诗玮教授为之求索半生、奔走呼号，所提建议、设想极具建设性和前瞻性，足见其拳拳之心与深厚积淀。

阅罢《闽山医话》，不禁赞叹阮诗玮教授之精勤及其著作之可贵。诚望福建省各科同仁，在诊务繁忙中，挤出时间，认真思量，积极撰写多姿的医话，以丰富闽中医之园，为人民健康服务。

是为序。

国医大师
中国中医科学院首届学部委员　杨春波

癸卯年孟夏于福州

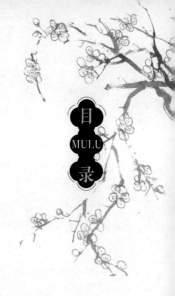

目录 MULU

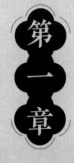

第一章

医理箴言

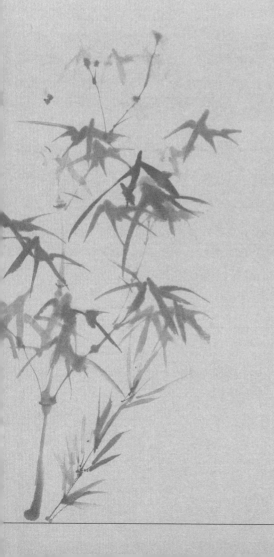

"致中和"与中医疾病论治

　　阮诗玮教授十分重视"致中和"理念在中医疾病论治中的运用，他认为"致中和"思想作为中华民族的核心价值观，对疾病的发病、诊治、方药运用及康复调护等具有重要的指导意义。阮诗玮教授对中和思想有其个人见解，比如他认为"中和"即"动的均衡"，而"致中和"即"矫枉致衡"，又如"以致中和的思路指导疾病辨治，应当注意避免人体从一种失和变生新的失和状态"。本文试将阮诗玮教授关于"致中和"思想在中医疾病诊治中的运用简述如下。

一、"致中和"即"动的均衡"

　　关于"致中和"的记述最早见于《礼记·中庸》篇，文云："喜、怒、哀、乐之未发，谓之中；发而皆中节，谓之和。中也者，天下之大本也；和也者，天下之达道也。致中和，天地位焉，万物育焉。"其中以人之情绪表达阐发中和之义，以人之欢乐、愤怒、悲伤等情绪不曾流露，称为中，若情绪有所表达，但是并没有过度，那么称为和，由此推出"中"为天地之本，"和"为天地运行的最佳状态。"中和"即万事万物不偏不倚、无太过、无不及的均衡状态。《周易》认为太极为"中"之原始状态，太极生两仪即阴阳，阴阳生克制化，冲气为和，故为致中和，阴阳交合，则化生万物，阳生阴降，互通水火，而各得其位，则天地有序，故称之"致中和，天地位焉，万物育焉"。

阮诗玮教授曾言及，易者，变易也，然变动中有其轨迹与法则可循，故变易中有不易之理，是谓"动的均衡"。只有变动才有发展进化，同时，只有均衡才能协调生存。变动与均衡相互依存，故曰"致中和，天地位焉，万物育焉"。由此可认为"致中和"即"动的均衡"，动的均衡是万事万物在演变中的势均力敌，是不偏不倚，是发展变动中的稳态，当然动之均衡绝非"高度、重量"上的平衡。

二、失中和是疾病发生的基本病理

中医学在发展过程中，融入了大量中国古代哲学思想、文化观点，如精气学说、阴阳五行、天人相应等。其中"中和"思想在中医学理论体系构建方面起到重要的指导性作用，老子谓之"道生一，一生二，二生三，三生万物，万物负阴而抱阳，冲气以为和"，讲到天地起于道，道化生太极，称为一，太极生两仪，即阴阳，称为二，阴阳生三，即冲和之气，亦即"中和"之气，中和致而万物化生，人为万物之灵，故亦为阴、阳、冲气所生。《黄帝内经》言"阴平阳秘，精神乃治，阴阳离决，精气乃绝"，便指出阴阳平和，则精神内守，身体健康，若阴阳失和，不能互藏，则精气耗散，命不久矣。是故人能维持身体健康，主要因于阴阳平和。那么疾病发生的基本病理就是失中和，亦即阴阳之间失去动之均衡，可表现为阴阳偏盛或阴阳偏衰，冲气失于调和，则百病由生，将出现《黄帝内经》所言"两者不和，若春无秋，若冬无夏"之局面。

阮诗玮教授指出机体阴阳失和，在表可表现为营卫气血不和，在里则演为五脏阴阳失调。《素问·调经论》曰："人之所有者，血与气耳"，其中营血属阴，主营养润泽，卫气属阳，变动不居，护卫固摄肌表、抵御邪气，卫气行脉外，营阴行脉中，营卫调和，互为转化，如环无端，气血调和，则机体正气充沛，不易感触邪气。若气血亏虚或运行不畅，百脉不通，则气滞血瘀，从而进一步耗伤气血，病邪内生，导致疾病发生，故谓之"血气不和，百病乃变化而生"。人有五脏以应五行，五行之间，生克制化，以和为贵。恰如《三命通会·论疾病先知五脏六腑所属干支》言："若水升而火降，火降而金清，金清而木平，木平而土不及克，五脏各得中和之气，疾病何自生焉？人之四柱，内外上下，五行和者无疾。"人体五脏之气变动均衡，则肝气升发而心气充，肺气降泄而脾胃气收，脾胃化精而肾气得藏，故升降出入，动而不已。若五行不和，灾害丛生，气散化灭，故《黄帝内经·六微旨论》言："出入废则神机化灭，升降息则气立孤危。"

以脾胃疾病失和状态为例，脾胃为五脏之枢纽，脾气主升清，清气，为脾清阳之气，以升为常，以疏布水谷精微，营养四肢百骸、脏腑经络。胃气主乎降浊，浊气，为胃浊阴之气，以降为顺，传导糟粕自二便而出，脾升胃降，升降相因则生中气，亦即清气升是其位势，浊气降也是其位势。如果清气下降、浊气上升就逆位了，导致失中和的发生，而出现《黄帝内经》中所云"清气在下，则生飧泄；浊气在上，则生䐜胀"之病变。脾胃升降失常，清阳不能运化水谷而陷于下，从而发生饮食物消化不良而见完谷不化之泄泻。浊阴之气不降反升则恶心呕吐、脘腹胀满。

三、致中和是疾病论治的重要原则

1. 治则治法的确立

人体阴阳失衡，脏腑气血逆乱均可导致疾病的产生，比如阳虚、阴虚、阳盛则阴衰、阴盛则阳衰、气虚、血虚、气有余等，故基于失中和致病，那"致中和"则是论治疾病之大法。如《素问·至真要大论》云"谨察阴阳所在而调之，以平为期"、"疏其血气，令其调达，而致和平"，皆把"和"作为调阴阳、调气血的目标。而《金匮要略》曰"若五脏元真通畅，人即安和"，即提示机体若能调和五脏元真之气，则可达到安和健康的状态。这些都是基于"致中和"思想提示的中医论治法则。

因此致中和就是要调和阴阳，使阴阳平和；要调和气血，使气血均衡；调和五脏，使各得其位。致中和，阮诗玮教授亦称为矫枉致衡，枉者，不正也，衡者，均衡也。一般而言，矫枉致衡是理想目标，矫枉致衡就是要将这些失衡状态调整到均衡状态，即达到"阴平阳秘"，比如阴虚阳亢，则滋阴潜阳以复其气，又如肝强克脾，当柔肝实脾以复生化。但在临床中或机体不能自愈或医源性过失等因素均可导致矫枉过正或矫枉生枝，以致人体从一种失和变生新的失和状态，这种现象在临床实践中其实并不少见。是故临床中，我们除了要扶正祛邪，调和五脏气血外，还需要把握权重，扶正不可妄补壅滞，以免徒生内乱，驱邪还应中病即止，穷寇莫追，以免攻伐太过，戕伤正气，反出祸端。

2. 方药配伍及选用

中医方剂由中药组成，目前临床运用多以复方为主，复方之中多个中药各有其特性，组成后却能起到相辅相成或相反相成、增效减毒之用，这离不开"中和"之理念。恰如徐灵胎在《医学源流论》中所言"方之既成，能使药各全其性，亦能使药各失其性。操纵之法，有大权焉，以方之妙也"，此大权即是合理配伍、调和药性之法度。一张卓有成效的方剂必然在主治功用上把握好寒热、温凉、升降、润燥、收散等方面的均衡，比如被誉为"伤寒论第一方"的桂枝汤既有辛甘之桂枝以通阳气，又有酸收之芍药可养其营，使发表而不为过，收涩而不敛邪，姜、枣、草建其中气，使全方达到营卫调和、气血化生之功；又如治疗寒热错杂痞证的半夏泻心汤、治疗寒饮郁于少阳的小柴胡去参、枣、生姜加五味子的干姜汤，均有属阴的药、属阳的药，亦有疏泄的药，方药寒热互用，可和阴阳、调升降，补不足、损有余，使脏腑机能复其常态，人体气血运行顺畅。

在临床选用方剂时，若病情与方剂不能完全相应者，还需进行加减，这就要在把握病位、病性之兼夹、正邪力量之偏颇的基础上，对组方进行变化，使病与药相得，才能取效，而这也是致中和理念在临床诊治的体现。比如临床中治疗营卫不和兼寒饮伏肺而致咳喘者，单用桂枝汤显然不足以除里饮，故可加厚朴、杏子以化痰降气，而使表解里和，病得痊愈；又如肾结石见阴虚而湿热内蕴者，单用六味地黄丸以滋肾水，则阳气推动之力不足，反易助湿热，此时合用滋肾通关丸可使阳气流通，阴液化生，湿浊亦去。

3. 瘥后调摄防复遗

不论是正常之人预防疾病，或病者治愈后的康复，都要平调情志，谨和五味及顺其自然，以达到"中和"之状态。《素问·阴阳应象大论》云"人有五脏化五气，以生喜怒悲忧恐"，若情志不调，则易生气血不和，导致疾病复发，反复难愈，临床中可见不少血淋、热淋患者，因情志不遂，烦躁易怒，往往演变为气淋而迁延日久。《素问·热论》曰"病热少愈，食肉则复，多食则遗，此其禁也"，指出大病瘥后，因脾胃气弱，不能消谷，往往内生邪热浊邪，使病情反复，因此需少食，饮食以清淡为主，使胃气自和则愈。

顺应自然之气，需结合大自然"生长化收藏"（春生、夏长、长夏化、秋收、冬藏）之定律，顺其位序，应时运转，如果逆势，如运气逆乱，非其时而有其气（如春天应温而反寒；秋天应凉而反热等），都会使运气反常，造成人体疾病。阮诗玮教授强调的"六看"，即看天、看地、看时、看人、看病、看证。其中看天，就是要明悉运气的一般规律，结合运气与人之气化作为思辨点。在运气反常时，容易染上时邪疫病，故此时应做好防范，保护正气，使正气存内，而邪不可干。

（陈晓玲、许勇镇、李述捷、阮诗玮，原载于《中医药通报》2022 年 11 期）

第二节
"六看"理论模式的创建与实践

阮诗玮教授行医四十余载，于临床诊疗中总结经验，创立了以病理为基础，以证候为先导，根据体质之不同、时令之变化、运气之顺逆，辨病与辨证中西医结合的肾脏病多维周期诊疗模式。临证主张"六看"：一看天（天气情况、五运六气）；二看地（地理环境、水土方宜）；三看时（时令季节、日月周期）；四看人（体质禀赋、心理状况）；五看病（包括中医的病和西医的病）；六看证（四诊症候）。"六看"诊疗模式的整个操作内容是在中医"天人合一"的整体观念指导下对疾病进行综合辨治的过程，其辨治内容包含有宏观（天—地—时）、中观（人—病—证）、微观（现代医学的检验检查与病理学）3 个层次。

一、"六看"诊疗模式的内涵

1. 看天

一看天，主要指的是看五运六气、天气情况。五运六气是中国古代研究天时气候变化规律及其对生物影响的一门学说。五运是指自然界五种属性即木、火、土、金、水五行的运行规律，如《素问·天元纪大论》云："甲己之岁，土运统之；乙庚之岁，金运统之；丙辛之岁，水运统之；丁壬之岁，木运统之；戊癸之岁，火运统之。"六气指的是厥阴风木、少阴君火、少阳相火、太阴湿土、阳明燥金、太阳寒水所对应的六种气化，即《素问·天元纪大论》云："子午之岁，上见少阴；丑未之岁，上见太阴；寅申之岁，上见少阳；卯酉之岁，上见阳明；辰戌之岁，上见太阳，巳亥之岁，上见厥阴。"

运气理论的基本原理，是以"天人相应"的整体观为指导思想，以阴阳五行理论为框架，以天干地支系统为演绎工具，以五运、六气、三阴三阳等理论为基础，用以推断气候变化规律及其对人体健康和疾病的影响。五运六气的变化直接关系疾病的发生与发展。历代著名医家无不重视运气对环境的改变和对人体的影响，亦不乏对运气理论的探讨和发挥，张景岳提出五运六气与人身脏腑经络存在的相关性；薛雪、马印麟等指出"刚柔失守，三年化疫"，说明疫病流行是一个渐变的过程，先病郁气，待时暴发，然后流行；吴鞠通、余师愚等医家认为温疫发有定时，皆为火气加临之时；雷少逸尤其强调治疗时病应"按四时五运六气而分治之"。正如《素问·六节藏象论》所云"不知年之所加，气之盛衰，虚实之所起，不可以为工矣。"充分说明了为医者研究运气理论的重要性与必要性。

2. 看地

二看地，主要是指因地制宜。一方水土养一方人，在不同地域长期生活的人，就有腠理疏密、饮食嗜好的不同，如《素问·异法方宜》云："故东方之域……鱼盐之地，海滨傍水。其民食鱼而嗜咸……其病皆为痈疡，其治宜砭石……中央者，其地平以湿……其民食杂而不劳，故其病多痿厥寒热，其治宜导引按蹻。"地域不同，发病亦异，治法亦有别，即是如此。

因地制宜，是指根据不同的地域环境特点来制订适宜当地的治疗原则。《备急千金要方》有云："凡用药皆随土地所宜。江南岭表，其地暑湿，其人皮肤薄脆，腠理开疏，用药轻省；关中河北，土地刚燥，其人皮肤坚硬，腠理闭塞，用药重复。"《温疫论》亦云："西北高浓之地，风高气燥，湿证希有；南方卑湿之地，更遇久雨淋漓，时有感湿者。"可见，地域的差异性是导致疾病多样化的重要因素，北地之处多是崇山峻岭，地势高厚，气候干燥寒冷，故邪气以风、寒、燥邪为主，病证以风寒、风燥多见；南地之处常见平原丘陵，地势多平，气候潮湿温暖，故邪气以风、热、暑、湿为主，病证以湿热、暑湿、风湿多见。故而可知，由于人们生活的地理方位和生态环境具有较大差别，所以其生活习惯和饮食结构也不尽相同，体质、发病也有着地域性的差异。阮诗玮教授于闽行医，针对闽地的湿热气候，以及闽人多湿热及阴虚体质的特点，临证少用肉桂、附子，以防温燥劫阴，若需温阳，多用淫羊藿、仙茅、肉苁蓉、补骨脂等以代之。因地制宜是中医辨证论治的基本原则和重要条件，重视地域差异，合理应用方药，才能发挥中医药的最大效用。

3. 看时

三看时，即指因时制宜。因时制宜是辨证论治中另一个重要的治疗原则。《灵枢·岁露论》云："人与天地相参也，与日月相应也。"指出人体大气运行与天地日月相应，《素问·四气调神大论》亦云："从阴阳则生，逆之则死；从之则治，逆之则乱。反顺为逆，是谓内格。"生活作息要顺应自然变化，不按自然周期作息则气行不顺，反为逆乱。而顺应周期变化的关键，就在于掌握年月四时昼夜更替对人体机能产生影响的规律，再根据规律调整人身之阴阳，治之则顺。

中医辨证论治的根本在于恢复人体的正常气机，小而言之即调理人体脏腑之气，大而言之则是沟通人与天地之气。《医门法律》有云"凡治病，而逆四时生、长、化、收、藏之气，所谓违天者不祥，医之罪也"，即是指出在治疗疾病时，应参照四时节气变化，谨守病机，顺势而治，方能收功。天时周期，主要包括4大周期：①以五运六气、阴阳五行等理论为基础，借助干支系统推演的年周期；②地球绕太阳公转而产生的四季节气变化的四季周期；③地、日、月三者相对运动而形成朔望节律的月周期；④地球自转而产生昼日节律的日周期。因时制宜的本质即是通过把握天地日月气化流行的规律，以及其对人体脏腑、阴阳、营卫气血盛衰变化的影响，综合考虑人与四时节律的关系，利用自然之气来护卫生命之体。故此，因时制宜是临床辨治过程中十分重要的一个参考因素。

4. 看人

四看人，即是因人制宜。主要是指根据每个患者的禀赋不同，所感病邪有异，结合时下心理状况，综合判断，精确辨证。就发病而言，体质禀赋的强盛与否是发病的重要依据，并且禀赋不同，所生之病亦有不同，如《医宗金鉴》所云"人感受邪气虽一，因其形脏不同，或从寒化，或从热化，或从虚化，或从实化，故多端不齐也"，究其缘由，可言之"盖以人之形有厚薄，气有盛衰，脏有寒热也"，可知脏腑阴阳偏颇、气形盛衰是影响疾病发展倾向的重要因素，正确地辨别各种体质，有助于预知患者感邪的倾向性，做到"未病先防，既病防变"。

体质是由先天禀赋加之后天环境影响所形成的相对稳定的个体特征。早在仲景时期，就已对体质有了初步的分类，如《伤寒论》中将体质分为平人、强人、盛人、羸人、淋家、汗家、酒家等，对于不同的体质，治法用药也不同，如用十枣汤"强人服一钱匕，羸人服半钱"。个体体质的特殊性，决定了特定机体对某种致病因子具有易感性，即"同气相求"，《丹溪手镜》有云"肥人多痰湿，瘦人多热"就是如此。具有特殊易感性的人群，在未发病时内在就已有了一定的病理基础，可认为是隐性的病性体质，即偏颇体质；一旦受邪，邪气作用于人体，受体质影响，内外相招，发生从化，在原有病理基础上愈加偏倚，就形成了病证表现，则可认为是病性体质的显性化。所以在治疗疾病过程中，首先要甄别患者的体质种类，把握治则方向，正如《素问·三部九候论》云："必先度其形之肥瘦，以调其气之虚实，实则泻之，虚则补之，无问其病，以平为期。"

5. 看病

五看病，主要包含有中医的病和西医的病。辨病论治是中医辨治方法中的一个重要组成部分，中医对疾病的认识是基于整体观念这一基本论治原则，故而对病的命名也有这一特殊的属性，中医的病多是以症状作为病名突出了疾病的主要矛盾，是疾病当前急需解决的主要问题。而西医的病是指在一定病因作用下，机体调节紊乱而导致的异常生命活动，包括一系列功能、代谢、结构的变化，表现出临床症状、行为体征的异常等。中、西医二者对疾病的认识互有包含、覆盖。

中医的辨病以治疗主要矛盾为主，但在病情发展进程中，主要矛盾是在不断变化的，往往在治疗一段时间过后，原有的中医的病会转变成了另一个中医的病，甚至另一个系统的疾病，故而中医的病在一定程度上缺乏逻辑连贯性，如慢性肾小球肾炎患者因"水肿病"来求诊，在治疗水肿病过程中，正胜邪却，水肿渐消，但因个人起居失宜、饮食不节，反伤正气，此时出现了血尿的症状，又将辨为"尿血病"。在这一方面，可以参考西医对疾病的认识，原发性慢性肾小球肾炎是由于自身免疫异常而导致肾实质受损，临床常见症状表现为血尿、蛋白尿、水肿、高血压等，上述患者出现"水肿病""尿血病"都是慢性肾炎的发病表现，都可归属西医慢性肾炎范畴。如在中医诊疗过程中参考西医的疾病，则更有利于预测疾病的发展可能。另一方面，中西医的病名应分开来看，有些中西医病名相同，但其病理性质却截然不同，如痢疾，虽有同名，但非同病。在中西医认识疾病的根本上就有本质的区别，中医的病是结合时空、地域、人体综合看待疾病的演变过程，而西医则强调发病"证据"，如化验结果、病理报告与病原体培养等。故而临床诊疗中将中医的病和西医的病结合起来综合辨病，不仅可以弥补临床中"有证无病可识""有病无证可辨"的不足，更有利于抓住疾病发生发展的总体趋势，动态地了解疾病变化，更好地辨治。

6. 看证

六看证，主要是指通过中医四诊收集疾病信息，抓住主要症状，分析主导病机，进而辨别疾病证型。从症状到证候，是中医学独有的诊断方法。看证，需要着重把握两方面的内容：一是四诊合参，综合了解患者当前主要症状、体征，辨明时下疾病缓急，理清阴阳表里寒热虚实；二是把握主导病机，抓住刻下病症的根本机要，就抓住了诊治疾病的先机，因机施治，辨证处方，才能做到"未病先防，既病防变"的治疗根本目的。

通过望闻问切四诊全面收集疾病信息，结合"三观"辨治，宏观方面，参考大自然天、地、时的周期运行；中观方面，判断患者个体体质、疾病新旧、症状缓急；微观方面，借助现代医学实验室检查，病理化验结果，综合审辨刻下证候。由于疾病的复杂性和能动性，同一疾病在一个阶段内的证候通常是多证相兼，多脏为病，但在总体上有轻重缓急之分，此时应审慎分辨，乱中取胜，辨清主要症状，抓住主导病机，即疾病当前证候的主要矛盾。疾病的发生发展具有相对较长的时限，每个时间段所产生的症状和体征各不相同，看证的本质是对疾病状态的分析与处理，通过明辨主要症状，得出主导病机，归纳为疾病证型，及时截断机转，阻截疾病的发展演变，是中医辨证论治诊疗的独有优势，也是看证的核心思路。

二、"六看"诊疗模式的运用

1. 看天以知运气

以2019年为例，己亥之年，厥阴风木司天，少阳相火在泉，"岁土不及，风乃大行"，风木之气克湿土之运，气盛运衰，以气为主，为天刑之年。初之气，主气厥阴风木，客气阳明燥金，燥金用事，金克木，春行秋令，"寒始肃，杀气方至"，气候以燥为主，阮诗玮教授于此气常用桑菊饮、翘荷汤、沙参麦冬汤宣肺疏风、生津润燥。二之气，主气少阴君火，客气太阳寒水，寒水用事，水克火，夏行冬令，气候转温渐慢，还是偏于寒冷，气行于初，"寒不去，华雪水冰，杀气施化"，阮诗玮教授常用滋肾丸、金匮肾气汤、二仙汤滋肾助阳、补火益气；气行至末，"阳复化，民病热于中"，阮诗玮教授则用清心莲子饮、翘荷汤、银翘散清开上焦、宣发郁热。三之气，主气少阳相火，客气厥阴风木，上半年司天之气与客气同为风木，"天政布，风乃时举"，风温之气较胜，夏行春令，气之初，阮诗玮教授多用升阳益胃汤，顺应阳气生发之势，使气足阳升；相火气现，木生火，火气愈加，阮诗玮教授则用李氏清暑益气汤、生脉散以清解暑热、益气养阴。四之气，主气太阴湿土，客气少阴君火，火生土，湿气愈重，夹杂火气，"溽暑湿热相薄"，阮诗玮教授于此气常用王氏清暑益气汤、清络饮、六一散清暑祛湿。五之气，主气阳明燥金，客气太阴湿土，湿土用事，土生金，但受少阳相火在泉之气的影响，此火可克主气之金，使得"燥湿更胜"，阮诗玮教授于此气常用杏苏散以治凉燥，桑杏汤以治温燥，沙参麦冬汤以济肺金。终之气，主气太阳寒水，客气少阳相火，下半年在泉之气与客气同为相火，水火不济，"畏火司令，阳乃大化"，冬行夏令，则蛰虫出见，流水不冰，人病温疬，对于这种特殊情况，阮诗玮教授以银翘散、上焦宣痹汤清热解毒、宣肺祛邪；邪伤肺络者，治以清络饮、桑菊饮、翘荷汤清疏肺卫、解表达邪；以湿热为主者，治以龙胆泻肝汤泻火除湿；亦有少见寒湿者，治以缩脾丸温中化湿。

2. 看地以明宜忌

阮诗玮教授于 20 世纪 80 年代在宁德地区行医，曾拜学于当地名医林上卿老先生，并整理林老医案经验，编《桐山济生录》一书。阮诗玮教授承林上卿、陈荫南等老中医临证经验之精华，结合宁德多部地处鹫峰山麓，面朝海湾，民生多从渔业，遂感寒湿病者甚众，其攻于临床，收集验案，结合所学及幼时之耳闻目染，专著《寒湿论治》一册，详细概述闽山学派在临床所诊的寒湿病例，论述各寒湿证候及其所治方药，如寒湿客表，治以六和汤、小青龙汤、射干麻黄汤散寒祛湿、温肺化饮；寒湿历节，治以通痹汤温经散寒、除湿蠲痹；寒湿蒙窍，治以苍术辛芷汤燥湿健脾、散寒通窍；少阳寒湿，治以分消饮、达原饮分消疏利，开达膜原；寒湿闭阻胸阳，治以自拟宣化汤、薏苡附子散合苍术麻黄汤加味散寒化湿、宣痹通络；脾胃寒湿，治以附子理中汤、小半夏汤、苓桂术甘汤温中散寒、利水蠲饮；肝经寒湿，治以大黄附子汤合四逆汤、小柴胡汤加味散寒祛湿、温下结滞；寒湿伤肾，治以真武汤温肾运脾、化气行水。90年代，阮诗玮教授调入福建省人民医院执业，考虑福州盆地地形，日照充足，雨水充沛，地下有温泉，气候温暖湿润，常有热岛效应，地理水土与宁德的山区相去甚远，常见病证亦有较大差异，以湿气、热象为重，故阮诗玮教授诊疗思路亦不同于前，如常见外感风热者，投以银翘散、桑菊饮，夹湿则予九味羌活汤；暑湿困阻者，多用三仁汤、平胃散、当归拈痛汤、甘露消毒丹；脾胃虚弱，尚有余邪者，治以升阳益胃汤、五叶芦根汤、清暑益气汤；温燥内伤者，多用翘荷汤、桑杏汤、沙参麦冬汤、清心莲子饮；阴虚燥热者，治以知柏地黄丸、二至丸、天王补心丹等。是以阮诗玮教授充分考虑地理环境的影响作用，处方遣药合乎地宜，故用之多效。

3. 看时以应周期

人与天时相适应，天时有周期，大致可分为年周期、四季周期、月周期、日周期4种，当然甲子周期也不容忽视，人体的生理病理变化亦从之。以时令季节而言，春为四时之首，万象更新之始，治宜顺应阳气生发之势，阮诗玮教授应用柴胡、防风、升麻、羌活、独活频率较高，方剂以升阳益胃汤、补中益气汤为多；夏季气候炎热，万物生机旺盛，人体阳气畅达于外，暑邪常致阳热病证，治宜清解暑热，阮诗玮教授常用荷叶、枇杷叶、西瓜翠衣解暑，石膏、竹叶、知母泻热，夹湿者加藿香、佩兰、砂仁化湿，茯苓、丝瓜络利水，方剂以清络饮、六一散、鸡苏散为主；秋季前温后凉，前湿后燥，特别是立秋前后，盛夏余热未消，秋阳肆虐，易致阳气开阖失司，伤及肺脾，阮诗玮教授根据福州的气候特点，于秋分节气之前，仍以清热解暑、清化湿热为主要治则，秋分后，燥金肃杀之气渐显，治以清宣润肺、滋阴润燥为宜，阮诗玮教授应用桑叶、杏仁、梨皮、贝母、沙参、麦冬、太子参为多，方剂以桑杏汤、沙参麦冬汤、翘荷汤为主，凉燥则投以杏苏散；冬季寒临大地，万物潜藏，寒甚则伤阳，此季为阳气最微之时，治宜温阳散寒，阮诗玮教授常用桂枝、生姜解表寒，干姜、肉桂温里阳，黄芪、党参、白术、山药健脾益气，当归、熟地黄、白芍、何首乌活血补血，女贞子、墨旱莲滋阴，仙茅、淫羊藿补阳，方剂则以六味地黄丸、肾气丸、二至丸、归脾汤为主。临床患者按四季周期进行诊疗，收功甚验。另就月令而言，更多应用于妇科及针灸治疗中。以女子的月经周期为例，在月经周期的不同阶段，阴阳气血周期性地消长，胞宫定期开阖藏泄。因此，在治疗女性患者时，应注重顺应月经规律，调理气血，因势利导，行经期宜温行、祛瘀；经后期应补益肝肾；经间期阴精充沛，宜助阳活血；经前期血海充盈，宜疏导气血。

4. 看人以晓根基

阮诗玮教授于临床中辨别体质禀赋的标准主要是参考匡调元教授的体质学说，大致分为正常质、晦涩质、腻滞质、燥红质、迟冷质、倦㿠质 6 种。正常质禀赋厚实，体壮力强，面色润泽，胃纳佳，耐寒暑，二便调，脉有力，舌象如常，此型体质少病，若病多为实证，恢复亦快；晦涩质，肤色晦滞，口唇色紫，眼眶暗黑，爪甲枯槁，肌肤甲错，丝缕瘢痕，脉沉涩弦紧，舌质瘀，此型体质气血易阻，病多痞满、癥瘕；腻滞质，形体肥胖，口甜而腻，身重如裹，口干不饮，大便不实，脉或濡或滑，舌苔多腻，此型体质痰湿易盛，病多满闷沉重，延绵难治；燥红质素体阴虚，形弱消瘦，面颊潮红，口燥咽干，内热便秘，阳兴遗精，尿黄短少，喜凉饮而不解渴，少眠心焦，五心烦热，耳鸣耳聋，脉细弦数，舌红少苔或无苔，此型体质阴亏内热，病多入里化热，津液不足；迟冷质素体虚寒，形体白胖，唇淡口和，四肢怠倦，肌冷自汗，面色不华，大便溏薄，毛发易落，夜尿频而清长，喜热饮，脉沉迟无力，舌淡胖嫩，有齿痕，此型体质阳虚内寒，病多寒化而阳气多虚；倦㿠质，面色㿠白，气短懒言，乏力晕眩，心悸健忘，动辄汗出，阴挺脱肛，手脚易麻，经少色淡，舌淡，脉细弱无力，此型体质气血不足，抗病能力较差，多虚多病，难愈。但要注意体质并不是一成不变的，人的体质多种多样，具有动态可变性，包括前述的天时、地理、时节的作用因素外，还受性别、年龄、情志等的影响，切记不可机械地看待各种体质，应结合四诊资料，合理甄别，才能将辨体质正确地应用于临床诊疗。

5. 看病以定治则

慢性肾脏病患者的根本病机总属肾脏元气亏虚，不适四时，易感外邪而生诸病，不论临床症状所见水肿、血尿、蛋白尿抑或虚劳，辨其证候终不离虚实夹杂，若是见水肿便利尿，见血尿便清热，见蛋白尿便固涩，则大失其机，病必不治。故而辨病不可只辨当前之病，了解患者既往病史，方可甄别虚实真假，抓住根本病机。阮诗玮教授于临床辨治慢性肾脏病患者，调和三焦、扶正祛邪为其基本治疗大法。肾炎发病，病在上焦，元气尚充，病邪还未深入，治之用上焦宣痹汤、翘荷汤、麻连赤小豆汤、泻白散、越婢加术汤等；病在中焦，元气渐亏，邪盛入里，正邪交争而出现正邪胶着状态，病情多迁延缠绵，治之宜五加减正气散、升阳益胃汤、参苓白术散、理中汤、左金丸等；病在下焦，发为肾衰，元气大损，邪气亦盛，兼有多种病理产物，此时治之多用二仙汤、六味地黄汤、益肾降浊汤、知柏地黄丸、益肾清浊汤、滋肾丸等。辨病论治有利于进一步认识疾病的性质，把握各种疾病的特殊性及其演变规律，抓住其基本病机，预测疾病的发展转归。

6. 看证以拟法方

阮诗玮教授常问患者：你现在什么位置最难受？你迫切要解决的问题是什么？看证即是综合归纳四诊证候，分析当下主导病机。抓主症、识病机、明辨证是中医临床诊疗的核心环节，对患者临床表现特征的把握是辨证准确、诊治有效的根本，准确的辨证也是立法处方的重要依据。看证不是眉毛胡子一把抓，而是在患者主观阐述的纷乱症状中分清时下主症，紧扣主导病机，区分疾病证型，进而因机施治，辨证处方。看证的目的更不是简单地划分证型，而是结合"六看"各部分分析，综合考虑，看天以知运气、看地以明宜忌、看时以应周期、看人以晓根基、看病以定治则，从而看证以拟法方。认识病机的演变规律，具有恒动、变化的特性，有利于把握主症主机，明判病程，准确辨证，有助于制订治则，把握治疗大法的原则性、方向性及灵活性，进而处方用药不失偏颇，正如经云：观其脉证，知犯何逆，随证治之。审证求因，抓住虚实标本、寒热真假的主要证机，则治之多易；不明病之根本，证之由来，则治之多谬。

三、结语

"六看"诊疗模式是阮诗玮教授学习诸家理论并结合数十载临床诊疗经验，探索出的一种新型中医诊疗思维，是顺应中医发展的产物。"六看"诊疗模式是全方位、多层次、分阶段的诊疗模式。全方位体现在诊疗思维的广泛性、整体性，涉及天文、地理、社会、人文、生理、病理、哲学等多学科知识。多层次是指可将该体系分为 3 个层次，包含有宏观层次的大宇宙概念（天—地—时），到中观层次的小宇宙概念（人—病—证），以及微观层次的微宇宙概念（现代医学的检验检查与病理学）。分阶段是指在临床个案中，既分时空阶段，也分病证阶段。"六看"诊疗模式构成了中医临床诊疗中新的思维框架。在实际的诊疗过程中，只要灵活运用"六看"诊疗模式，就能够完整地认识疾病的全貌，使认识疾病更加立体化，辨治更有针对性，治疗效果更明确。

（余永鑫、王建挺、陈晓玲、阮诗玮、李述捷，原载于《中华中医药杂志》2022 年 3 期）

第三节
论"六适"诊疗体系

　　阮诗玮教授结合多年临床诊疗经验，提出"六适"诊疗体系。"六适"即适人、适症、适病、适机、适时、适药，这是着力于对疾病发生、发展、治疗及预后等研究，根据个体化特点、临床表现、所处阶段环境、药物作用和中医基本理论推断等多维角度，总结出合理运用中医手段有效治疗疾病的诊疗思路。适者，识之、辨之、顺之，该法的提出是对传统中医诊疗辨证论治体系的总结归纳，有助于细化诊病的临床要点，使临证时对疾病发生发展变化治疗的认识更加立体化。

一、"六适"诊疗法提出的依据

1. 适人

人，禀天地之气相交而成，食五谷之味，感六气变化，受七情影响，若饮食作息规律，元真通畅，气运流利，则身轻体健。然天地之间，往往阴阳对立，亦正亦邪，所谓邪气，即非正时之气，如六淫之邪、疫气等存在，失于平衡，入体为乱，缠身于内外，正邪相争，变化多端，表现不一，造成疾病。个体不同存在差异性，就导致疾病发生具有特异性，对于疾病的诊治亦不相同。

疾病时人体的生理功能、病理变化，不外正邪两个方面，运用的药物有性味归经、升降浮沉、攻补敛散等功能，是临证诊治疾病的两个方面，贯穿于中医的理、法、方、药体系，长期以来，一直有效地指导着中医临床实践。

所谓适人，是患者的自身体质特点与疾病之间的关系。不同的体质对于邪气有易感性和转化的不同，同时，社会环境及心理状况对于患者情志变化产生影响与疾病的发生发展变化存在部分关联，故明确患者禀赋体质和辨证体质类型、心理状态，对于疾病的诊疗具有重要的指导性意义。阮诗玮教授认为临证可采用匡调元教授的6种"素禀体质"，即正常质、晦涩质、腻滞质、燥红质、迟冷质、倦㿠质，和患者心理特质，即喜乐质、郁怒质、忧思质、悲哀质、惊恐质等5种"神分体质"，审视分析病理机转，因人灵活施治。

2. 适症

人类表现活动的记录可称之为生命现象，不同状态体现之象不同，疾病状态下的表现可称之为症状，症状是患者的异常感觉或医者观察到的异常现象。症状是诊断疾病的重要依据，疾病通过症状传递信息，一方面有助于辨别疾病类别，帮助诊疗；另一方面也是疾病治疗效果最为直观衡量指标。正所谓"有诸内者，必形诸外"，中医学的司外揣内原理即是如此，张杲《医说》亦有云"古之论疾，多取象比类，使人易晓"，如五行对应五色，五色对应五脏，观色识脏，从而通过外在表现辨别内在相关脏腑的病变。所谓适症，是以症状表现辨证论治，制订针对性的诊疗方案，从而解决病症。

要适症先要识症，通过对症状的总结分类，为疾病诊断提供依据。对于症状的认识，种类可分为独立症状与混合症状，程度可分为主要症状及次要症状。独立症状意指某种疾病表现出的单独症状，具有特殊性、专指性，可同时出现或不同时出现；混合症状意指多种症状的融合，包括两种及两种以上，存在多种性质，非单一疾病表现，临床难以辨别，因此临床诊病关键在于分清主要症状与次要症状。主要症状意指当前疾病所表现出的主要矛盾，需当下解决；病有轻重缓急，对于次要症状的体现，不危及当前生命体征变化，可暂缓处理。治疗疾病的关键在于针对主导病机确立治法，主导病机的导索在于通过对主要症状进行分析研究，独立症状与混合症状有助于主要症状的识别。一个症状可同时出现在不同疾病，一种疾病可表现多种症状，其表现真假错杂，按症状的性质进行归类辨析，有助于系统地认识症状确定诊疗。鉴别患者症状的表现情况，对于疾病的诊疗具有积极导向。

3. 适病

病，即病名，是人体在病理状态下一切症状表现的总称，是对疾病发生、发展、变化的基本认识，强调"全过程""全局性"的特点。病名的确立，实际上是对某种特定疾病的发病特点、病因、病机、症状等囊括，目前采取症状性命名较多。包括中医的病、西医的病。中医的病名往往取决于患者目前所存在最主要的症状和最主要的矛盾进行命名。而西医的病通常依据检查检验等理化证据进行命名，专指性较强。徐灵胎谓"欲治病者，必先识病之名……然后考其治之之法。一病必有主方，一病必有主药"，在临床诊治中，辨证论治固然重要，但一味辨证论治，则会导致缺乏对疾病整体性的了解。阮诗玮教授认为每个疾病都有其基本病机演变规律，适病的关键是抓住其基本病机，研判患者所处之阶段特点，以便因机立法，从而遣方用药。适病是中医诊断不可或缺的重要部分，有效辨别疾病病名有助于对疾病全局性的把握，掌握疾病发生、发展、转归及预后趋势，也是诊疗疾病、处方用药的前提和依据。

4. 适机

早在《神农本草经》便有"凡欲疗病，先察其源，先候病机。"《素问·至真要大论》有云"谨守病机，各司其属……疏其血气，令其条达，而致和平。"机者，机要、枢机，变也，《黄帝内经》病机十九条的论述，包含了病因、病位、病性、病理、病势因素等内容，对于每一疾病，均有一基本病机贯穿始终。古代医家认为病机包括两层含义，一指机制，贯穿于变化的整个过程，二指机要，发生变化于某个时刻。需要进一步明辨的是机与证的区别，《中医学概论》谓："证是综合分析了各种症状，对疾病所处一定阶段的病因、病位、病变性质以及邪正双方力量对比等各方面情况的病机概括，提出证是病机的概况，但中医辨证论治中证的变化，实则病机的变化。"证在不同时期表现不一，因而疾病表现形式存在基本病机及主导病机，基本病机贯穿于疾病发生变化的全过程，对疾病本质的治疗起指导作用，而中医诊治往往注重疾病当时情况所属主导病机，改善主要症状，缓解当下病情，并可通过对主导病机到基本病机的联结治疗，抓住主要矛盾和基本矛盾，兼顾次要矛盾，按照急重轻缓，从根本治疗疾病，达到标本同治效果。因此，病机是对疾病发生发展过程所呈现的病理状态高度概括性总结，明确疾病病机有助于确立疾病主要癥结，以便制订针对性治疗措施，提高治疗效果。

5. 适时

《素问·八正神明论》指出："四时者，所以分春秋冬夏之气所在，以时调之也。"一方面，时，指时令、季节、气候。《黄帝内经》认为天地之间万象纷纭，人生于天地之间，受其气影响，包括生理形态与病理形态。天人相应观点强调自然之气对于人体的影响，如自然界六气，六气为自然界中阴阳，对于后天人体有其影响，不同病邪存在时效性，"非其时而有其气"是温病学中疠气的概念。在疾病诊疗过程中，应结合春、夏、秋、冬四时变化，参时用药，祛除病邪，小则通达脏腑内外之气，大则沟通内外之气，为理法方药提供参考；时者，亦指一日之时，某些疾病发病特点有其时限特点，如日晡潮热、五更泄泻等；治疗疾病之时对于药物的服用时间，或针灸推拿理疗手法可根据经络十二时辰活动时间展开治疗，均为天人相应，与时为调的观点。另一方面，时者，时势，病势也，是指在临床诊疗过程中疾病随时间发展的趋势，可包括疾病发生、发展、转归等阶段的轻重缓急之势，病情传变之势，机体正邪斗争的正邪顺逆之势，如《素问·标本病传论》记载"间者并行，甚者独行"，应时时把握疾病病势轻重变化，对该阶段主要矛盾病势作出应对，可防病之传变。

6. 适药

中医的辨治最终将落实于一方一药。《神农本草经》是我国现存最早的本草学专著，载药 365 种，首次对中药进行分类及性味归经进行总结。适药，即用药经略，是临床选方遣药必须遵守的基本原则。中医辨证论治确立理法方药最终目的在于治疗疾病，病有专药，药有专攻。临床选方用药，是在确定疾病、明确病机提供依据后得以确立，需结合诸多因素：因时、因地、因人、病所在脏腑经络走向、症状表现等因素，选取合适方药，有的放矢，针对性论治。另外，现代药理学对中药结构成分作用的研究成就斐然，如青蒿素等，促进了当代中医药的发展和应用。然所谓适药，绝非根据现代药理学作用进行选择用药，堆砌成方，西药药理不可代替中药四气五味、升降沉浮等，若盲目存药弃理，轻则不治其病，重则犯"虚虚实实""热热寒寒"之诫，适得其反导致疾病进一步发展。适药者，为中医辨证论治的最后一步，应牢记君臣佐使原则，掌握其四气五味、归经、升降浮沉、攻补敛散，针对病性、病位、病势和邪毒，采取逆从正反之治，对药物要了如指掌、应用自如，为人、病、证、时选择最适配之方药，方可取得事半功倍之效。

二、"六适"诊疗法的内涵与运用

1. 适人辨体质

适人，即辨别人体体质之不同。体质现象是人类生命活动的一种重要表现形式，它与疾病和健康有着密切的关系。通过分析体质类型、体质特征，对临床体质进行分类总结，可用于指导疾病的诊疗及防治。阮诗玮教授通过临床观察，遵循匡调元教授的体质分类法将体质分为6类，即正常质、晦涩质、腻滞质、燥红质、迟冷质、倦㿠质6种。分别从皮肤色泽、饮食喜好、寒热偏度、大小便况、舌象脉象、既往病史等方面进行评估区分。正常质者，面色红润，红黄隐隐相间，饮食起居有常，舌淡红苔薄白，脉缓有力，若得病则易愈；晦涩质其主要特点为面色晦暗无泽，舌暗或紫，脉涩紧弦，女性月经可见血块等，多由于气血运行不畅所致，久病多瘀，病程缠绵难愈，治疗当以化瘀，血运则体荣；腻滞质，形体肥胖，素喜肥甘厚味，身体重着，舌苔白腻，脉滑，感受暑湿之邪或脾虚不运可导致，又可分为湿热腻、寒湿腻与酒毒腻，治疗分别施以清热化湿、温化寒湿、祛湿解毒法；燥红质，口燥喜凉，心烦口干，大便干结，舌红苔薄，脉细数，程度较轻，可因燥邪伤津，热耗阴液所致，严重者阴液亏极，治疗当以养阴清热为主，燥邪偏胜当润燥生津；迟冷质，面色无华，手足不温，表情淡漠，形体白胖，大便溏薄，小便清长，舌淡苔白，脉沉迟无力，可因先天阳虚体质，或受外寒伤阳导致，阳虚者当以温阳为要，邪胜正衰则温阳散寒并重；倦㿠质，面色㿠白，气短懒言，乏力晕眩，心悸健忘，动辄汗出，经少色淡，舌淡，脉细弱无力，多属于虚证为多，先天气血不足或久病大病耗伤元气导致，治疗以补气养血为要。辨别患者本身体质的偏属，可在其基本矛盾基础上，探查其疾病易感性，为治病求本提供线索。

2. 适症分主次

适症，收集患者全面临床资料，基于中医理论和医者既往临床经验，辨别症状真假表现，分析四诊所得证候与脏腑经络等关系，为疾病病名作出诊断提供证据。症状的表现存在多样性及相关性，临床适症的关键在于辨别患者所表现症状的内在含义，分清真假主次，根据主要症状和特殊症状表现诊断疾病，分析病机以确立治法。如外感出现鼻塞、流涕、恶寒、发热等表症，针对外感疾病，从症状上关联五脏，多与肺相关，肺主皮毛及宣发肃降，外邪易从皮毛入侵，或呼吸通于内，三焦辨证属上焦肺为主，卫气营血分层则主要在卫分，治疗上当以宣发肺卫，解表邪；如表现恶心、呕吐反酸等胃气上逆症状，病位在胃，病机属于胃气上逆；若兼夹口干口苦、情志不畅、胸胁胀满等肝气不疏症状，需进一步考虑胃气上逆等表现是由于肝气犯胃导致，欲治其逆，必先疏肝。症状简单，可识性高，较容易辨别病种，无明显的兼夹其他疾病。然疾病症状复杂性的特点在于兼夹症，存在外感症状同时，患者尚有寒热往来，胸胁苦满等少阳症状，此时可能为太阳少阳合病，或太阳少阳并病，不同情况对于分析疾病病种及确立治法存在不同分析。另一方面，一种疾病可有多种表现，每次发病却非全部表现，针对个体不同表现不同，症状的归纳有助于判断疾病的病名。症状之间存在的必然与非必然关系，如恶寒多伴发热，但发热不一定伴有恶寒，舌瘫、舌卷必伴有言语不清，但言语不清不一定表现舌瘫、舌卷，所谓辨别症状的真假，去伪存真，即确定有效症状，为确立病名提供可靠依据，同时为分析病机、脏腑经络等病位提供分析依据。

3. 适病明诊断

适病，需了解该类疾病基本病机及其发生发展转归预后。辨别病名的前提，需要分清病类、病种、病属的关系，每个疾病的病名又可为最小单位。病的分类对疾病诊断起向导作用，例如外感类疾病、内伤类疾病、跌打损伤类疾病；根据发病的时间又有急、慢性疾病之分；与体质学说相关联可有先、后天疾病类之分，病类为整体性概括。其次需要分清疾病病种，病种不同于病类的广泛，将其具体标准化，如根据疾病方向可分为内、外、妇、儿，根据脏腑辨证可分为心系、肺系、脾胃系、肝胆系、肾系5种，阴阳相互表里包括六腑系，不同标准分类存在不同病种；病属，指病名所属系列，如《温病条辨》中指出："温病者，有风温，有温热，有温疫，有温毒，有暑温，有湿温，有秋燥，有冬温，有温疟。"如肺系疾病病属包括咳嗽、感冒、哮喘、肺痨、肺痿等，肺易受外邪，多为外感病，其治疗原则实者多以解表为主；肾系疾病包括石水、风水、虚劳、腰痛，肾为先天之本，主水，其病种发病特点与肾的功能失常相关，且肾易虚；每个病种有其治病特点，包括症状特点、病因特点、病机特点及用药特点，通过确立病名延伸分析各特点趋势，有助于疾病的有效诊治。但中医疾病病名的确立有时存在矛盾，立意不清，如咳嗽既为症状，外感伴咳嗽时只为其中一种症状表现；同时又可属于疾病病名，排除其他疾病，以咳嗽为主要症状的疾病中医命名为"咳嗽"；随着现代医学的发展，西医病名为疾病的诊治提供了另一种角度，审视疾病的发生、发展、治疗、转归及预后，借助现代科学技术仪器使诊断微观深入，能更加准确地确定病位，弥补中医的不足之处，如咳嗽有因肺炎、气管炎、支气管扩张等不同疾病引起；在中医诊疗疾病过程中，不必将中西医两者疾病病名完全对应，取各自之长，有助于拓宽临床思路。

4. 适机定治则

病机，是疾病发生发展过程的机理、病理的高度概括，同时也是对病因、病位、病性、病势的具体分析体现。中医诊疗过程中，在通过望闻问切对疾病资料收集完成，作出初步疾病病名诊断后，对于治疗疾病的理法方药立意，源于对疾病病机的掌握。临床辨识病机主要可以分为二种，即主导病机与基本病机。基本病机是对该类疾病全过程的高度概括，如淋证，总体病机可概括为湿热蕴结下焦，肾与膀胱气化不利，病理因素为湿热，病位在膀胱、肾，与肝脾两脏相关，掌握基本病机可确立疾病总体治疗方向，但疾病在发展过程中千变万化，受体质因素及其他疾病影响，需进一步辨别主导病机。主导病机又可称为阶段病机，是针对疾病目前实际情况，考虑包括患者体质、情志、时令、外界环境及其他疾病影响，概括得出的阶段病机，例如淋证中的劳淋，淋漓不尽，时作时止，其淋证的发生并非由于当时湿热下注导致，属于虚证，可因本虚邪侵导致，也可由于淋病日久迁延不愈导致，故而此时治疗当考虑阶段病机，即当下的主导病机，以补脾益肾为治法，而非清热利湿。病机是治则治法确立的根据，另一方面，基本病机往往又为疾病初起发病的主导病机，在疾病变化过程中，基本病机或隐匿性存在，或与主导病机合为一体。故此，制订有效治则源于对主导病机的分析判断，分析主导病机就是哲学上的抓住当前的主要矛盾，解决主要矛盾，才是中医临证有效辨治的原则，也是诀窍。

5. 适时度病势

时者，为天地四季主时，在不同时令季节或是不同的疾病阶段，受天地之气影响，疾病表现存在差异，或有不同邪气趋势的特征，或有正盛抗邪、正虚邪恋等走势，故而应根据时令季节变化特点，权衡不同阶段正邪均势，选择不同治则和药物治疗疾病，即顺势而为，借时治病。春为四时之首，万象更新之始，季节特点表现在于生发万物，阳气生动，且春季肝气蓬勃，此时的治疗应顺应生发特点，升达其外为主，故而阮诗玮教授喜用疏肝解郁、解表散寒、解表清热、温里等治法；夏季属火，暑性升散，耗气伤津，治疗上多用清热解暑，益气养阴之法，暑易夹湿，湿易化热，则长夏多用祛湿清热药；秋为金，含肃杀之气，属燥，最先伤肺，容易耗伤津液，因而在治疗上多用滋阴润燥之品顾护津液；冬为闭藏潜藏之季，其寒重，易伤阳气，与湿相合则可成为寒湿，在冬季治法特点以祛寒温阳为主，顾护一身之阳，阮诗玮教授往往在此季阴中求阳。所谓冬因冬用，夏因夏用，用寒远寒，用热远热，则是根据季节特点结合疾病发展所提出的用药方案，避免反其道而行。时者，病势也，四时用药的选择需参考病势发展选择治法用药，根据疾病变化反应的不同病势，顺其势治之。病势顺吉逆凶，顺其势而为，则事半功倍；气有升降沉浮，气逆则降，气降则升，气散则敛，气闭则通；及时辨别其病情轻重，阶段特点，把握最佳治疗时期，例如现代医学中癌症的诊治，早期治疗与晚期治疗效果形成鲜明对比，早期发现早期选择最优中西医结合治疗方案，真正意义上做到适时治之，有助于把握最佳时机最优选择，均为适时揆度病势的体现。此外，尚有根据妇人月经周期之不同，选择活血或是补血等不同治法。

6. 适药取疗效

用药有方略，治病尊法度。在适人、适症、适病、适机、适时的基础之上，方药的选择对于疾病的治疗效果尤为重要。临床中在确立主导病机、治则、治法后，继而确立主方，在主方基础上可以根据兼症进行药物加减，具体药物的选择又应结合体质、四时、病症再作调整。

首先药当适合病症：如咳嗽兼症，可用桔梗、杏仁等宣降肺气；肠痈者用鬼针草、败酱草、百合；对于嗳气不止，腹胀者，可用砂仁、厚朴、神曲、山楂等下气消食类药物。对于慢性肾脏疾病患者，体质属燥红质者，在用药上可用龟板、牛膝、熟地黄、枸杞子、沙参、玉竹、女贞子等药物；迟冷质患者可用附子、肉桂；倦㿠质者可用黄芪、党参、当归等药物。言及四时选药：适逢暑月，不慎感邪，临证常用香薷代替麻黄以解客邪。暑湿之咳嗽，泡鸡苏散服之，简便效廉。夏天感冒用香薷、秋天用紫苏、冬天可能会用到麻黄等，此为适时用药。方药的应用是取得疗效的关键，适药是六适最后的综合落脚点，诊疗过程中可以通过对药物疗效进行经验总结，形成经验性方药，临证历练越多，经验就越丰富，就越善于遣适合的方、用适当的药。此外，还可以关注现代药理学研究，进一步了解药物的作用机制和有效成分，也有助于更好地处方用药，取得更加理想的疗效。

阮诗玮教授亦指出"方有矩，剂有规"，还应从气、味、性、质、毒、功等"六维"揆度遣药组方（详见后篇）。

三、结语

六适诊疗法是阮诗玮教授通过多年临床经验，基于六看诊疗体系，针对临床诊疗步骤进一步细化，提供有效治疗疾病的一种诊疗方法。通过对人、症、病、机、时、药提出的具体观察分析，节节相扣，循序渐进，对疾病、人体及自然界三者关系和相互影响进行研判，揆度权衡，综合应对，矫枉致衡，而致中和。在实际诊疗过程，应领会其精髓，灵活运用，辄有助于对疾病千变万化的临床情况形成逻辑性诊疗，以提高临床疗效。

（黄玲、余永鑫、许勇镇、阮诗玮，原载于《中医药通报》2023年6期）

第四节
双关脉法理论与临证

一、双关脉内涵及理论源流

阮诗玮教授经过不断临床实践和理论考证，提出临证可见"双关脉"。双关脉是指右侧关部扪及双条脉动，其脉可浮可沉，以弦、紧、洪、滑或促疾脉象多见，常见于腹胀、腹痛、泄泻、呕吐等脾胃系疾病或以脾胃亏虚或邪滞等为主要病机的相关病证。该脉象多因发生疾病而出现，部分患者经治疗后可消失，由此可知不属于解剖异常。

在古代中医文献中可见类似双关脉的脉象，如双弦脉。双弦脉是指在左手或右手的桡动脉可扪及双条弦脉，该脉象不拘左右手或部位之别。最先记载双弦脉的论著是《金匮要略》，《金匮要略·痰饮咳嗽病脉证并治》篇曰："脉双弦者，寒也，皆大下后善虚。"清代徐忠可所撰《金匮要略论注》中有载"有一手两条脉亦曰双弦。此乃元气不壮之人，往往多见此脉，属虚"；而日本人丹波元简之《脉学辑要》引吴山甫曰"双弦者，脉来如引二线也……若单弦，只一线耳"，均对双弦脉提出新的见解。后世医家对双弦脉多有记述，今人也有关于双弦脉的病例报道，如邹孟城在其经验著作《三十年临证经验集》中指出，双弦脉"一旦出现多主重病、久病或证情复杂之病，此时倘不能把握病机、当机立断，则毫厘千里之失在所难免"；现代王凤山等也有对双弦脉做过报道。可见双弦脉可扪及双条脉动之义绝非理论上的主观臆测，而是临床医家通过实践所得的经验发现。双关脉和双弦脉一般都可扪及双条脉动，但是双关脉仅局限于右侧关部，其脉象不局限于弦象，亦可见紧、洪、滑或促疾等脉象。因此双关脉的提出可以说是在双弦脉基础上的进一步研究和发挥。

二、双关脉的产生机理

关者，位于高骨之后，居太渊之上，左关候肝胆，右关候脾胃，因此右侧关脉与脾胃气之盛衰密切相关。脾胃居中属土，主受纳而万物所归也，人以脾胃为本，脾胃者为水谷之海也，《素问·平人气象论》曰："平人之常气禀于胃，人无胃气曰逆，逆者死。"黄元御曰："木以发达为性，己土湿陷，抑遏乙木发达之气，生意不遂，故郁怒而克脾土"，指出脾胃虚或肝木旺可出现肝木乘脾，倍克土气，而致中焦受损；中土为气血生化之根蒂，性喜燥恶湿，若内伤脾胃，可致寒湿之邪内生，或元气虚弱而阴火自发；或肾水内泛，致湿邪所侵，土气困厄，则灾害四起；久病脾胃虚极，肝木不能荣，万木俱枯，五脏虚极，则风气四起，气立衰败。右侧关脉为脾胃所主，因此当关脉出现双线脉象提示脾胃出现病变，其病证可虚可实。

总的来说，双关脉产生的机理缘于疾病进展过程中，正邪交争，病势强盛所致，或因邪气涨然，如海浪拍拍，势来未去之征；或因邪气愊愊，脉郁不解，此如琴弦绷紧之时弹搏出的振波；若疾病进展过程中，正气极虚，阴气至盛，阳气将离，亦可见此脉，犹如垂垂将枯之苍树欲拔根而去。根据双关脉在疾病进展及转归过程中出现的强弱及形态不同，又可有复关脉和走关脉之演变；临证时切诊扪及双关脉对脾胃系病的病情诊察、判断预后、指导用药方面具有重要意义。

三、双关脉的临证意义

双关脉有本位脉和演变脉象之不同，本位脉象即在右侧关部出现双线脉象，其脉形可见双线等大，或弦紧，或洪，或滑，或一弦一弱，其总病机在于中气壅滞或中气受损。双关脉可见弦象，弦为肝脉，倘若右关出现肝脉，说明脾胃之气受肝气来克，治以疏肝理脾或疏肝健脾为法，临证时可权衡肝郁与脾虚之轻重程度，斟酌用药；若患者素来脾胃虚损，双关脉见一弦一弱，则提示脾胃气虚馁，肝木强劲，治疗应注重抑肝扶脾；弦与紧为相类脉象，若双关脉见紧，此为寒，寒性收引，抽掣不能左右，脉亦见紧凑弹指，病势为急，若为阴寒内盛，治当温阳散寒除湿；双关脉见滑，此为痰湿内阻脾胃，胃气壅滞不行；双关脉见洪，为阳明热盛，热气逼迫所致。临证变化莫测，脉象可有掺杂，故此处所列脉象仅为举常达变。

演变脉出现在病情进展过程中，如果发现演变脉象，有助于预判疾病的总体走势及转归。①复关脉：双关脉可出现演变脉，复关脉可见脉形一大一小，有回位之征，有正气回复之机，故称复关脉，其中病机为邪气将去，正气欲复。临床意义提示疾病将复之兆。②走关脉：双关脉在病情演变过程中，可出现走关脉，因脉象呈现双脉极细极促，为数疾之脉，飘无定踪，有元气走散，气机衰微之机，因此称走关脉。其病机为中焦之气将绝，摇摇无根。临床意义提示脾胃气欲绝，阴阳离决。

以下兹列举临证数案详之：

1. 慢性阻塞性肺病案

徐某某，慢性阻塞性肺疾病病史7年，2017年7月9日来诊。5日前因不慎受寒后出现咳嗽，呈阵发性发作，劳作后可见呼吸困难，喘促不已，自觉气短不足以吸，咳痰，痰色白，量多清稀，伴见胸闷、头晕、无发热、恶寒，无心悸、水肿等不适，舌淡苔白，脉洪，右脉双关。就诊呼吸科住院治疗，西医方面予以"抗感染、化痰平喘、吸氧"等处理；中医诊断：喘证（中气亏虚，肾不纳气证）。治以补中益气，纳气平喘。处方：补中益气汤加减，黄芪20g，党参15g，白术15g，陈皮12g，柴胡6g，甘草3g，当归6g，磁石20g（先煎），沉香9g，共7剂。经治疗后症状明显好转，后带药出院，守方稍事加减，以固后效。

按语： 该案患者脉象六脉皆洪，《濒湖脉学》有言"洪脉来盛去还衰""脉洪阳盛血阴虚"，其去衰之象亦体现在右脉双关，因中气亏虚，右关处气血无力聚续而散呈双脉之象，故脉虽洪，而乃虚也。《读医随笔》论"虚洪见于中沉，升降无力，阳气弱而犹未离根"。患者因长期慢性阻塞性肺疾病史，肺气亏虚，肾气亦虚，致金不生水，又因中焦气血生化乏源，肺脾肾之气渐虚，外邪乘虚而犯，则羸弱之气失肃降、摄纳之功而见阵发性咳嗽、咳痰，喘促且气短不足以吸等症状，再结合舌淡苔白之虚象，故舌脉症合参，可辨证为中气亏虚、肾不纳气之证，予补中益气汤去升麻加磁石、沉香，于补益中气之中调其气机升降，配伍固肾纳气之品以纠其气逆之偏。

2. 腹泻案

陈某，男，22 岁，乙肝病毒相关性肾炎病史 5 年，2017 年 3 月 11 日来诊。诉 3 日前因进食不当后出现腹泻，排清水样便，每日次数约 5 次，无腹痛、呕吐等不适，未予诊治。刻下：今日已如厕 3 次，粪便质稀不成形，小便色黄，纳少，伴嗳气、反酸、胃痞不舒，寐可，舌淡尖红，苔薄白，脉弦稍数，右脉双关。中医诊断：泄泻（肝木乘脾，湿邪内盛证）。治以健脾祛湿，抑肝扶脾。处方：缩脾饮加减，草果 6g，草豆蔻 6g，乌梅 6g，甘草 3g，葛根 15g，白扁豆 15g，黄连 3g，明党参 15g，广木香 6g，砂仁 6g（后入）。共 7 剂。后复诊，诉腹泻已愈，扪及右关脉象复常。

按语： 该案患者右脉双关，而见腹泻之症，脉症均提示中焦脾胃之病，然其整体脉象呈现弦数之征，《濒湖脉学》曰："弦脉迢迢端直长，肝经木旺土应伤。"故此为肝木乘土。结合患者长期乙肝病毒相关性肾炎病史，毒邪犯肝以致肝旺乘脾，加之饮食所伤，脾失健运，升降失司，水谷不化，湿邪下注而见溏泄，伴嗳气、反酸、胃痞等肝木乘脾之症。故治以健脾祛湿，抑肝扶脾。予缩脾饮加减治疗，方中以草果、草豆蔻、砂仁芳香化湿，黄连苦寒燥湿，甘草、白扁豆，明党参健脾运湿，木香行气化湿兼以疏肝，葛根升津止泻，配伍乌梅酸以泻肝，兼以酸收止泻，共奏健脾祛湿、抑肝扶脾之效。复诊腹泻已愈，则内湿已除，脾胃健运，木气得伸，则右关脉象如常。

3. 便秘案

俞某，女，63 岁，2017 年 6 月 3 日来诊。诉大便干结难以排出数月余，粪便质硬，2~3 日 / 次，平素有腹胀，腹中肠鸣，小便色黄，口干不苦，纳可，寐安，舌暗红苔薄黄少津，脉细滑，右脉双关。中医诊断：便秘（肺胃阴虚，燥热内生证）。处方：沙参麦冬汤加减，沙参15g，生地黄15g，白扁豆15g，玉竹15g，麦冬15g，天冬15g，桑叶15g，枇杷叶15g，玄参15g，天花粉15g，共7剂。后复诊，诉大便通畅，一日一行，扪及双关脉消失。遂予以守方再进十余剂。门诊随访。

按语：本案患者右脉双关，可知其有中焦之患，然脉见细滑，《脉经》言"关滑胃热"，故其脉细而滑实乃脉细数之轻者，加之其舌暗红苔薄黄少津之象及口干、便秘之症，乃因阴虚内热之故，又虑其肺为娇脏与大肠相表里，胃阴不足，燥热内生，肠燥便秘，常损及肺阴，失其治节，则反加重便秘之症。故辨证为肺胃阴虚、燥热内生，故予沙参麦冬汤合增液汤加减，治以滋阴清热、润燥滑肠、增水行舟以助通便。经治愈后复诊，扪及右脉双关复常，实则脉症互验。

（许勇镇整理）

第五节
疑难杂病辨治法

疑难杂病，主要为先天或遗传性、急性进行性、慢性迁延性疾病，临证因病因未明或证候复杂而病机难寻，难以精准对证用药，或因疾病进展反复，难以根治的一类疾病。中医称之沉疴、痼疾、顽疾。疑难杂病不仅危害患者身心健康，也是医者临证从医的挑战。《灵枢》曰："言不可治者，非得其术也。"阮诗玮教授指出辨治疑难杂病，更应以钻研的态度，运用中医思维去探索最佳的治疗。除了把握其临证辨治的共性，还需具体问题具体分析，方能有的放矢，诚如《黄帝内经》所言："知其要者，从一而终。"兹将阮诗玮教授辨治疑难病之原则简述如下：

1. 辨缓急

所谓病有标本，治有先后，孰先孰后宜详病情缓急。针对急性病或慢性疾病急性发作，此时疾病多邪重难治，需要医者立即辨明，当机立断，抓住主导病机，常以猛药挽狂澜于危殆。而慢性疑难杂病，病势较缓，病机多为邪盛正虚，或正虚邪恋，常兼夹痰瘀、湿热或浊毒之邪，医者应四诊合参，审证求因，细辨其表里寒热虚实之机，处方多用药平和，缓缓图之。如阮诗玮教授曾治一护士成某，其宿有哮喘疾患 10 多年，因受凉后哮喘发作，前医以定喘汤治之约 1 周不效，乃延请阮诗玮诊治。辰下：端坐喘促，咳嗽痰白量多，喉中水鸡声，心悸唇紫，纳少便溏，小便不多，畏冷发热，舌淡苔白腻，脉沉弦。细辨此证当属寒湿水饮逆犯心肺，而非表寒里热之候，因病势急，故应先治其标，治当温肺散寒湿，降气化水饮，即投射干麻黄汤化裁。处方：射干 12g，麻黄 9g，干姜 12g，细辛 6g，五味子 4.5g，皂荚 4.5g，煮半夏 9g，杏仁 9g，水煎温服。2 日后复诊，诉药后泻下水液甚多，2 日共 6 次，咳嗽渐平，结合舌淡苔腻，脉弦滑，知痰饮未尽，守上方再进 2 剂。三诊诸症消失，舌净脉缓，继以六君子汤缓缓图之，调理而安。

2. 慎失误

前者强调辨标本缓急，实则亦是规避医者犯虚虚实实之戒。面对错综复杂的疑难杂病，医者于谨守病机，随证而治之余，当谨防用药不当、失治误治，以免疾病加重，迁延难愈。阮诗玮教授曾治一陈姓男学生，14 岁，周宁籍，1983 年 8 月 18 日来诊。因 3 个月前出现寒热、腹痛、泄泻、食欲减退，继而身目发黄，肝功能检查：麝浊 9U，麝絮（+++），锌浊 20U，谷丙转氨酶（GPT）60U/L，HBsAg（－），诊断为"黄疸型肝炎"，前医投以大量茵陈蒿汤，肝功能不仅未见好转，反见明显升高，且伴见神倦懒言，肢体若废，面色苍黄，日形消瘦，毫无食欲，大便溏薄，小便淡黄量多。观其眼睑无血色，舌淡胖有齿痕，苔灰滑腻，脉迟缓。追其因，原是春季淫雨霏霏，上山拾柴，周身淋湿而起，查其前方，竟是大黄、栀子、柴胡、黄芩、茵陈蒿、泽泻、猪苓、田基黄、金钱草等。阮诗玮教授认为此为寒湿阴黄，前医误为阳黄，滥用凉泻，克伐中阳，脾土衰败，肝木乘侮，非培土御木则不救矣。爰投附子理中汤加味，处方：附子 6g，干姜 9g，人参 12g，白术 12g，炙甘草 4.5g，茵陈蒿 15g。3 剂后，精神好转，能起床活动，说话有力，乃药中病机，步原方服半个月，剂尽症消，肝功能正常，已能上学。由此案可知医者不精医术，则不免陷入"以药杀人"之桎梏。

3. 巧用药

临证用药如用兵，其中药物的选择、配伍、剂量、剂型、煎服均有讲究。对于疑难杂病，处方用药首要对证契机，对于邪重急危者，可考虑大剂量用药，以图力挽狂澜，甚至运用一些有毒中药，以猛攻邪气，以求"有故无殒"。而对于慢性迁延性疑难杂病，用药当轻灵，以四两拨千斤，驱邪护元气。同时，在用药安全基础上可以参佐民间单方验方，加强疗效。阮诗玮教授谈及辨治疑难肾病时，说道："即便病情辨证确属脾肾阳虚者，仍需避免使用大剂量附子、川乌、草乌等辛温燥烈之剂，而选用仙茅、淫羊藿、肉桂、巴戟天、肉苁蓉、沙苑子、菟丝子等温润之品。因肾为水火之脏，内寓阴阳，治疗当阴阳兼顾，使阳气得充，阴液得养。不致过用温燥而伤及阴精，亦不致过用滋腻而碍及阳气。在治疗急危险症时，辨证确属釜薪无火，阴霾极盛，阴阳离决者，可急以参附汤类固其元阳，敛其元阴。中病即止后，及时改以温和之方药善后调理。依稀记得曾经诊治一慢性肾功能不全血肌酐达 120μmol/L 左右的患者，因久病心急，四方寻药，至四川所谓某名中医处就诊，投以四逆辈，附子用量竟高达 100g，服药仅数月，肌酐急剧上升至 500μmol/L 左右。来诊我处时面色晦暗，形容枯槁，令我十分痛惜！"因此临床对于用药剂量的把握需十分慎重，阮诗玮教授曾提出中药剂量"边际效应"概念，即在临床实践中不断探讨药物能够发挥其药效的最小剂量及会产生毒副作用的最大剂量，精准地个性化选择中药剂量，以避免小剂量无药效和妄用大剂量而浪费药材且徒增毒副作用，这值得我们深入研究。

4. 畅情志

《黄帝内经》云"百病生于气"，首先疑难杂病的发生可由情志不遂所生，因此阮诗玮教授指出因于情志所致的疑难疾病，当从心理入手，解决其心理问题，必要时可与心理科医生协作。其实自古以来以中医情志疗法治疗疑难病的案例不在少数，兹以《续名医类案》所举张子和治惊悸案以详之："卫德新之妻，旅中宿于楼上，夜值盗劫人烧舍，惊堕床下，自后每闻有响，则惊倒不知人，家人辈蹑足而行，莫敢冒触有声，岁余不痊。诸医作心病治之，人参、珍珠及定志丸皆无效。张见而断之曰：惊者为阳从外入也，恐者为阴从内出也。惊者谓自不知故也，恐者自知也。足少阳胆经属肝木，胆者敢也，惊怕则胆伤矣。乃命二侍女执其两手，按高椅之上，当面前置一小几。张曰：娘子当视此，一木猛击之，其妇大惊。张曰：我以木击几，何以惊乎？伺少定击之，惊又缓。又斯须连击三五次，又以杖击门，又遣人画背后之窗，徐徐惊定而笑，曰：是何治法？

张曰：《黄帝内经》云，惊者平之。平者，常也。平常见之，必无惊。"

另外罹患疑难杂病的患者易产生焦虑、抑郁的情绪，势必影响脏腑气机，《金匮要略》曰："若五脏元真通畅，人即安和。"本身疾病损伤人体正气，因情志不畅而致脏腑气机不畅，则更不利于疾病的康复。故对病情反复发作的患者应给予更多的耐心和责任心，多给予关怀，畅其情志，互相信赖。一者调其情志可顺其气机以助阴阳调和，二者取得患者信任，可使临证用药治疗不致中断，从而得到久效以收全功。

（陈晓玲、许勇镇、李述捷、阮诗玮，原载于《中医药通报》
2022 年 11 期）

第六节
李氏脾胃论发微

一、阴火探析及运用

1. 阴火释义

"阴火"一词由李杲提出，是李氏学术思想的重要组成部分。阴火的内涵历来有不同解释。阮诗玮教授认为阴火的产生根源在于脾胃元气虚损，气火不能两立。元气虚衰，则阴血不能化生，血涸而阳不内涵、或阳气亏弱上浮于外，阴火四起；脾胃气弱则湿浊下流，相火内扰，或内郁化热，阴火内盛；而阴火又有五脏之分。《脾胃论·饮食劳倦所伤始为热中论篇》提到："心火者，阴火也。起于下焦，其系系于心。心不主令，相火代之。相火，下焦包络之火，元气之贼也。"有学者提出："脾胃气虚，脾虚不受令，心火至而不去，下焦相火起而代之，离位之火即为阴火、贼火、邪火、壮火，阴火炽盛而有诸证。"可见阴火，亦即离位之火，非外来阳盛之火，实乃内生之火。但凡五脏中阳气不守，肆意妄行即为阴火，或因脾胃气虚，湿浊下流，内扰相火，则见相火失其位，发为阴火。是故脏为阴，阴火乃离脏之火，迥异于伤寒阳明腑实之阳火。单纯寒之、下之、清之，阳火可去，阴火则愈炽。

2. 从阴火论治血尿

血尿实乃营血不循其道，从下窍而出，一者可由脾胃元气虚损，失于升清，脾不摄血所致；亦可由脾虚元气衰弱，湿浊下流，阴火内盛灼伤血络而溢出。而脾胃元气虚损，总不出于内伤情志、饮食、劳倦。外感暑热湿毒，邪入则进而戕伐元气，意即经云"壮火食气"。然亦有伤于风寒者，亦可引起阴火内焚，即李杲所提及"当内虚而伤之者，燥热也，或因口吸风寒之气，郁其阴火，使咽膈不通，其吸入之气欲入，为膈上冲脉之火所拒"。故而阴火与血尿之发生密切相关。

（1）上焦证治。上焦多属心、肺。若病有见于心烦、心悸、失眠、烦躁、舌尖红、尿赤者，此乃心病阴火。李杲云："脾胃气衰，元气不足，而心火独盛。心火者，阴火也。"心之阴火内盛，下移小肠，肠热下传伤及膀胱血络，络伤则血外溢，是故心病阴火盛者，当益其元气，折其阴火。方多以加味导赤散或小蓟饮子主之，以直折其火，此方不可久服，以免阳气内陷，待阴火势减，当宜甘温之品缓图，以培补元气；患者元气亏弱，若有寒温不适，则阴火内焚，升于头面，而清窍为之不利，此属邪热犯肺，方药选以翘荷汤加味治疗，亦即李杲所言"肝经阴火上溢走于标，故上壅而目中溜火"；若有外感风热毒邪，内引相火，郁闭咽喉肺气，发为咽痛、咳嗽者，可与银翘散加减。阮诗玮教授云，即使未犯邪气，针对肺病火者，亦可用银翘散加减治疗之，疗效亦佳。

（2）中焦证治。中焦属脾胃。若病有见于面黄、倦怠、食少、便溏、脉迟缓而现尿短黄、血尿者，此乃脾胃元气虚损，失于摄纳，脾不裹血，溢出于下窍，尿黄实乃气虚阴火内盛，灼伤津液。若脾胃虚弱，元气不升，浊气下流者，多用升阳益胃汤加减治疗，方中羌活、独活、柴胡等风药可升其清阳，参芪术草益其元气，连芍泻其阴火，而清升浊降，阴火归位。阮诗玮教授暑月治疗慢性肾脏病多以王氏清暑益气汤为基础方，此方针对暑热耗伤气津者；而伤于暑湿而脾胃元气不足者，多用李氏清暑益气汤主之。阮诗玮教授云：李氏清暑益气汤可不拘夏日而用之。

（3）下焦证治。下焦属肝肾。若病有见于腰酸、乏力、目昏、耳鸣、尿频数、脉沉者，此乃病久伤及元气，又有利水无度者，必损肾水。阴精营血俱为不足，而阴火愈炽，此当益元气滋肾水泻阴火，方以参芪地黄汤加知柏治之。若有中气亏虚，谷气下流肝肾之间，相火升散而心病阴火，终至肾水暗耗者，方用清心莲子饮加减治疗，以益元气泻阴火、交通心肾。

加减法：风药多用羌、独、防等；益气升阳以人参、黄芪、甘草；湿浊下流，升清化浊用二术；泻浊则用苓、泽；阴火耗伤气阴，多用生脉散；若有肾火者，加黄柏、知母；心火者，用栀子、竹叶、连翘、黄连；肝火者，加龙胆草、栀子；脾火者，加栀子、石膏、连翘、白芍、黄芩。肉眼血尿者，加白茅根、茜草、上巳菜凉血化瘀止血。

（许勇镇、阮诗玮，原载于《中医药通报》2016 年 3 期）

二、胃气升发论

胃气升发一说并非李杲首提，并引《素问·经脉别论》"饮入于胃，游溢精气，上输于脾"，认为胃气在受纳腐熟饮食物的基础上，升发蒸腾而游溢精气，将精微上传于脾。在《灵枢·口问》亦提及"谷入于胃，胃气上注于肺"；又《灵枢·阴阳清浊》曰"胃之清气，上出于口"，可见在《黄帝内经》中早已提及胃气有升发一说。

1. 经络走行

在经络上，胃气有上行精微之道路，而能游溢精气、化生气血、充实经隧，十二经脉得以营运不休。何以见得？《素问·平人气象论》曰："胃之大络，名曰虚里，贯膈络肺，出于左乳下，其动应衣，脉宗气也。"指出在人体胃部分出一支大络，发出之后向上循行，穿过横膈联络两肺，最终出于左乳之下。张锡纯认为，"虚里之络，即胃输水谷之气于胸中，以养大气之道路……是宗气即大气，为其为后天生命之宗主，故又尊之曰宗气。"可见胃气借虚里络脉而上行，蒸发精微源源不断以充养宗气。《脾胃论》云："九窍者，五脏主之。五脏皆得胃气，乃能通利。"指出胃气荣养九窍之功能。足阳明之脉属胃也，经云其"循颐后下廉，出大迎，循颊车，上耳前，过客主人，循发际，至额颅"，此应是胃升发清气至头面之形质基础。倘胃气病则清窍不利，即经云："胃中空则宗脉虚，虚则下溜，脉有所竭者，故耳鸣。"经别是十二正经离入出合之别行也，乃正经别行深入体腔之脉。经曰："足阳明之正……上通于心，上循咽出于口，上额颅，还系目系，合于阳明也。"由此可知，胃气循胃经经别上通于心，又走息道，上头面，营目系，此应是"食气入胃，浊气归心，淫精于脉"之道路所在，亦是"胃气一虚，耳目口鼻俱为之病"之病由所在。综上，从经络方面论之，足以佐证胃气升发之说。

2. 阴阳升降

阴阳者，降已而升，升已而降，序而不愆，如环无端，升降出入不已，则化生万物。《素问·阴阳应象大论》曰："清阳为天，浊阴为地。地气上为云，天气下为雨，雨出地气，云出天气。故清阳出上窍，浊阴出下窍；清阳发腠理，浊阴走五脏；清阳实四肢，浊阴归六腑。"其中以阴阳升降之道示气候变化、人体机能营运之理。李杲深谙《黄帝内经》之旨，认为："夫脾者，阴土也，至阴之气，主静而不动；胃者，阳土也，主动而不息。阳气在于地下，乃能生化万物。"何以阳气在下？此因"脾长一尺，掩太仓，太仓者，胃之上口也"，亦即胃土居下，脾居胃上，胃者为阳，为多气多血之经，能向上鼓舞有形脾土，升发运化而为用。故本着"清阳上天，浊阴归地"之理，而提出"胃者，行清气而上，即地之阳气也，积阳成天，曰清阳出上窍，曰清阳实四肢，曰清阳发腠理者也"。《素问·生气通天论》曰："苍天之气，清净则志意治，顺之则阳气固，虽有贼邪，弗能害也，此因时之序。"胃之清气由下及上而生温热，则营卫气血化生有源。亦即"人之水谷入胃，胃气蒸腾，其气与味宣之于经络，化之为气血"。升已而降，则传化糟粕转味而出。胃者水谷之海，十二经之源。倘"胃之一腑病，则十二经元气皆不足也"。胃气陷下不升或升而不降皆病矣。李杲谓："胃虚不能上行，则肺气无所养，故少气；卫气既虚，不能寒也。下行乘肾肝助火为毒，则阴分气衰血亏，故寒热少气。"胃气既病，元气不充，则不能上升水谷之气于肺，故肺虚气少；脾胃气陷，水湿内停下溜于肝肾之间，阴火内郁而见寒热；阴火为毒，又可内灼耗伤津血。更有甚者，胃气下溜，阴火升腾，清浊相干可见"五脏气皆乱"。倘若胃气升而不降，"若天火在上，地水在下，则是天地不交，阴阳不相辅也，是万物之道，大易之理绝灭矣"。《医学发明》言："所谓呕咳上气喘者，阴气在下，阳气在上，诸阳气浮，无所依从，故呕咳上气喘也。"即是胃气升而不降所致病者也。

3. 脏腑关系

胃者居下，为阳土，动而不止，升而为清阳；脾居其上，为阴脏，有形主静，故脾主散精之功全赖于胃气蒸腾，胃气病则脾无所禀亦病也。故脾胃之间犹如夫妻，不分彼此，而常并称。胃居中焦，心肺居于上焦，上焦滋养全赖于中焦运化所出，故心肺与胃之关系密切，即"甲胆，风也，温也，主生化周身之血气……亦皆禀气于胃，则能浮散也，升发也"，而胃气升发又赖于少阳胆气疏泄，二者皆生于中焦，故李杲称二者起源一也。

（1）脾与胃。在解剖部位上，因脾居胃之上，基于"阳气于地下，乃能生化万物"。在生理上，李杲认为脾胃之间以胃为主，"夫饮食入胃，阳气上行，津液与气，入于心，贯于肺，充实皮毛，散于百脉。脾禀气于胃，而灌溉四旁，营养气血者也"，因此脾散精全赖于胃中阳气蒸腾，胃气平则脾气治。在病理上脾病可累及胃，而胃病亦可损及脾。"饮食不节，则胃先病，脾无所禀而后病；

劳倦则脾先病，不能为胃行气而后病。其所生病之先后虽异，所受邪则一也"。脾胃之间互相依存、一损皆损。然胃气居于下，是中焦生化不息的始发动力，胃气升则脾气亦升，胃气溜则脾气败，故脾胃皆损当重在升发胃中清气。因此脾胃之间均有升发之气，联系密切，断不可简单以左升右降之理截然判定二者之关系。

（2）心肺与胃。在生理上，胃与心肺联系密切，一者胃气借胃之经别上通于心，手太阴肺经起于中焦，受气于胃；其次胃之大络分出后贯膈络肺，出于左乳下以充养宗气，宗气积于胸中，走息道以贯心行血，助呼吸而养心肺，因此心肺功能有赖于胃气之升发。正如李杲所云："胃气未病之日，当上行心、肺而营经也。"在病理上，胃气伤则心肺不养。李杲曰："盖胃气不升，元气不生，无滋养心肺，乃不足之证也。"并依《黄帝内经》"至而不至，是为不及"及"所生受病"，提出肺之脾胃病及心之脾胃病。若脾胃气虚、不能升浮则阴火内生，火与元气不相两立，故阴火伤其生发之气则荣血大亏。"荣气不营，阴火炽盛，是血中伏火日渐煎熬，血气日减，心包与心主血，血减则心无所养，致使心乱而烦，病名曰悗。"肺之脾胃病，则兼见"洒淅恶寒，惨惨不乐，面色恶而不和"。此是胃气不升、肺卫不充、金气虚馁，故治当升阳益胃。可见，胃气充盛与否关乎心肺功能的正常发挥，胃气病则心肺不治。

（3）胆与胃。胆者，少阳春生之气，与胃关系密切。经云："凡十一脏取决于胆也。"胃受纳腐熟水谷、升发清气皆赖于胆气疏泄有度。而少阳胆气本发自阳明，生于胃土也。《内外伤辨惑论》曰："人之饮食入胃，营气上行，即少阳甲胆之气也……胃气、谷气、元气，甲胆上升之气，一也，异名虽多，止是胃气上升者也"，此处"胃气""谷气""甲胆上升之气"等并非一物，称其一也，是因"谷气""元气""甲胆上升之气"全赖于胃气升发，其所生者，皆属于胃气，来源一也而表现各异。倘胃气由饮食劳倦所伤而不得升发，则胆木亦不得上升条达。李杲言："胃虚则胆及小肠温热生长之气俱不足，伏留于有形血脉之中，为热病，为中风，其为病不可胜纪。"可见胃气与少阳之气均为升发之气，一升俱升，一陷俱陷。

4. 处方用药

由胃气升发，李杲提出脾胃虚弱当宜"用辛甘之药滋胃，当升当浮，使生长之气旺"。他认为"湿、胃、化；热、小肠、长；风、胆、生，皆陷下不足，先补则黄芪、人参、甘草、当归身、柴胡、升麻"。若胃气壅滞，又当去其湿浊积滞使胃气完复。

（1）虚陷宜升。经云："气虚宜掣引之。"《医学发明》提出了"若脾胃虚弱，谷气不行，荣卫下流，清气不上，胸中闭塞，惟益胃推扬谷气而已。"倘虚实不分妄下之，则"转增闭塞疼痛，或变作结胸，复下其膈，由此致危者多矣"。李杲认为无论劳倦伤脾、脾病及胃，或饮食伤胃均可致胃气亏损。胃气虚则下溜而不升，脾亦无所禀也。故治当升发胃气，常用升麻、柴胡等辛甘发散升提药物。明代医家喻嘉言深谙此理，在《医门法律》中论及补中益气汤时提出，李杲"所论饮食劳倦，内伤元气，则胃脘之阳不能升举，并心肺之气，陷入于中焦，而用补中益气治之。方中佐以柴胡、升麻二味，一从左旋，一从右旋，旋转于胃之左右，升举其上焦所陷之气"，可谓真知灼见。

（2）实滞当去。李杲认为胃与湿本一物，倘胃气虚陷或水谷不消，湿浊内盛可留而为患，有碍胃气升发，故治当消导以泻其壅滞，常用药物如荷叶、生姜、陈皮等。李杲制补中益气汤、升阳益胃汤、清神益气汤等方均用陈皮，他认为"气乱于胸中，为清浊相干，用去白陈皮以理之，又能助阳气上升，以散滞气，助诸甘辛为用"。而在《内外伤辨惑论》中，李杲论及荷叶用药之理，亦充分体现胃气升发之理："荷叶之体，生于水土之下，出于秽污之中，而不为秽污所染，挺然独立。其色青，形乃空，青而象风木者也，食药感此气之化，胃气何由不上升乎？"对于因虚致实、非真外实者，亦可以辛通之品化湿开壅，再议甘温。李杲云："胃气虚，则谷气不上行，是气路不利……津液不上，胸中气路不开，亦令人哕。勿作外实，辛药生姜之类，泻其壅滞。"倘由饮食物所伤者，给予吐法不尽者，又当塞因塞用。于其中更加升发之药，令其元气上升。恰如李杲云："塞因塞用，因曲而为之直。何为曲？乃伤胃气是也。何为直？因而升发胃气是也。因治其饮食之内伤，而使生气增益，胃气完复，此乃因曲而为之直也。"

5. 脾胃调护

在疾病预防、服药调理或病后调护方面，李杲尤其重视燮理脾胃。疾病预防方面，他认为应注意调饮食、适寒温："若饮食，热无灼灼，寒无怆怆，寒温中适，故气将持，乃不致邪僻。"《脾胃论》中论及服药及病后调护，提到"若喜食，初一二日不可饱食，恐胃再伤，以药力尚少，胃气不得转运升发也""须薄滋味之食，或美食，助其药力，益升浮之气""而滋其胃气也，慎不可淡食，以损药力，而助邪气之降沉也""可以小役形体，使胃与药转运升发""若胃气少觉强壮，少食果以助谷药之力"等均值得后世学习，其中之理亦足以佐证胃气升发之论。

（许勇镇、阮诗玮、丘余良，原载于《中国中医基础医学杂志》2017 年 7 期）

三、肾之脾胃病论

1."肾之脾胃病"释义

《脾胃论》中的脾胃盛衰论篇有曰"本部本证脉中兼见沉细，或见善恐欠之证，此肾之脾胃病也"，明确指出了"肾之脾胃病"的具体含义及证治。"肾之脾胃病"，亦即脾胃病基础上所引起的肾系相关疾病，当饮食劳倦、情志内伤而致脾胃病时，脉可见或缓或虚弱，于此基础上，又可见尺中脉沉细，兼有善恐欠等症状。肾在志为恐，仲景有云"少阴病，脉微细但欲寐也"，故肾虚则恐则善欠；在脉象上，肾所主为尺部脉，因病伤于里，肾虚精血亏弱，故见尺中沉细。本条文字可算是"肾之脾胃病"的诊断提纲。

对于肾之脾胃病治疗之法，李杲指出"当于本经药中，加泻肾水之浮，及泻阴火伏炽之药"。也就是在治疗脾胃病的基础方药上，加入泻肾水药，如酒洗知母、黄柏、肉桂等；若阴火内伏，则"泻阴火以诸风药，升发阳气以滋肝胆之用，是令阳气生"。而在《内外伤辨惑论》所出方剂神圣复气汤、沉香温胃丸即为肾之脾胃虚代表方。

2."肾之脾胃病"理论基础

（1）脾胃与肾生理关系。脾胃与肾之间存在着经脉上的联系，肾脾两脏既可通过舌本相联系，也可通过足太阳膀胱经与足阳明胃经在督脉的大椎穴相联系，另在筋脉上亦相通，在奇经上又密切联系，这为脾胃与肾之间的联系提供了生理基础；其次，在五行方面，脾胃与肾之间，又存在着相克胜复关系以维持脾胃与肾之间的生理平衡，二者可相互资生，又互为制约。①脾胃可养先天。脾肾相关理论肇始于《黄帝内经》时代，《素问·玉机真脏论》指出"五脏相通，移皆有次"；《素问·五脏生成》云"肾之合骨也，其荣发也，其主脾也"，《灵枢·本神》亦指出"脾气虚则四肢不用，五脏不安"，这些论述都表明了脾肾之间存在密切的联系。李杲在内经基础上对脾肾相关理论有了进一步的论述。比如他指出："真气又名元气，乃先身生之精气也，非胃气不能滋之"。在《脾胃论·脾胃虚实传变论》曰"元气之充足，皆由脾胃之气无所伤，而后能滋养元气；若胃气之本弱，饮食自倍，则脾胃之气既伤，而元气亦不能充，而诸病之所由生也"，又言"脾胃者，气血之根蒂也"。从中可看出脾胃之重要性。一者，脾胃健旺，则脾胃之气可滋养先天元气；二者，脾胃昌盛，则变化而为血，以奉养生身，五脏均有所藏，精血同源，血之有余，肾精得存。因此先天肾之精气所充，皆有赖于脾胃气之充盛。②共司水液代谢。《素问·厥论》曰"脾主为胃行其津液者也"，《素问·逆调论》云"肾脏水脏，主津液"，又言"肾者，胃之关也"。从中可见脾胃主运化水液，肾主水而化气，共司水液代谢。李杲引《经脉别论》："饮入于胃，游溢精气，上输于脾。脾气散精，上归于肺，通调水道，下输膀胱。水精四布，五经并行，合于四时五脏阴阳，揆度以为常也。"详细阐述了水液之代谢均由脾胃之运输转化，津液可上输肺之上源，走三焦而达水之下源膀胱与肾，肾主化气而蒸腾津液，合膀胱一道促进尿液形成与排出。因此机体水液生成、输布、代谢、排出与脾胃、肾关系最为密切。若脾胃一虚，土气不行，水饮自停，肾关不化，州都失司，病证丛生。

　　（2）"肾之脾胃病"病理机制。肾之脾胃病的发生缘于脾胃气有所损伤，致使肾与脾胃间生理关系的破坏。何以见得？《内外伤辨惑论·肾之脾胃虚方》中所列沉香温胃丸方证"治中焦气弱，脾胃受寒，饮食不美，气不调和，脏腑积冷……"，便指出该方所治实则脾胃虚弱引起下焦虚寒脏腑积冷病证；又一方神圣复气汤，亦是肾之脾胃病方，李杲论该方"治复气乘冬，足太阳寒水、足少阴肾水之旺。子能令母实，手太阴肺实，反来侮土，火木受邪""此皆寒水来复火土之仇也"，便是脾胃虚损，引发复气肾之水寒相对亢盛，来复母仇之证。可见"肾之脾胃病"的病理机制可总结为：脾胃已伤而肾失所养，一损俱损，此其一；其二，实乃两者之间相克胜复关系失去平衡。①脾胃先虚，肾元失养。先天之元气靠后天脾胃气之充养，因此脾胃一伤，则肾元失养，是乃后天不养先天。因此《脾胃盛衰论》篇曰："大抵脾胃虚弱，阳气不能生长，是春夏之令不行，五脏之气不生。"李杲引《黄帝针经》云："上气不足，脑为之不满，耳为之苦鸣，头为之苦倾，目为之瞑。中气不足，溲便为之变，肠为之苦鸣。下气不足，则为痿厥心悗……"，指出肾之元气不足可见耳鸣、眩晕、二便不利、肠鸣、痿厥心悗等诸症。并提出元气不足之根由为脾胃亏虚，亦即"此三元真气衰惫，皆由脾胃先虚，而气不上行之所致也"。②谷气下流，水复母仇。脾胃一虚，谷气下流，实则土气虚损，水湿大盛。因脾胃虚弱，则水谷不磨，湿气内生，则下流并于下焦肝肾之间，故谓之谷气下流。从其著述来看，脾胃虚损所引起谷气下流，肾水来复，大体可分为三个病理阶段。第一阶段，谷气下流，阴火得乘：《饮食劳倦所伤始为热中论》："相火，下焦胞络之火，元气之贼也。火与元气不两立，一胜则一负。脾胃气虚，则下流于肾，阴火得以乘其土位。"脾胃一虚，则湿邪下趋，气机不遂，则阳气不行阳道，反入阴道，煎熬血分，阴火由生。第二阶段，阴火所生，诸症蜂起：《脾胃虚则九窍不通》有云"脾胃既为阴火所乘，谷气闭塞而下流，即清气不升，九窍为之不利。"阳气本升于上，今脾胃一虚，阴火四起，阴阳反作，清空蒙蔽，诸窍不利而四体皆受其害。第三阶段，阳虚火退，湿浊大盛：《脾胃盛衰论》有云"且湿热相合，阳气日以虚，阳气虚则不能上升，而脾胃之气下流，并于肾肝，是有秋冬而无春夏"，阴火本是体内失调之阳气，乃生理阳气逆乱所生。若久病而阳气日虚，则阴火亦随之而退，终发展为阳虚至寒之危证。

3."肾之脾胃病"临证发微

（1）小便涩少、小便频数、淋沥。《灵枢·口问》："中气不足，则溲便为之变。"明确指出脾胃虚损，中气不足，则二便疾病丛生。对于脾胃中气不足引起小便不利、淋沥等症，李杲多有论述，今兹取一二分析如下。

小便涩少：李杲对于小便不利病证，总以虚者补之，实者泻之原则。他对于脾胃亏虚引起小便涩少病证，明确指出"下者举之，得阳气升腾而去矣"，虚者，如《君臣佐使法》曰："食少而小便少者，津液不足也，勿利之，益气补胃自行矣。"又如"夫脾胃虚弱，必上焦之气不足，遇夏天气热盛，损伤元气……小便频数，大便难而结秘……当先助元气，理治庚辛之不足，黄芪人参汤主之"。再如李杲在《脾胃论》载，对于泄利之人而致小便闭塞者，万不可按《黄帝内经·标本论》：大小便不利，无问标本，先利大小便。否则"用淡渗之剂以除之，病虽即已，是降之又降，是复益其阴，而重竭其阳气矣"，李杲认为对于脾胃亏虚，引起小便不利者，"必用升阳风药即瘥，以羌活、独活、柴胡、升麻各一钱，防风根截半钱，炙甘草根截半钱"，如是为正治。

而小便癃闭者，亦有责之实者。如《脾胃论》载"治饮食劳倦，而小便闭塞不通，乃血涩致气不通而窍涩也"，其所出方导气燥湿汤，方用滑石、茯苓、泽泻淡渗利小便以开涩结，又因脾胃不足，元气亏损，下焦阴火内伏，血涩气滞，故以酒洗之知母、黄柏以泻血中伏火。如此其证可罢。

小便频数、淋沥：此病亦有得之虚实不同。实则"饮食劳役所伤，自汗小便数，阴火乘土位，清气不生，阳道不行，乃阴血伏火"，又如"饮食劳役皆自汗,乃足阳明化燥火,津液不能停,故汗出小便数也",此皆得之于脾胃先有所伤,而阴火自盛,伏于血分,伤津耗液,气化不行所致。此病所得,急者当先折其火,如李杲载三黄丸治"丈夫、妇人三焦积热……下焦有热,小便赤涩,大便秘结",便在此类;或有元气已衰者,又当升阳散火并举,如李杲治"口㖞,颊腮急紧,胃中火盛,必汗不止而小便数",方用清阳汤以升阳气并泻血中伏火。

小便频数淋沥不尽者,亦有因虚所致。此不同于湿热或实热之症,实者可泻可利,导热从小便出,然虚者非其治也。李杲言:"小便数不可更利,况大泻阳气,反行阴道。"因此升阳除湿是为正治。李杲载半夏枳术丸加泽泻治疗冷食内伤有小便淋者,方中用白术健中顾护脾胃,半夏、枳实化湿和胃,少用泽泻淡渗除湿,用荷叶裹烧饭为丸,引胃气上行。

(2)骨痿、腰背疼痛。《素问·阴阳应象大论》云"肾生骨髓",《六节藏象论》云肾"其充在骨",又《脉要精微论篇》云"腰者肾之府,转摇不能,肾将惫矣",指出大凡骨关节、骨髓、腰部疾患,责之在肾。李杲对肾之所病骨痿、腰背疼痛的论治颇有见地。

骨痿:李杲认为骨痿虽病属肾,但责之脾胃。如"脾病则下流乘肾,土克水,则骨乏无力,是为骨痿,令人骨髓空虚,足不能履地,是阴气重叠,此阴盛阳虚之证"。又引《下经》曰:骨痿者,生于大热也。此湿热成痿,令人骨乏无力,故治痿独取阳明。其所出治法为"汗之则愈,下之则死。若用辛甘之药滋胃,当升当浮,使生长之气旺。言其汗者,非正发汗也,为助阳也。"依辛甘升阳治法,李杲治骨痿一病,选方如清暑益气汤,以芪、参、草补脾益气为君;甘草、橘皮、当归为臣养胃气、和血脉,术、泽淡渗,升麻、葛根解肌热,炒曲、青皮辛温以消食快气,并以黄柏泄热补水;

虚者，合生脉散滋其化源。

腰背疼痛：《脾胃盛衰论》曰，"土火复之，及三脉为邪，则足不任身，足下痛，不能践地，骨之无力，喜睡，两丸冷，腹阴阴而痛，妄闻妄见，腰脊背胛皆痛"。指出对于脾胃亏虚，肾水来复，引起腰背痛，选用干姜为君以暖中土，以白术、川乌头为臣散寒除湿，佐以苍术、附子、肉桂、茯苓、猪苓化气淡渗，以泽泻为使入肾，全方可起到温阳散寒、除湿止痛之效。该方亦是肾之脾胃病所治例。

（3）耳鸣、耳聋等肾窍诸疾。肾开窍于耳，并司二阴。因此历来医家论治耳及二阴诸疾多从肾入手，而李杲认为此类疾病治疗不尽于此。《通评虚实论》曰"头痛耳鸣，九窍不利，肠胃之所生也"；《脾胃论》曰"耳鸣、耳聋，九窍不利，肠胃之所生也"，又曰"九窍者，五脏主之。五脏皆得胃气，乃能通利"。故对于耳鸣耳聋一病，李杲善从脾胃调之，若有"耳鸣耳聋，目中流火，视物昏花，䀮肉红丝，热壅头目，不得安卧，嗜卧无力，不思饮食，调中益气汤主之"。方选黄芪、人参、甘草、苍术益气补中，再添柴胡、升麻补上气，从阴引阳也，橘皮、木香旋转腹中之气。另有益气聪明汤治"饮食不节，劳役形体，脾胃不足，得内障耳鸣"者，立方之旨未出其右。

（4）妇、外科疾病。对于妇科、外科疾病，亦有因脾胃及肾所致者。如《兰室秘藏》论治崩漏，引阴阳别论云：阴虚阳搏谓之崩。若"妇人脾胃虚损，致命门脉沉细而数疾，或沉弦而洪大有力，寸关脉亦然。皆由脾胃有亏，下陷于肾，与相火相合，湿热下迫，经漏不止"。治疗宜"大补脾胃而升举血气，可一服而愈"，选方如调经升阳除湿汤；再如《兰室秘藏》载一方升阳调经"治瘰疬绕颈，或至颊车"，李杲论该病"皆出足阳明胃经中来。若疮深远，隐曲肉底，是足少阴肾经中来，乃戊脾传于癸肾，是夫传于妻"。

4."肾之脾胃病"现代应用研究

在临床中，"肾之脾胃病"理论应用颇广，目前在中医肾病领域从李杲脾胃理论出发论治肾脏病研究较多。兹简略总结如下：①阴火学说与肾病：余仁欢等研究发现，慢性肾炎患者常有乏力、腹泻、口舌生疮并见的"互联征"，是典型的脾胃虚损、阴火内炽之证。国医大师张琪也较为推崇从阴火学说理论治疗慢性肾炎，尤其对用升阳益胃汤治疗蛋白尿研究颇深。阮诗玮教授认为血尿的发生主要包括脾胃元气虚损、脾失固摄及阴火内盛、灼伤脉络两方面，擅长在三焦辨证指导下从泻阴火、补脾胃入手以治疗血尿。②阳气下陷与肾病：有学者指出《脾胃论》中"阳气下陷"的疾病状态，与蛋白尿的发生机制一致，脾胃受损，真气下流，或下泄而久不能升，而百病皆起，蛋白尿始现。王晓凤观察补中益气汤加减治疗20例慢性肾炎蛋白尿的临床疗效，结果发现其总有效率达90%，明显优于西药对照组。肖相如教授认为慢性肾脏病本虚以脾胃虚损为主，补脾胃泻阴火升阳汤从脾胃入手，兼升举阳气、降上炎之阴火，临床中对慢性肾脏病蛋白尿疗效较佳。③风药运用与肾病："风能胜湿"是李杲运用风药之辛香温燥、升阳举陷之性以健运脾气，升阳除湿之法。治疗脾虚湿盛之证，他最擅运用升麻、柴胡等风药，并指出"肝肾下焦之病，非风药引经不可"的思想。因此，对于慢性肾脏病水肿、蛋白尿等方面治疗，风药是不可或缺的一部分。④其他：我们曾试从李杲湿热致痿、阴盛阳极、阴盛阳虚三方面阐述骨痿的病因病机及症状表现，指出骨痿与现代医学肾性骨病深度契合，由此从升阳除湿、补元气、泻阴火等方面作为切入点治疗现代医学肾性骨病具有一定的理论基础及临床优势。

（李鹏飞、丘余良、阮诗玮、许勇镇，原载于《中医药通报》
2021年6期）

第七节
暑月肾病论

一、暑月肾病的定义

暑者，热也，为六淫邪气之一，其气盛于夏，主要见于夏秋之际，得于外感而非内伤。暑月肾病是指感触暑邪引起的慢性肾脏病及受暑邪影响而加重的肾病。暑当夏令，乃天之热气，夏月阳气畅行于外，气血达表，人体阳气旺顺应暑阳生发之势，两阳相加，因势利导，祛邪外出，疾病本有好转趋势，临床观察见多数肾病患者在夏天可自觉病情和缓。但若人体摄生不慎，感触暑热，汗出液脱，极易伤及肾元而发为肾病，此非臆说，国外有研究指出热应激和反复的脱水也参与了慢性肾脏病的发病，尤其发生在炎热地区的农村，并由此提出"热应激性肾病"的概念，即是明证。肾病患者夏季若不慎罹感暑邪，又可致病情加重。暑性酷烈，外袭肺卫，或长驱直入，或逆传心包，或循经下扰肾脏，变化迅速。又岭南、闽南之地，河泽低洼之地居多，《难经》有云"久坐湿地，强力入水则伤肾"。夏日之际，暑湿之邪大行其道，阮诗玮教授认为慢性肾脏病患者夏月中暑容易造成程度不一的感染、血压的异常、水电解质平衡的紊乱等疾病，往往加重病情。

因此重视暑邪在肾病发病及进展中的作用，显得十分必要。阮诗玮教授认为及时祛除暑邪可有效预防及延缓慢性肾脏病的发生及进展。对此我们提出了"暑月肾病"的概念。

二、暑月肾病的病因病机

感受暑邪是暑月肾病的主要病因。慢性肾脏病患者先天脏腑精气亏虚，遇暑湿当令，或内伤不愈新感，或饮食自伤，暑邪乘虚而入贻害身体。其发病特点如下。

暑为热毒，煎熬气阴。暑为夏令阳邪，其性炎热。《温热经纬》提到"暑为日气……曰炎暑，曰酷暑，皆指烈日之气而言也"。暑热禀性酷烈，火热之性，升腾上炎，而慢性肾脏病中如狼疮性肾炎、过敏性紫癜性肾炎本热毒所伏，暑气淖泽，虚邪因而入客，暑热燔灼，里热炽盛而见烦狂、口渴、面赤、斑疹鲜红，甚则谵语等卫气同病或气分热盛证，传入营分则见面部或躯干四肢斑疹深红，若有鼻衄、尿血等症，是热毒深入营血、耗血动血所致。暑伤津液气阴，可影响慢性肾脏病发展进程，肾脏病因精微下泄，阴分本有不足，阴虚则无气也，今暑热加临，可导致邪热蒸郁，腠理开泄，汗出而伤津液，津载气行，气随津脱，炅则气泄，汗出过多，则必伤气。况肾中精气经蒸腾气化才能促使全身津液水饮输布环周不休，体内多余的代谢产物转化为水饮排出体外，故气津受损，津液输布不及且排泄受阻，脉管不充，津不达末，二者互为因果，从而内生水湿、痰、饮，甚而水泛为肿。肾病患者外感暑邪后期，热邪已去，气阴未复，劳则复耗其气，故燥热内生，见口唇干燥，神萎疲倦，纳少寐差，舌红少苔，脉细弱等表现。

暑多兼湿，转归有别，病程迁延。暑在天为阳，湿在地属阴，夏月之际，天地二气交感，暑湿相兼为患。叶天士认为"暑必兼湿"，王孟英则提出"暑多兼湿"。暑盛于夏，长夏湿令，沿海之地，亚热带、温带气候，盆地环绕，湖泽广布，天暑下逼，地湿上蒸，暑得湿助，郁热不宣；湿得暑蒸，黏腻不去，湿热浊毒由此而生。虽暑为阳邪，慢性肾脏病罹患暑湿者，有从热化、从寒化，所谓"长夏盛暑，气壮者不受也，稍弱者但头昏片刻，或半日而已；次则即病；其不即病而内舍与骨髓，外舍于分肉之者，气虚者也"。人体正气虚为暑邪的侵入与潜伏提供了基础条件，若患者阳盛之体，自身免疫力强，养身调摄有度，易从热化。若慢性肾脏病患者正气不固，免疫力低下，夏季嗜饮冰进凉，吃生冷瓜果，遇空调外邪，湿为阴邪，重浊黏腻，阻滞气机，外感暑湿易成寒湿。在慢性肾病患者长期病程演变中，本多见水湿、浊瘀、热毒等内生邪气久羁体内，今"湿气入肾，肾主水，水流湿，从其类也"，痼疾缠身，内外相召，内外合邪可致慢性肾脏病病程缠绵难愈。故叶天士有云"夫暑与湿为熏蒸黏腻之邪，最难骤愈"。

暑湿伤阳，病本难复。暑乃阳邪，暑湿伤阳，何故？其一，湿胜则阳微，湿气阻滞经络四肢，阳气布达不畅，《黄帝内经》有云："湿气大来，土之胜水，寒水受邪，肾病生焉。"其二，足太阳膀胱经，主一身之表，暑邪袭表，皮肤缓而腠理开，腠理疏松而汗出，或小便出，或汗津过多，卫外不固，伤及阳气，故仲景有云，身重疼痛，小便已，洒洒然毛耸，手足逆冷，阳气伤亡也。肾阳为一身诸阳之本，暑湿伤阳者，气化失司，气机出入升降功能减退，代谢活动随之减退，或小便清长，或大便泄泻，或恶寒发热等症随之发作，故慢性肾脏病发展至中后期，再感触暑湿者，极易导致病情恶化，演变为关格、癃闭、昏谵等证。

三、暑月肾病的具体证治

暑月所发肾病，病位往往深浅不一，有病在上焦、中焦、下焦，或者三焦弥漫之分。病势轻重缓急不同，可初在肺卫，也可传入营血，或邪陷心包，病性虚实夹杂，治法不一。阮诗玮教授临证辨治暑月肾病，主张以三焦、四层为纲，立足于肾疾，纲举目张，结合暑邪特点，辨证处方不同，但总以清暑透邪、顾护正气为基本大法。

1. 暑热

暑热致病，起病急，发病迅速。暑淫侵犯机体，初起多在卫表，症见鼻塞、流涕、身热、肢体酸楚、乏力、少气懒言、尿赤、舌红苔微黄腻脉滑数，阮诗玮教授常用新加香薷饮加减，方用香薷解表涤暑，金银花、连翘辛凉泄热，扁豆花、厚朴化湿和胃，热重可加青蒿、地骨皮；暑热不解，热盛火极，所谓"夏暑发自阳明"，可见壮热、口干、汗多、脉洪、时时恶风、咽痛等表现，阮诗玮教授常用白虎汤加减，石膏、知母、甘草、粳米、党参等药物，若气津受损，可加五味子、麦冬、石斛。暑热邪气传变快，变化多端，热极可有化火、生风、动血、翻痰、闭窍等变证。若暑热内传营血，可引动旧有痼邪，如狼疮性肾炎、过敏性紫癜性肾炎患者夏季罹患暑热邪气，常使血不循经，络损血溢肌肤，发为全身斑疹鲜红、尿血、鼻衄、肌衄等症状，此时常用清营汤或玉女煎加减清营泄热，凉血解毒。暑邪热极鼓动风火痰瘀，在上蒙蔽清窍、心包，神思不清，嗜睡昏迷，呕吐痰涎，气血逆乱，当予化痰活血开窍，选方桃核承气汤与涤痰汤化裁；在下耗伤肾阴、肾水枯竭，可见脱证、少尿、癃闭、关格等危重症，可投解毒健肾汤或益肾清浊汤。故肾系疾病夏月感暑需及时截断，因一有染邪，极易传变引动痼疾，导致病情恶化，使变证丛生。

2. 暑湿

暑湿氤氲黏腻，《温病条辨》云："其性氤氲黏腻，非若寒邪之一汗即解，温热之一凉即退，故难速也。"慢性肾脏病患者感触暑湿，病程缠绵。阮诗玮教授认为夏月暑湿可从上、中、下三焦论治。

（1）上焦暑湿证。慢性肾脏病患者初感暑湿，湿热尚轻，有头重如裹、身热、咳嗽无痰、咽痛、鼻塞、颜面水肿、肉眼血尿、肢体酸楚等表现，阮诗玮教授认为上焦暑湿者治在辛温甘淡，芳香宣透，开发肺气，透邪清暑，使邪有出路，因"肺主一身之气，气化则湿亦化"，暑湿一从汗出，一从小便而解。临床喜用清络饮与鸡苏散二方进行化裁。清络饮见于《温病条辨》，由鲜荷叶、鲜银花、西瓜翠衣、丝瓜皮、鲜竹心、鲜扁豆花等组成，若湿邪偏重，可加佩兰、白豆蔻，暑湿化热，尿少短赤，酌加淡竹叶、滑石、芦根、白茅根等。阮诗玮教授治疗慢性肾脏病罹患上焦暑湿者用药多质地清轻或鲜品，少用重浊之品，一因"湿气弥漫，本无形质，以重浊滋味之药或者大寒大泻之品治之，愈治愈坏，助力邪气攀长之功"；二者古人有训"治上焦如羽，非轻不举"，花、莲、叶等质轻味辛薄之品直达病所，轻以去实，吴鞠通有云"清肃上焦，不犯中下，无开门揖盗之弊，有轻以去实之能"。

（2）中焦暑湿证。暑湿不解，多循经传入中焦。吴鞠通认为"暑之偏热者多为手太阴表证，暑之偏湿者多为足太阴之里证"，慢性肾脏病患者从早中期开始即多见脾胃症状，而暑湿常易困阻中焦，临证可见虚实两端。若中气不足，外感暑湿者，症见脘胀腹满，恶心欲呕，纳食欠佳，大便不爽或便溏、泄泻，肢体水肿，舌质淡舌边有齿痕，脉沉细或滑，阮诗玮教授常用陈氏六和汤。陈氏六和汤由香薷、藿香、白扁豆、茯苓、明党参、厚朴六味药组成，为宁德已故名老中医陈荫南先生所创，其中香薷、藿香芳化湿浊，轻清走表，茯苓淡渗利湿，厚朴辛温下气、燥湿和胃，配伍白扁豆、明党参健脾益气生津，且明党参之润可制芳香之品的燥性，对于脾胃气阴亏虚、暑湿内蕴之证颇有效验。

若脾胃不虚，暑湿邪气为著，可选五加减正气散祛暑化湿，泄浊和中。暑湿困阻，斡旋不能，清气不升，则见头重如裹、四肢沉重酸楚、腰膝乏力，浊邪不降故肢肿、呕恶、脘痞，清浊不分故便溏、尿短。五加减正气散均有藿香、厚朴、陈皮、茯苓四药，藿香可宣散发表，顺乎清气，厚朴、陈皮下气和胃以降浊邪，茯苓淡渗使湿浊从小便出，若有湿热食滞，便下不爽，加入麦芽、神曲、茵陈蒿、大腹皮，即一加减正气散，可增清化消食之力，扭转中焦气机之起承转合；若湿盛身痛，当于四药基础上加防己、薏苡仁、通草、大豆黄卷苦辛淡渗、宣通经络，为二加减正气散；倘暑湿内伏，郁久化热，湿热并重，症见颜面水肿、口渴、溺黄、心烦、苔黄脉数等，则仿三加减正气散，于四药基础上加杏仁、滑石、积雪草、六月雪；若暑湿伤阳，浊邪内蕴，症见脘痞、苔白厚、脉缓有力，可加草果、神曲、山楂以苦辛温运脾阳，名为四加减正气散。五加减正气散则加大腹皮、苍术、谷芽以理气燥湿，主治秽湿着里所致的脘闷、便泄等症。

（3）下焦暑湿证。慢性肾脏病患者元气亏虚，暑湿久羁，困遏气机，浊毒内蓄，病及中下二焦，症见腰膝酸软、气短神疲、乏力食少、全身水肿、小便短黄、大便溏等。阮诗玮教授常选李氏清暑益气汤治之。常用药物有黄芪、苍术、升麻、人参、炒神曲、橘皮、白术、麦冬、当归、炙甘草、青皮、黄柏、葛根、麦冬、五味子等。因病至下焦，多虚实夹杂，故此阶段要扶正补虚、祛邪逐寇并行，在清暑祛湿基础上酌情加墨旱莲、女贞子、牛膝等补益肝肾，清补而不腻滞，清暑益肾纠偏挽逆。若暑湿伤阳，不可过用淡渗清利之品，可选阮诗玮教授益肾降浊汤（黄芪、太子参、茯苓、白术、当归、车前子、牛膝、陈皮、丹参、桑寄生、桑椹、六月雪、大黄），加肉苁蓉、鹿衔草、淫羊藿以扶本祛浊。

3. 伏暑

《温病条辨》有云"长夏受暑，过夏而发者，名曰伏暑。"邪正强弱不同，在感受暑邪后有不病、即病、邪气内伏过时而发三种可能。吴鞠通认为："长夏盛暑，气壮者不受也……其不即病而内舍于骨髓，外舍于分肉之间者，气虚者也。盖气虚不能传送暑邪外出，必待秋凉金气相搏而后出也。其有气虚甚者，必待深秋大凉，初冬微寒相逼而出。"伏暑为阳邪，久蕴必致热毒秽浊之气内生，体虚之处便是容邪之所，慢性肾脏病患者平素正气有亏，感受暑淫或温燥，邪轻不足以致病，正虚又无力以抗邪外出，暑热邪气隐伏于里，至新邪引动或正气亏耗，正邪失去平衡，导致病状显现，暑、湿、毒三邪合而为病，使慢性肾脏病更为错综复杂。秋季伏暑所发，邪热犯肺，可见咳嗽、口干、咽痛、发热、血尿等热象，阮诗玮教授常用翘荷汤加减清暑透表，顾护肾脏。翘荷汤由荷叶、连翘、栀子、桔梗、绿豆皮、甘草等药物组成，若发热可加柴胡、青蒿、金银花等；尿黄加积雪草、车前草；腰部酸痛加二至丸、桑寄生；浊毒内蓄，肌酐升高加大黄、六月雪。若伏暑深入，瘀热浊毒结于肾络，有生风、动血等变证，可参看暑热治法，养阴、开窍、泄下诸法，为临证必备，兹不赘述。

四、验案三则

1. 三加正气有奇功

林某，男，34 岁，2009 年 9 月 26 日来诊。患者于 5 月前体检时发现尿蛋白（++），隐血（++），遂就诊于某三甲医院肾内科治疗，其间行肾脏穿刺，病理结果（2009 年 5 月 7 日）提示 IgA 肾病，病理类型：轻度系膜增生型。遂给予激素及免疫抑制治疗，症状无明显好转，后自行出院，今来就诊。辰下：神疲乏力，汗多，遇劳加重，双下肢踝部轻度水肿，满月脸，上半身布满红色皮疹，无瘙痒，抚之碍手，纳可，夜寐安，小便泡沫多，大便调，舌红苔白厚腻，脉滑数。尿常规（2009 年 9 月 25 日）：尿蛋白（++），隐血（++），红细胞：5.9 个 / μL，11 个 /HP。中医诊断：慢性肾风病（外感暑湿，燥热化毒证）。处方：藿香 6g，厚朴花 6g，陈皮 6g，茯苓 15g，杏仁 6g，六一散 15g，鱼腥草 15g，龙舌草 15g，明党参 15g，黄芪 12g，防风 6g，车前草 15g，共 14 剂，日 1 剂，水煎服，分两次服用。二诊：服上方后，症状好转，仍伴疲乏，汗多，登楼梯后感脚酸软，腰酸，纳寐可，大便日 1~3 次。小便比之前增多，舌尖红，苔白厚脉滑。生化全套示血清白蛋白 34.1g/L，尿素氮 9.43mmol/L，尿酸 536μmol/L。遂予守方加地骨皮 6g，石莲子 15g 继续服用，并嘱患者门诊随诊。一年后患者来诉尿常规已转阴。

按语：患者素有慢性肾脏病病史，正气本虚，因服用激素等阳热药品后内生燥热，恰逢暑月，又感暑湿，暑湿与燥热内外合邪，致病情愈演愈烈。暑伤气津，故见神疲乏力，汗多，遇劳加重；脾为湿困，水湿内停，故见双下肢轻度水肿；脾虚精微不固，故而溲中泡沫、蛋白尿、血尿；舌脉所见是燥热内蕴，外感暑湿之征。故治当清暑化湿，清热解毒，方予三加减正气散化裁。藿、朴、陈皮芳香醒脾，散暑化湿；茯苓、杏仁、六一散通调水道，清热利湿；鱼腥草及龙舌草清热化湿解毒。因暑伤胃气，故加入参、芪、防风以益气升阳。经治后，患者病情改善，效不更方继续服用，并嘱其门诊随诊。一年后患者来诉尿常规已转阴。

2. 清暑益气肾疾疗

林某，女，43岁，2011年9月7日来诊。患者于1月余前户外劳作后出现双下肢水肿，眼睑水肿，就诊于当地医院，查尿常规：尿蛋白（＋），隐血（＋），未予规律治疗，症状未见好转，今来就诊。辰下：晨起眼睑、双下肢轻度凹陷性水肿，神疲乏力，纳可，多梦，大便可，小便量少，舌红，苔黄厚，脉弦数。尿常规（2009年9月16日）示尿胆红素（＋），尿蛋白微量，尿隐血（＋＋＋），红细胞（RBC）209.9个/μL，37.8个/HP。中医诊断：水肿（外感暑湿，气阴两伤证）。处方：王氏清暑益气汤加减，太子参15g，石莲子15g，竹叶6g，麦冬15g，知母6g，车前草15g，瞿麦15g，萹蓄15g，荷叶6g，淮山药15g，金银花15g，赤芍15g，白芍15g，六一散15g，共7剂，日1剂，水煎服，分两次服用。二诊：药后平顺，症状较前减轻，仍有疲乏，寐欠佳，眼睑、头面部微水肿，纳可，舌红苔薄黄，脉弦数。尿常规：隐血（＋）；尿蛋白微量；红细胞10个/HP，予守方继续服用。嘱患者门诊随诊。3个月后患者来诉尿常规已转阴。

按语：患者于大暑节气感受暑湿邪气，暑热耗气伤阴，故见神疲乏力；热盛伤及血络，故见尿中隐血；暑热夹湿，三焦失于决渎，故见眼睑、双下肢水肿；精微失固，而出现蛋白尿。舌脉所见是外感暑湿，气阴两伤之征。故治当清暑化湿，益气养阴。方予王氏清暑益气汤加减，方中太子参、麦冬、山药、赤芍、白芍益气养阴；

荷叶、金银花、知母、六一散清暑祛湿，合以车前草、瞿麦、萹蓄导湿浊从小便而出，石莲子益肾固精，邪正兼顾，标本兼治。经治疗后患者水肿减轻，指标好转，可知药中肯綮，步上方继服数剂，后患者来诉尿常规已转阴。

3. 寒湿中阻缩脾消

高某，女，40 岁，既往慢性肾病病史，2015 年 9 月 19 日来诊。患者诉 1 周以来腹泻，日行 4~5 次，便质稀溏，或有稀水样便，伴有腹痛，无恶心、呕吐，自行服用"止泻药、益生菌"后便数减少，伴有寐时双上肢麻木，纳寐尚可，小便量少。舌淡苔黄腻，脉弦滑。查体：腹部视诊未见明显异常，触诊腹肌软，全腹无明显压痛、反跳痛，听诊肠鸣音 6 次 / 分，叩诊未见异常。肾功能（2015 年 9 月 12 日）：尿酸 495.1μmol/L，尿素氮 3.4mmol/L，肌酐 64.2μmol/L，胱抑素 C 0.86mg/L。尿常规（2015 年 9 月 19 日）：隐血（++），红细胞 5.9 个 /μL，11 个 /HP。中医诊断：泄泻（暑湿困脾证）。处方：草豆蔻 6g，草果 6g，砂仁（后入）6g，葛根 15g，白扁豆 15g，甘草 3g，乌梅 6g，黄连 3g，广木香（后入）6g，土茯苓 15g，明党参 15g，车前子（布包）15g，共 14 剂，日 1 剂，水煎服，分两次服用。二诊：服上方后排便次数减少，日行 1~2 次，便质成形，便前偶有腹痛，伴有肠鸣、矢气。复外感 2 日，自服"流感丸"，症状缓解。症见时有鼻流黄涕，颈项不适，背疼，口苦、口干欲热饮，口中异味，纳可寐欠，二便通调，舌暗边有瘀斑，苔薄白腻，脉缓。肾功能（2015 年 10 月 10 日）示尿酸 334.7μmol/L，肌酐 58μmol/L。处方：太子参 15g，茯苓 15g，白术 6g，薏苡仁 20g，砂仁 6g，甘草 3g，桔梗 6g，淮山药 30g，白扁豆 15g，陈皮 6g，防风 6g，薄荷 6g，狗脊 15g，共 14 剂，日一剂，水煎服，分两次服用。

按语：患者素有慢性肾脏病病史，暑气未散之时，复感寒湿，寒湿困脾，升清失功，胃失受纳，通降失常，故见便质稀溏，甚则水样便，结合舌脉，辨为暑湿困脾，治以温脾解暑。处方以缩脾饮加减，草豆蔻、草果、砂仁、木香芳香燥湿醒脾，葛根升阳止泻，合白扁豆、乌梅、明党参、甘草益气养阴；佐以黄连、土茯苓、车前子清热燥湿。复诊时，因患者又感风邪，二阳合病，风热犯上，诸窍不利；原有大热，内伤元气，气弱不行，湿邪留著，清浊相干，故予参苓白术散益气健脾，渗湿止泻，少疏风药解表，以善其后。再诊时诸症悉除。

五、结语

　　慢性肾脏病患者夏季感受暑热，传变迅速，加重病情负担，故阮诗玮教授提倡祛除时邪是延缓慢性肾脏病进程的重要可逆因素。肾脏病因暑热为患，治疗原则可遵循卫气营血的传变规律辨别病位、病性、病势，处方而治。若肾脏病因暑湿为患，着重考虑暑湿稽留之所，可法三焦辨治，分消走泄。慢性肾脏病遇伏暑而发，则需考虑邪正孰轻孰重，祛邪扶正兼顾。总而言之，暑月肾病发病有其特有规律，不可一味按常法治之，临床用药须注意"清、养、透"，时时顾护正气。

　　　　　　　　　　　　　　　　　　（许勇镇、陈晓玲整理）

第八节
"六辨"论瘀证

　　瘀，《说文解字》云"瘀，积血也"，既为病理产物，又为致病因素。瘀之形成，究其根本，一为血运失常，二为血行脉外，或成离经之血，均归属瘀之范畴。所谓瘀证，包含了血瘀与瘀血二者所形成的一系列证候群。《中医临床诊疗术语·证候部分·血瘀证》中写道血瘀证为瘀血内阻，血行不畅，以局部出现青紫肿块、疼痛拒按；或心、肝、脑等主要脏器，瘀血阻络，功能障碍；或腹内肿块、刺痛不已、拒按；或出血紫暗成块，舌紫暗，脉弦涩。《中医药学诊疗术语》提到瘀血是滞留或凝结于体内的血液，包括溢于经脉外而瘀积的血液，也包括血脉运行受阻而滞留静脉腔内的血液，其既是病理产物，又可成为继发性致病因素。然二者存在不同之处。其一，在概念内涵方面，血瘀为血液运行不畅或瘀滞不通之病理状态，属病机学概念；瘀血是指体内因血行滞缓或血液停积所形成的病理产物，属病因学概念。其二，在病势转归方面，血瘀证病情较轻，属功能性病变或器质性病变之早期，经治疗尚可逆转；瘀血证病情较重，属器质性病变之晚期，治疗难度较大。其三，在存在状态方面，血瘀属液相，瘀血属固相。阮诗玮教授认为瘀证表现方式多样，形成机制复杂，故总结了瘀证诊治当从"因、位、势、体、时、象"六个方面综合考虑，今不揣鄙陋，飨于同道。

1. 辨因论瘀证

因，即病因。阮诗玮教授认为瘀证之成因纷繁复杂，变化多端，然大抵可从"正邪"两方面着手考虑，以了解正气的虚实，体质的寒热，分析邪气盛衰，性质归属，病情轻重，由此达到估计病性发展趋势和权衡用药的分量。正气方面，包括辨别正气强弱及素体偏颇。此多责之禀赋不足，不耐寒热，加之摄生不当，暗耗正气，一损再损，渐及五脏阴阳气血虚衰。故可分为气虚而无力行血滞瘀，血虚而脉营不荣涩瘀，阴虚而脉道失却濡润僵化停瘀，阳虚而温煦失职而结瘀，即气虚血瘀、血虚血瘀、阴虚血瘀、阳虚血瘀。邪气方面，包括辨别外感六淫乖戾邪气，七情偏颇及内生病理产物。当依据具体病证情况，辨其兼夹从属。故有寒性阴凝，滞涩不畅结"冰"致瘀；热盛燔灼，煎熬津液成块致瘀；气机郁滞，血行不畅致瘀；痰浊阴凝，津液运行不畅，痹阻血络致瘀；毒邪久羁，蕴结不解致瘀；水饮内停，血脉壅滞致瘀，即寒凝血瘀、热盛血瘀、气滞血瘀、痰瘀互结、毒瘀互结、痰饮血瘀。是故，治病当求于本，审证求因，以察正邪之主次、轻重，审因论治，以明治疗之方向。如因虚致瘀者，则应补益气血阴阳为主；因寒致瘀者，应以温里散寒为主；因热致瘀者，应以清热凉血为主；气滞血瘀者，应以理气活血为主等。而终以气血流通为贵。

2. 辨位论瘀证

位，即病位。著名医家王清任说："著书不明脏腑，岂不是痴人说梦；治病不明脏腑，何异于盲子夜行？"晚清医家王清任重视瘀血在实体解剖脏器中的位置，创立了多个逐瘀方剂，如其于《医林改错·方叙》中论述："诸病之因，皆由血瘀……在外分头面四肢、周身血管，在内分膈膜上下两段，膈膜以上，心肺咽喉、左右气门，其余之物，皆在膈膜以下。立通窍活血汤，治头面四肢、周身血管血瘀之症；立血府逐瘀汤，治胸中血府血瘀之症；立膈下逐瘀汤，治肚腹血瘀之症。"阮诗玮教授认为病位者，可有"四肢九窍，经络浮孙"之别，有"五脏六腑、三焦四层"之异，临证当综合运用"三焦、卫气营血、六经、脏腑"等辨证法则，明析其具体病位，处以合适方药。

（1）从"脏腑络病"论瘀证。阮诗玮教授认为络病是广泛存在于内伤杂病和外感诸症中的一种病理状态，以络脉阻滞为特点。络脉系统分布广泛，外连皮腠，内连脏腑，无所不至。《类经》有云"深而在内者，是为阴络，浅而在外者，是为阳络"，阳络布于皮腠，卫外而为固也，阴络散于脏腑，营精而生气也，阴阳各有其司，各从其能。阴络，又名脏腑络，叶天士《临证指南医案》便有"肺络""肝络""肾络""脾络"等称，"阴络即脏腑隶下之络"此之谓也。阮诗玮教授在继承叶天士"久病入络"学说基础上，提出"脏腑络病"论。肺络病者，常见于慢性咳嗽病情反复，证属痰气交阻，肺络不畅，治以理气化痰通络，临床习用千金苇茎汤加减治疗；或见暑湿犯肺，肺络不畅者，可予清络饮加减以清暑化湿通络。胃络病者，常见慢性胃炎症状反复者，久病胃络瘀滞，气机不畅，治以行气活血通络，临床常以丹参饮合蒲公英加减治之。心络病者，常见于冠心病患者，证属痰瘀互结，心络痹阻，用瓜蒌薤白半夏汤合血府逐瘀汤加减以化痰行瘀通络。肝络病者，常见于肝硬化代偿期患者，证属阴血不足，气郁化火，肝络失和者，常用一贯煎或滋水清肝饮加减以养阴清肝和络；肾络病者，常见于慢性前列腺增生患者，证属湿热蕴结下焦，阻滞肾络，气化失司者，当以滋肾丸加减化湿行气通络。

（2）从"经络浮孙"论瘀证。《血证论》言："阴络者，谓躯壳之内，脏腑、油膜之脉络；阳络者，谓躯壳之外，肌肉、皮肤之络脉"，可见络脉根据所处部位不同，可分为阴络和阳络，处于里在脏腑者谓之阴络；行于外在皮肉者谓之阳络。因而从分布部位上，络脉在里可遍布五脏六腑，在外可遍布皮肤肌腠。瘀阻头面清窍者，病史较短，症见头重昏瞀，耳目窍闭，痛处固定者，予通窍活血汤加减（方药中阮诗玮教授常以白芷代麝香）；若瘀阻周身经脉者，症见周身不适，予身痛逐瘀汤加减；若瘀停胁肋者，症见胁下刺痛，固定不移，予复元活血汤加减；瘀停胸膈者，症见胸膈痞块，予膈下逐瘀汤加减。若见顽痰瘀血阻滞肢节经络者，病史为久，症见肢节肿痛，可选大、小活络丹加减以搜风化痰行瘀通络；若湿热火毒浸滞脉络，可予四妙勇安汤加减治疗；若寒湿痰瘀阻滞脉络，则选阳和汤加减治之。

（3）从"三焦"论瘀证。《金匮要略》云："腠者，是三焦通会元真之处，为血气所注。理者，是皮肤脏腑之纹理也。""三焦膀胱者，腠理毫毛其应也。"又《难经》云："三焦者，原气之别使也。"三焦者，为气液运行之通道，以脏腑原气为始发动力，呈辐网状内散于脏腑，外络于肌腠。故上述所论络病亦与三焦关系密切。若病位上焦，证属湿郁瘀阻者，治上焦如羽，非轻不举，故予上焦宣痹汤轻清宣散。盖肺主一身之气，气化则湿浊、瘀血、痰饮等亦化也。若病居中焦，常见于冠心病者，证属痰饮中阻，瘀水互结者，治中焦如衡，非平不安。故予苓桂茜红汤温药以和之。该方为刘渡舟由苓桂术甘汤加减化裁而成。他评价道："虽药仅四味，但配伍精当，大有千军万马之声势，临床疗效惊人，尤治'水心病'一证，可谓独树一帜。"苓桂茜红汤较前方化瘀通络疗效更佳。若病及下焦，证属膀胱蓄血者，治下焦如权，即重不沉，正所谓"大凡客邪贵乎早逐"，蓄血轻证予桃核承气汤，重证予抵当汤。此二者，均是给邪气以出路。

（4）从"卫气营血"论瘀证。叶天士云："大凡看法，卫之后方言气，营之后方言血……在卫汗之可也，到气才可清气，入营犹可透热转气，如犀角、玄参、羚羊角等物，入血犹恐耗血动血，直须凉血散血，如生地黄、牡丹皮、阿胶、赤芍等物……"瘀停卫、气分，治宜调气为主，拨转枢机，方拟上焦宣痹汤加减，杏仁、桔梗皆为良药；瘀阻营分，治宜清营养阴，透热转气，则瘀血消遁无形，方拟清营汤加金银花、羚羊角；瘀停血分，治宜凉血散血为主，方拟犀角地黄汤加减。

3. 辨势论瘀证

势，即病势。《素问·标本病传论》："间者并行，甚者独行。"急则治其标，国医大师陈可冀所论"十瘀论"中"急瘀"一说，系指"暴病、急症"多瘀。现代医学肺栓塞、心肌梗死、脑梗死、弥散性凝血功能障碍（DIC）等，均属"急瘀"一病范畴。在现今多采用溶栓、介入等治疗基础上，可配合外治小针刀、艾灸、三棱针点刺放血等中医药疗法，内服《伤寒论》少阴病之四逆类，或《医林改错》急救回阳汤急温之，内外兼治，中西合参，以提高急危重症抢救成功率。缓则治其本，观其脉证，知犯何逆，随证治之，临证运用活血化瘀一法，针对不同病证遣方用药。如冠心病，证属气虚血瘀者，以补阳还五汤加减；寒凝血瘀者，以当归四逆汤加减；痰瘀互结者，以瓜蒌薤白半夏汤加减等。如慢性肾炎女性，长期服用激素或雷公藤等免疫抑制剂，症见月经量少，甚则闭经，予自拟通经方（桃红四物汤加香附、牛膝）加减。反复尿检镜下血尿者，辨属下焦湿热者，予小蓟饮子加减。若是外伤术后，经云"有所堕坠，恶血留内"，予复元活血汤加减，瘀血去，新血生。或如狼疮性肾炎发作期，证属热毒血瘀者，予解毒健肾汤加减；过敏性紫癜性肾炎，证属血热互结者，予自拟紫茜宁血汤（紫草、茜草/茜草炭、生地黄、赤芍、白芍、牡丹皮、地骨皮、鬼箭羽、牛膝、白茅根）加减；如痛风性肾病，证属血热痹阻者，予自拟截断扭转方（生地黄、防己、防风、秦艽、豨莶草、土茯苓、威灵仙、盐肤木、车前草、甘草）加减；又如多囊肾，证属伏毒结瘀者，予益肾消癥饮（党参、三棱、莪术、桑椹、桑寄生、牛膝、生地黄、山茱萸、山药、车前子、六月雪、酒大黄）加减。综上，病势急者，以祛除病邪为主，病势缓者，以燮理阴阳，固护正气为要。

4. 辨体论瘀证

体，即体质。阮诗玮教授依据匡调元教授提出的体质类型把体质分为6种，即正常质、腻滞质、燥红质、晦涩质、迟冷质、倦㿠质。阮诗玮教授认为倦㿠质者多气虚夹瘀，治宜益气活血，方选补阳还五汤加减；迟冷质多虚寒夹瘀，治当散寒活血，方选桂枝红花汤加减；腻滞质者多痰瘀互结，治当活血化痰，方选瓜蒌薤白半夏汤合丹参饮加减；燥红质者多阴虚夹瘀，治当养血活血，方选一贯煎合桃红四物汤加减；晦涩质者多瘀毒互结，治当解毒活血，方选四妙勇安汤合桃红四物汤加减。然活血化瘀之品，多味辛性窜，有耗气伤正之虞，于正虚之体不宜。故不可一味化瘀，徒伤正气，自当中病即止，权衡轻重。

5. 辨时论瘀证

时，即时令。《灵枢·岁露》云："人与天地相参也，与日月相应也。"春时风邪当令，风性开泄，为百病之长，从腠理而入，由表及里，由气达血，阮诗玮教授常予血府逐瘀汤加减；若夹风热者，予银翘散加味，夹燥火者，予翘荷汤化裁。夏时暑邪当令，暑为阳邪，易耗气伤津，阮诗玮教授临证常予王氏或李氏清暑益气汤加味。若暑伤肺络者，予清络饮加减，暑邪犯表者，予鸡苏散加减，阴暑证者，予香薷饮加减。长夏湿邪当令，湿温氤氲，黏腻不解，阮诗玮教授予三仁汤或上焦宣痹汤加味，大气一转，其气乃散，气机枢转，瘀血则消遁无形。若湿浊中阻为甚者，予六和汤或加减正气散化裁。秋时，燥邪当令，易损伤津液、阴血，导致络脉受损成瘀，若夹凉燥者，合杏苏散，夹温燥者，予桑杏汤，势重者，当选清燥救肺汤。冬时，寒邪当令，寒性阴凝，营伤血滞，阮诗玮教授拟阳和汤或桂枝红花汤加减，温阳散寒，活血通脉。

6. 辨象论瘀证

象，即病象。《素问·五运行大论》云："阴阳者，不以数推，以象之谓。"象，有潜象、显象之别，亦有固象、液象之异。潜象，即国医大师陈可冀提出"潜瘀"之象，系指患者多无临床表现，然有舌紫暗、舌底络脉迂曲等客观体征，抑或是血液黏稠或高凝状态等实验室检查佐证。此类患者多数属"无证可辨"情形，医者当察色按脉，先别阴阳。张景岳言"独处藏奸"，即是此理。显象，相对潜象而言，瘀血征象较为明显，如临床所见肌肤甲错、癥瘕痞块、口唇紫绀、但欲漱水不欲咽，或是出血紫黑成块者，均归入其范畴。

此外，液象，即血瘀之象，系指血瘀的状态是血行滞缓和血液黏稠，但尚未到凝滞不动的程度。治疗上，以养血活血为主，方选桃红四物汤加减，药选益母草、泽兰、牡丹皮等养血散瘀之品。固象，即瘀血之象，系指瘀血的状态是凝滞瘀结不散而成为凝血、死血，甚者组织的变性、积聚、成块等皆包含其中，本质上属"静止之血"。治疗上，以破血散结为主，方选大黄䗪虫丸加减，药选三棱、莪术、水蛭等破血散结之品。二者有别，临证不可不察。

现分享一则验案如下。李某，男，24岁，2021年4月10日来诊。以"反复尿检异常5年余"为主诉就诊。缘患者5年余前体检发现尿常规提示尿蛋白（+），隐血（+）（具体不详），多次就诊于各大医院，考虑"慢性肾炎"（具体诊疗情况不详）。予"降尿蛋白、中药"等处理，复查尿常规蛋白波动在（一）~（++），隐血波动在（一）~（++），病情反复。今为求进一步治疗来求诊。辰下：腰部酸痛，久坐久立后加重，畏热，易汗出，纳寐可，大便尚可，舌紫暗，苔薄白腻，脉沉细弦。既往否认"高血压、糖尿病、心脑血管疾病"等慢性疾病史。尿常规：蛋白（+），隐血（++），红细胞128.4个/μL，红细胞23.1个/HP。肾功能：肌酐73.3μmol/L，尿酸576.7μmol/L，肾小球滤过率（GFR）80.0mL/min。中医诊断：慢肾风（血瘀证）。西医诊断：慢性肾炎综合征。处方：血府逐瘀汤加减，当归6g，生地黄15g，桃仁6g，红花3g，枳壳6g，赤芍15g，柴胡6g，川芎6g，桔梗6g，甘草3g，牛膝15g，共14剂，水煎服，日一剂，早晚饭后分服。二诊：2021年4月24日，谷雨。患者诉症状大致同前，稍烦躁，舌红苔薄白，脉沉细滑。予守原方加茜草15g，上巳菜15g，共14剂，水煎服，日一剂，早、晚饭后分服。三诊：2021年5月15日，立夏。患者未诉特殊不适，舌淡红，苔薄白，脉细弦滑。复查尿常规示：蛋白（+），隐血（++），红细胞35个/μL，红细胞6.3个/HP。虑其瘀血征象已去，当衰其大半而止，不可滥投攻伐，予改方清心莲子饮续进14剂，徐图固本。

按语：本案患者三八之年，当肾气平均，筋骨劲强，然长期尿检异常，病程迁延，久病及肾，精微下漏，固涩无权，故肾元不足，气阴两伤，且患者平素易汗出，腠理开阖不得，气津耗泄，久而成倦㿠之体。气虚而无力推动行血，阴虚而脉体失于柔润，皆为致瘀之因。腰为肾之府，肾气不足，腰府失养，故见腰部酸痛。舌紫暗，尿检大量红细胞均为瘀血之潜象。时值清明，春夏之交，生机盎然，欣欣向荣，阳气以升发为要，气血贵在流通，流水不腐，户枢不蠹，故遣方以血府逐瘀汤加减，该方以四逆散合桃红四物汤加桔梗、牛膝而成。本方以四逆散调气、桃红四物汤活血，加桔梗升提、牛膝下行，以恢复气机升降。二诊患者舌体紫暗明显消退，考虑瘀血渐化，当守前方以巩固疗效，考虑瘀血有化热之倾向，予以守上方加茜草、上巳菜凉血活血、消瘀止血，二药均是阮诗玮教授针对尿中隐血的经验用药。三诊患者尿检红细胞明显下降，舌体已转红润，瘀血已化，当中病即止，不可妄投活血之品，恐有伤正之虞。考虑患者倦怠之质，气阴本虚，故改方以清心莲子饮加味益气养阴，清解余邪。

阮诗玮教授提出瘀证"六辨"旨在从宏观层面以解决微观问题。随着医学的发展，诊察手段的丰富，可结合一些临床微观检测指标，如血液流变学、肾脏病理、电镜结果、影像学结果等，为瘀血微观诊断提供参考，使宏观辨证与微观辨证结合，使"因瘀致病"论之研究微观化，也更加客观化、可视化、具体化，在更深层次上完善对中医证候的认识，不断提高中医的诊断水平。

（杨运劼、赵晓果、周楚、阮诗玮，原载于《中医药导报》2022 年 12 期）

第九节
论新冠疫毒之六气感化

2013 年春，人感染 H7N9 禽流感流行，阮诗玮教授当时担任福建省卫生厅副厅长，负责指挥该病的防控和诊治工作。通过临证观察，在当年首次提出人感染 H7N9 禽流感属于"寒湿疫病"的概念。2020 年 2 月 5 日，闽山学派微信公众号亦发表了阮诗玮教授关于新型冠状病毒肺炎（新冠肺炎）的几点看法，认为新冠肺炎乃"寒湿（瘟）疫"，临床上可参考《寒湿论治》《伤寒论》《温病条辨》《湿热病篇》《瘟疫论》等进行辨治，如《寒湿论治》中寒湿上蒙清空证，可见"鼻嗅塞钝"，与新冠肺炎导致嗅觉失灵十分相似，以及应用自拟苍术麻黄汤、苍术辛芷汤治疗寒湿束表、寒湿蒙蔽清空之证等，具有重要的临床指导意义。2020 年 4 月 17 日，在国务院召开的应对新型冠状病毒感染的肺炎疫情联防联控工作机制新闻发布会上，中国科学院院士、中国中医科学院首席研究员、国家中医药管理局专家组组长仝小林针对新冠肺炎疫情说："这个病是寒湿疫。"故阮诗玮教授与仝院士在新冠肺炎中医性质归属的认识上不谋而合。"寒湿疫"的认识，不仅确立了新冠肺炎"寒湿致病"为主的基本病机将贯穿疾病之始终，更是在指导中医药抗击新冠肺炎疫情上起到了关键的作用。2022 年 12 月 26 日，国家卫生健康委员会发布公告，将新型冠状病毒肺炎更名为新型冠状病毒感染（以下简称"新冠感染"）。阮诗玮教授在诊治新冠感染的过程中，深感疫毒病邪在天气时令、地理方宜、体质禀赋等因素影响下，易产生病因、病性、病位、病势等病理改变，并总结提出新冠感染疫邪存在 6 个方面的"感化"，兹论述于下。

一、"运气"之感化

运气即指"五运六气"。2022 年是壬寅年，12 月是六之气，主气是太阳寒水，客气是厥阴风木。故结合当前运气，今年冬季的主要特点是木旺水盛，"岁木太过，风气流行"，木旺则风胜，决定了本次疫毒病邪的传播速度很快，覆盖面积很广；"岁水太过，寒气流行"，水盛则寒重，寒冷的天气与疫毒病邪"寒湿"之本质

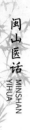
同气相求，同样也能解释为何在今年冬季开放之后，病毒传播能如此迅速，重症感染的患者比例在持续上升。

二、"时气"之感化

时气即指"时令季节"。2022 年冬季整体特点为寒冷，入冬之初雨水较多，因此整体上仍然以"寒湿"为主。如 2022 年福州秋冬季节，乌云阴沉，淫雨霏霏，寒湿戾气很重，本应干燥的节气，却呈现湿度较高的情况，这也为寒湿疫疠邪气的流行创造了客观的条件。此外，《素问·至真要大论》云："夫百病之生也，皆生于风寒暑湿燥火，以之化之变也。"本次新冠病毒仍以寒湿为主，但可依据天气时令季节的情况，兼夹多种病邪。如冬春季节，最常见风、寒、湿三气杂至，因此在治疗上，根据患者恶寒发热、全身酸痛（许多人头疼、腰痛明显）等表现，选择羌活胜湿汤为主方散寒除湿，解表达邪，往往起到不错的疗效；当然秋末冬初，部分地区燥邪当令，以凉燥为主，病邪往往呈现风、寒、燥、湿相互胶结的情况，亦要特别注意。

三、"地气"之感化

地气即指"地理方宜"。早在《素问·异法方宜论》便记载有"地势使然也……一病而治各不同，皆愈"，强调地理环境差异对治疗方面的影响。虽然新冠病毒在全国范围内大幅度流行，但南北方的病情确有较大不同。北方者，天地所闭藏之域，其地高陵居，风寒冰冽，其气多寒冷而干燥，寒气凛冽，燥气肃杀，寒燥相合，刚烈凶猛，故起病急，病势重。南方者，天地所长养，阳之所盛处也。其地下，水土弱，雾露之所聚也，其气多温暖而潮湿，热气温润，湿气重浊，虽逢严冬时节，然阴寒不甚，与湿相合，相对北方而言，柔顺缓和，故起病相对较轻，病势相对较缓。

四、"人气"之感化

人气即指"体质、情志"两方面。

1.体质

阮诗玮教授于临证中观察发现，个体体质的差异性，往往决定着新冠感染者发病的情况、预后及转归。如素体阴虚之人，往往发病过程以低热为主，很少出现高热，临证予加减葳蕤汤滋阴解表，疗效可观。再如素体蕴热者，常伴有口干渴饮、咽喉肿痛、吞咽不利等不适，此时单纯用羌活胜湿汤则有助火伤阴之弊，故可改投九味羌活汤外解表湿，内清郁热，或予银翘散加牛蒡、蝉蜕清热利咽；若是热势较盛，考虑秽毒浊邪为著，常予上方加青蒿、黄芩避秽解毒，透邪外出。若是以咽喉肿痛为主的，则选用翘荷汤。若兼有咳嗽者，可合小柴胡去人参、大枣、生姜，加干姜、五味子，偏寒者，加细辛，偏热者，加鱼腥草。

2.情志

许多新冠感染患者在感染后多伴有恐慌、焦虑感，而研究表明，焦虑、抑郁的负面情绪往往使机体免疫力下降，不仅容易造成再次的感染，也会导致原有病程延长，延缓病情的向愈及康复。如《素问·举痛论》云："百病生于气也，怒则气上，喜则气缓，悲则气消，恐则气下，寒则气收，炅则气泄，惊则气乱，劳则气耗，思则气结。"情志变化将影响人气之顺逆，因此，在治疗上亦要考虑情志因素。临证辨证用方之时，可酌情加以疏肝解郁、调畅气机之品，如柴胡、佛手、香橼等，再配合心理的疏导及言语的安慰，往往能起到事半功倍之效。

五、"药气"之感化

药气包括中药、西药之"气"。在辨证施治的过程中，应当充分考虑到中药的性味。如从六经辨证角度考虑，早期病情多在三阳，位表属实，故治疗以祛邪达表为主，以期及时截断病势。若过用寒凉之品，如连花清瘟、石膏等，易致表邪内陷，病情进一步由三阳向三阴传变。此外，还要考虑药物的毒性，如《素问·五常政大论》云："大毒治病，十去其六；常毒治病，十去其七；小毒治病，十去其八；无毒治病，十去其九。"特别对于附子、乌头等辛热大毒之品，如是辨证确属阴寒内盛者，可谨慎用之，但不可长期使用，当衰其大半而止，避免伤及正气。再如西药抗病毒药物，是否真的能起到扭转病情的疗效、是否存在更多的副作用、临床实验数据是否真实可靠，这有待医者以科学实践的精神，审慎客观的态度，在长期的时间积淀中，进一步去检验。

六、“病气”之感化

病气即指中医、西医的“病气”。本次新冠感染疫情，有相当一部分感染者有合并基础疾病，如高血压、糖尿病、慢性肾病、心脑血管疾病等，在治疗中如何权衡疫疠邪气与原有宿疾的药物比例，以及邪气对原有宿疾的影响，这是需要充分考虑的因素。如糖尿病，属中医学“消渴”的范畴，此类患者多阴虚燥热，在感染寒湿疫疠病邪之时，治疗上可兼顾原有宿疾，选用加减蒌蕤汤加羌活、独活、防风；再如合并心脑血管疾病的患者，素体瘀血内伏，加之感染寒湿病邪，凝闭营血，瘀血较前更重，此时当参入丹参、红花、薤白等活血化瘀、通阳泄浊之剂，可阻断病情进一步向重症发展。再者，寒湿之邪，性趋下注，最易伤肾，新冠感染症状“十大酷刑”之一“小刀刺腰子”，则是寒湿伤肾的典型表现。原有肾脏病的患者，在感染新冠病毒后，容易使肾功能衰竭进展，病情加重，切勿忽视。除此之外，有一方麻黄升麻汤，出自《伤寒论》“厥阴病”篇。方中药物组成，既有温化痰饮的苓桂术甘汤，亦有解表散寒的麻桂之剂和治肾的干姜苓术汤，更有白虎汤加天冬、葳蕤等以清热和滋阴润燥，耐人寻味，而条文中“手足厥逆、咽喉不利、唾脓血、泄利不止”又恰与新冠感染者的某些病机与证候表现相类似。故此方之病因病机及适应证，值得进一步在临证中探讨。

简言之，对于新冠感染应认识到其“寒湿致病”为主的基本病机贯穿疾病之始终，并注意其随“运、时、地、人、药、病”气之感化而出现病位、病性、病势的变化，进而抓住患者当前的主导病机，由此处方用药方能圆机活法，更好在抗击新冠疫情中发挥中医药的作用。

（杨运劼、方艺伟整理）

第十节
从"五脏"论治水肿探赜

水肿是感受外邪、饮食失调、劳倦内伤等原因导致津液输布失常，体内水液潴留，泛溢肌肤，出现头面、眼睑、四肢、腹背甚至全身水肿的一类病证，严重时可伴有胸水、腹水。现代医学认为水肿可由各型肾病、心力衰竭、肝硬化、内分泌失调、营养代谢障碍等疾病导致。阮诗玮教授说："五脏皆令人肿，非独肾也。"临证注重从五脏论治水肿，取得较好疗效。具体而言，津液的运行与排泄，有赖五脏协同，饮入脾胃中土，经生化运输，上行归于肺金，经心火温煦、肺金肃降，借三焦下行于肾。而肝木条达之性，又能助水道运行通畅。水津抵达下焦，借肾中阳气蒸化，成卫气升降出入，布而濡之，调其形骸；并将废水下输膀胱，泄于外也。以上任一环节失调都有可能直接或间接导致水肿。本篇拟对阮诗玮教授诊治水肿的临床思路及经验予以总结，详述如下。

一、从五脏论水肿发病

1.雾露之溉，肺傅宣降

肺为相傅之官，主行水，肺气一方面将脾转输而来的精微中轻清部分向上向外布散濡养，如雾露之溉，又通过呼吸及汗孔开阖排出代谢废水。另一方面，精微中的稠厚部分向下向内肃降，润养形体官窍脏腑，又将代谢废水下输膀胱，经过气化生成尿液排出体外。《素问·痿论》有云"肺主皮毛"，点明皮毛功能正常与否与肺息息相关，"皮毛"乃一身之表，起代谢水液及抵抗外邪之责。若肺气充盛，皮毛得以顾护，自无外邪内犯。病理状态下，《景岳全书·肿胀篇》论："凡外感毒风，邪留肌肤，则亦能忽然水肿。"即是言明风邪上受，从皮毛内舍于肺，上焦不利，下焦亦为之闭塞，气液不调，发为水肿，同时伴有咽痛、恶风寒等表证。不独风邪外感，若其人内有痰湿、瘀血等实邪阻滞肺络，或久病正虚，肺气不足，导致肺失宣降之能，皆可致肿。

2. 转输水液，在乎脾胃

脾为孤脏，位居中焦，为水液代谢之枢纽，使清者上荣，浊者下行，升降有序，津液向四周布散，以灌四旁，脾气健运，输布有道，水从正化，脏腑官窍得养，水液代谢保持平衡。在病理状态下，《素问·至真要大论》曰："诸湿肿满，皆属于脾。"李杲在此基础上发展"脾胃气虚致肿"的理论。朱丹溪则认为水肿的产生多因脾虚湿盛，于其《脉因证治》中言"论水肿之因……盖脾虚不能制水，肾为胃关……"，若饮食失摄，劳逸无度，内伤脾胃，气虚或阳虚不运，均可导致水湿内生，或生化无权，营血虚弱，脉络不利而为水，皆可表现为水肿。

3. 病水肿者，多责于肾

肾为主水之脏，《素问·逆调论》言："肾者水脏，主津液。"肾将脏腑组织利用后的水液，通过气化作用，再次分利，浊者化为尿液，从膀胱而出。病理方面，《素问·水热穴论》言："肾者，胃之关也，关门不利，故聚水而从其类也，上下溢于皮肤，故为肿。"生育不节，房劳过度；或久病劳倦，致肾气虚衰，不能化气行水；或肾阳亏虚，难以温化水液；或肾阴虚衰，《灵枢·本神》有言"阴虚则无气"，阴精亏虚必然导致肾气不化，身体新陈代谢减缓，不能代谢阴水，变为水肿。

4. 肝失疏泄，水之所停

朱丹溪提出："主闭藏者肾也，司疏泄者肝也。"肝主疏泄，喜条达而恶抑郁，其政舒启，其德敷和。一方面，肝气条达肺、脾、肾三脏气机，使其气化有权，又使三焦通利，津液运行无碍，如《血证论》所云"木之性主于疏泄，食气入胃，全赖肝木之气以疏泄之，而水谷乃化"。若肝阳偏亢，或肝血不足，肝气疏泄太过，木性横逆，"肝木侮土，则土衰而水浊"，邪气踞留而不运化，均可溢为水肿。另一方面，肝以疏泄为性，肝气疏泄使得脉道血液运行顺畅，若肝失疏泄，"血不利则为水"，血运不利，水肿反复难愈也。

5. 离照当空，心蒙致水

心者，君主之官。其一，心主血脉，助肺治节，心阳的推动促使血液在脉道畅行，同时又有助于水液代谢，水为阴邪，得阳则化，离照当空，阴霾自散。其二，心为脾之母，心阳温煦脾土，使其运化有权。其三，心血充足，则肝有所藏，疏泄得道。其四，君火与肾中命火相通，能镇伏阴水，朱丹溪在《格致余论》中云："人之有生，心为火居上，肾为水居下……故生意存焉。"心、肾两脏在生理状态下表现为水火交融，刚柔既济，相互制约，心居上焦，肾居下焦，上者宜降，下者宜升，升已而降，降已而升，心肾之间，水火升降互济，维持了两脏之间生理平衡。君火不明，相火失位，则朝纲混乱，灾害变生，若相火偏亢，损伤心阴，水不济火，虚热内灼，水为热蓄而不行；若心虚则君火不明，心气匮乏，脉道血行不畅，津液在脉内不得畅行，反渗于脉外，发为水肿；若心阳不振，下焦阴邪攻冲上逆，亦可致肿。

二、从五脏论治水肿

1. 水化于气，其标在肺

水肿治肺，重在宣肺通调水道，使三焦通利，水肿分消。阮诗玮教授临证时遵循"水化于气，其标在肺"而治，强调明确外感内伤，虚实主次。此时多以邪实为主，常选用枇杷叶、麻黄、连翘、杏仁、桔梗、瓜蒌皮、蝉蜕、牛蒡子、鱼腥草等宣肺之品以"提壶揭盖"，轻灵宣透，使水液畅行。如外感后水肿，来势迅猛，伴见表证，是风水相搏，泛溢肌表，治以麻黄连翘赤小豆汤或越婢加术汤，因肺为水之上源，居高位，需因势利导，使外邪得解；见湿疮瘙痒而肿者，乃炽热蕴毒，疮毒内归肺脾，予以五味消毒饮或四草汤；见颜面四肢肿，咳嗽痰白黏，气喘胸闷，是阳虚失于运化，寒饮蕴肺，水湿外溢，方选小青龙汤；见咳痰色黄，口干肢肿，是风热袭肺，外邪激荡水气，常用翘荷汤治之；见内伤久病，一身面目水肿，伴胸闷咳喘，甚则不能平卧，是水湿泛滥，上逆清窍，肺气壅滞，常选葶苈大枣泻肺汤加减；若上焦肺气郁闭，常采用上焦宣痹汤，收功甚佳；若素体肺卫不固，招致外邪来犯而病水肿者，治以防己黄芪汤。

如阮诗玮教授曾治一狼疮性肾炎患者，周身水肿，肤布疹点，色红瘙痒，遇热则重，纳寐尚可，二便自调，舌红苔薄黄脉细滑。今患者周身水肿而见红疹瘙痒，遇热则重，结合舌脉，乃是风湿热邪外客于肺络，当小发其汗，以开上闸，施以麻黄连翘赤小豆汤化裁。

该方本治"瘀热在里致身黄"，取"异病同治"之理，可祛在表之实邪达到宣肺利水之功，连进十余剂后，复诊诸症缓解，水肿尽消。

2. 水唯畏土，其制在脾

《素问·至真要大论》曰"诸湿肿满，皆属于脾"，若中气不运，水津不得四布，百病乃生；若脾阳不振，温煦失职，气不化水，水湿逗留。阮诗玮教授临证时遵循"水唯畏土，其制在脾"而治。若邪实为主，常采藿香、佩兰、厚朴、荷叶、白扁豆、草豆蔻、草果、紫苏叶、神曲、木瓜、苍术、枳壳等芳香之品，以燥湿化浊、健运中焦。如身肿面黄、纳呆肥胖、恶心呕吐，为湿客肺脾，治以六和汤。若正虚为主，水为阴邪，其性寒冽，气冷水寒，流溢失度，故正虚者以阳虚居多，遣药如干姜、党参、白术、黄芪、薏苡仁、莲子、陈皮、赤小豆、茯苓、山药、芡实、大腹皮等以培土制水。如体重节痛，饮食无味，身体水肿，为脾胃虚弱，湿热留恋，阳气不伸，若时值秋燥，可用升阳益胃汤，若时值夏暑，可治以李氏清暑益气汤；见食少便溏、肢倦乏力而肿，为脾虚湿盛，予参苓白术散；如四肢困重无力，舌苔厚腻，乃脾阳不足，失于温运，常用实脾饮或者苓桂术甘汤为基础方。

如阮诗玮教授曾治一肾病综合征患者，表现为双下肢中、重度凹陷性水肿，畏寒乏力，胸闷憋喘，舌质淡苔黄腻，脉濡缓。观本案患者乃中阳不足，脾胃失运，气化无常，致水液泛滥，浊气随气升降，状如"乌云蔽日"，阳光难现，故见胸闷憋喘。阮诗玮教授遵仲景于《金匮要略》中所诉"病痰饮者，当以温药和之"，投苓桂术甘汤化裁以扶中焦阳气，通利水道，拨云见日，复诊患者诸症减退，知辨证明晰，脾气得实，自能升降运动枢机，药到病除，如《景岳全书·肿胀》所云"温补即所以化气，气化而痊愈者，愈出自然"，即是此理。

3. 水为至阴，其本在肾

"肾者主水"，临床见久病水肿的患者，多见肾气虚损，或久利伤阴，亦或阴损及阳，终见阴阳两虚，迁延难愈。阮诗玮教授临证时遵"水为至阴，其本在肾"而治，遣药如生地黄、玄参、天冬、麦冬、山药、山茱萸、女贞子、沙苑子、杜仲、川续断、怀牛膝、枸杞子、菟丝子等以补益先天。见五心烦热、胫酸眩冒，是肾阴不足之象，习用六味地黄丸治之；如遍体水肿，绷急光亮，小便不利，口渴欲饮，辨湿热壅盛，化燥伤阴者，采猪苓汤或自拟解毒健肾汤（药用鱼腥草 15g，鹿衔草 15g，益母草 15g，白花蛇舌草 15g，半枝莲 15g，太子参 15g，麦冬 15g，楮实子 15g，沙苑子 10g，枸杞子 10g，汉防己 12g）；如癃闭肿胀，肾阴被耗，虚火妄动，可予滋肾通关丸，使州都有权；如畏寒肢冷，夜尿清长，腰部冷痛，全身水肿，存肾阳衰微之征者，当鼓动命门之火，扭转颓势，治以真武汤；若兼有外感，可合用麻黄附子细辛汤；若其人苦渴，上燥下寒，易栝楼瞿麦丸；如阴阳两虚，二仙汤可用，此本得养，则水自去。

如阮诗玮教授曾治一糖尿病肾病患者，眼睑肿如卧蚕，双下肢水肿，缠绵难愈，面色㿠白，身困乏力，腰膝酸软，胸腔积水有压迫感，舌淡红，苔光剥，脉滑。本案患者即脾肾俱病，正气馁弱，当补先天，以固其本，治以参芪地黄汤补益脾肾气阴，配合甘淡利水之品，使补虚不恋邪，攻伐不伤正，取效满意。

4. 水为气行，其治在肝

徐彬在《金匮要略论注》中谓"肝气少舒，舒则阳明气畅……而小便续通"，若能洁净府，通利小便，肿胀自消。善治水者，不治水治气，阮诗玮教授临证时遵"水为气行，其治在肝"，常用柴胡、枳壳、白芍、木香、川芎、旋覆花、香附、郁金、降香、当归、红花、姜黄、桃仁、僵蚕、莪术、泽泻等。从肝论治水肿有寒热虚实之分，若前阴作痛，少腹冷痛，乃肝经寒凝，治以天台乌药散、暖肝煎等；若口苦口黏，面黄身热，是肝经湿热者，选用龙胆泻肝汤；若心烦易怒，脘胁隐痛，舌红少苔，一派阴虚之象者，以一贯煎治之；若兼湿热，易桂苓甘露饮；若阴虚阳亢，易滋水清肝饮；若恶心呕吐，腹胀便溏，胁肋胀满，属气滞水停者，予柴胡疏肝散或枳术丸；若情志不畅，水肿每于经前发作，月经色黯黑，血块量少，是水病气化不复，殃及血分，治以当归芍药散调肝化瘀；若是血虚致水湿泛溢，徒利水恐有伤阴之虞，常在此方基础上加鸡血藤、益母草、黄芪、明党参等补血益气；若是水湿壅盛致瘀者，可加王不留行、莪术、桃仁、红花等活血化瘀之品，随证化裁，灵活加减，常取良效。盖水不自行，赖气以动，气达水畅，阴水自除。

如阮诗玮教授曾收治一患者长期反复水肿，观其情志不畅，面色晦暗，痛经量少，色暗有血块，舌质黯淡，苔薄黄，脉弦细。唐容川在《血证论》云："瘀血化水，亦发水肿，是血瘀而兼水也。"此不外乎"治肿先治血"之意，施以当归芍药散加减以养血调肝，活血利湿。二诊患者经量增多，色红，水肿渐退，知方证得当，病水肿者，亦要重视疏利肝脏，冀其肝疏气行、血运肿消，以达"不利水而水自利矣"之效。

5. 水属阴柔，其根在心

明代董宿《奇效良方》有言"水之始起也，未尝不自心肾而作。"心居上位，行其职责，若上不制下，水液泛滥，不循常道。阮诗玮教授临证时遵"水属阴柔，其根在心"而治，目的在于复其君主之位，主明则下安。遣药如酸枣仁、龙眼肉、附子、熟地黄、麦冬、五味子、人参、生地黄、牡蛎等，见水肿反复，心悸眩晕，腰部冷痛，辨心肾阳虚，治宜培补心阳，遣真武汤或茯苓桂枝甘草大枣汤；若烦躁肤肿，上盛下虚，乃坎水不济，离火相越，煎熬阴液，投清心莲子饮以清心利湿；若面色萎黄，健忘心悸，乃心脾两虚，予归脾汤加味；若大病久病而肿者，必兼五脏，五脏既已皆虚，当合众调之，常用全真一气汤，俾火生土，土生金，一气化源，去病甚稳。

如阮诗玮教授曾治一水肿患者，胸闷气急，动则益甚，心中烦躁，纳少欲呕，小便量少，舌质暗而干红，脉滑。该病患者虽有水肿，但非外湿作祟，乃心君不明，阳虚于上，土气乏于中，阴水泛于下，多脏俱病，施以全真一气汤使君火复明，纳气藏源，一气流转，阴阳互补，起"温阳而无升浮之弊，育阴而有气化之功"。

三、结语

《素问·经脉别论篇第二十一》言："饮入于胃，游溢精气……水精四布，五经并行。"阐述了水液代谢的生理过程，由此可推其病理状态下发生的水肿与五脏之间存在着密切的联系，即阮诗玮教授所言"五脏皆令人肿，非独肾也"。目前西医对水肿的治疗以对症为主，长期使用利尿剂有电解质紊乱等副作用，治疗思路较为局限。阮诗玮教授从五脏出发以治水肿，强调脾为制，肺为标，肾为本，但切不可忘心为君主，肝辅疏泄对水肿发病的影响，临证时应知常达变，辨证求因，审证施用，采药灵活，方能使五脏平和，水肿得消。通过对阮诗玮教授"五脏皆令人肿，非独肾也"思想深入探究，以期为水肿临床辨证提供新思路，治有方寸，法有准则，有的放矢。

（林希璟、杨运劼、阮诗玮，原载于《亚太传统医药》2023年7期）

第十一节
从"五脏"论治窍病探微

人身九窍，上窍有七，目、耳、鼻各二，口一，下窍有二，前后二阴。上窍为阳通天，为清阳所出；下窍为阴归地，为浊气所注，尽而皆知。人身之气，阴气化清阳而升，濡养上窍，阳气凝浊阴而降，滋润下窍。正如《黄帝内经·灵枢》云："阴清而阳浊。"阴清主升，肝肾使之升，阳浊主降，心肺使之降，而脾胃居中焦，灌四旁，斡旋气机，使之升降有序，出入不悖。正如黄坤载云其"脾升则肾肝亦升，故水木不郁，胃降则心肺亦降，故金火不滞……中气者，和济水火之机，升降金木之枢……"故脏腑气机升降协调，有条不紊，清阳得升，则耳目聪明，鼻嗅灵敏，口唇红润；浊阴自降，则小便自调，大便通利。倘阴阳反作，病之逆从，清阳不升反降，阴气下陷，则见尿浊癃闭，便溏泄泻，抑或是大便秘结；浊阴不降反逆，阳气壅闭，烦热上冲，则头昏目塞，耳聋苦鸣，鼻不闻食臭，口不知五味。

中医学整体观念认为，人体是以五脏为中心，配合六腑、形体、官窍。通过经络系统的联络作用，构成了心、肝、脾、肺、肾5个生理系统，具有结构的联系性和功能的统一性，此亦称为"五脏功能系统观"。生理上相互联系，病理上相互影响。故有"肝窍于目，心窍于舌，脾窍于口，肺窍于鼻，肾窍于耳及二阴"之说。《黄帝内经》有云"阳不胜其阴，五脏气争，九窍不通"，体现了诸窍内联于脏，外设为官，禀五脏精气资养，受五脏阳气温煦的特点。正所谓"有诸内，必形诸于外"，是为"治脏可痊窍"奠定了理论基础。今笔者试探讨从"五脏"论治九窍为病临床诊治思路。

一、目窍

目为肝之外候，受血而能视，得精而寓神，禀五脏六腑之精气之上滋。故目系从肝论治，世人皆知，然从他脏论治者鲜矣。如《幼幼集成》言："夫目虽为肝窍，而五脏俱备，神之所托。故白珠属肺，黑珠属肝，瞳仁属肾，两角属心，上下眼胞属脾，五脏五色，各有所司。"此即五轮学说的具体内容。白睛气轮，属肺主气；黑睛风轮，属肝主筋；胞睑肉轮，属脾主肉；瞳仁水轮，属肾主骨；两眦血轮，属心主血。故总体而论，肝之阴血亏虚，症见眼目干涩、视物模糊，择一贯煎或杞菊地黄汤治之；肝之火热上炎，症见目赤红肿，聚星障翳，予龙胆泻肝汤治之；再综合五轮学说，白睛血络充盈，证属肺热壅盛，加羌活、黄芩、菊花等疏风清热，以复肺主治节之令。两眦虬赤肿痛，证属心火上炎，合导赤散清心泻火，直折火热；上睑下垂，闭合不利，证属脾虚气陷，合益气聪明汤或补中益气汤升举清阳，所谓"陷下者举之"；胞睑水肿，目如卧蚕，加防己茯苓汤健脾崇土以制水；瞳仁失神，涣散无光，证属肾精髓亏，宜加减驻景丸合血肉有情之品滋补精血，以生神灵。此外，亦有眼科专用之药如谷精珠、木贼、青葙子、密蒙花、决明子、茺蔚子等，不可忽视。如《本经》云茺蔚子"主明目，益精，除水气"，决明子"主青盲，目淫肤，赤白膜……"恰为对症之药。

兹以验案佐证，一患儿，因蚊虫叮咬后出现左眼睑下垂，于外院诊断为重症肌无力-眼肌型。前医先后以激素冲击、营养神经等治疗皆罔效。思其上睑病变，属肉轮，当归脾胃所统，且足阳明胃经交阳跷脉于头面穴窍，司唇睑开阖，此病应缘贼邪干侮，内犯脾胃，阻滞经气，以致清阳不升，浊阴不降。故遵"治痿独取阳明"之经旨，陷者举之，投以东垣益气聪明汤加减，前后共计10余剂，左侧上睑下垂改善，可睁眼视物，守方加减续进40余剂，左侧眼睑开阖恢复如常，渐如右眼。

二、口窍

　　脾开窍于口，胃筋脉夹口，舌在其内，为心之苗窍，唇在其外，为脾之荣华，上齿阳明胃腑所循，下齿阳明大肠所过。亦有足少阴肾之脉……循喉咙，挟舌本；肝气热，胆泄口苦筋膜干。故口窍为病，涉及心、脾、胃、肝、肾等。口舌生疮，满口赤烂，心烦躁扰，证属心火上炎，宜导赤散，清心利小便最佳。口燥唇干，口疮味重，烦渴易饥，舌强不能言，证属脾胃伏火，秉"火郁发之"之理，予泻黄散治之。齿龈肿痛，牙宣吐衄，证属胃热火炽，治宜清胃散清气凉血。齿龈酸疼，流淫不止，病势缠绵，证属水亏火旺，气血两燔，治予玉女煎壮水之主，以制阳光。牙宣口气，齿龈肿烂，时出脓血，证属脾湿阴亏，胃热蕴积，以甘露饮标本兼顾，清热燥湿，养阴开郁。咽痛如啄，吞咽不利，证属湿热挟毒，以甘露消毒丹治之；口苦咽干，心烦喜呕，证属肝胆火郁，以小柴胡汤攻补兼施，燮理气机；口唇苍白，面色无华，证属心脾气血两虚，可用归脾汤。鹅口白疮，满布糜烂，证属心脾积热，可予清热泻脾散治之，反则久溃不敛，阴血渐亏，虚火上炎，以知柏地黄汤清泄相火。口疮糜烂，阴处破溃，肛门虫蚀，即口眼生殖器综合征，甚见口咽疼痛，唾出脓血，证属湿热毒蕴，久羁血分，予升麻鳖甲汤解毒活血。值得一提的是，方中升麻功擅解百毒，雄黄杀邪气百毒，鳖甲主阴蚀恶肉，均为针锋相对"毒"邪之圣剂。此外，亦有蜂房、骨碎补治牙痛，五倍子善收敛治口疮湿烂。或是重用甘草一味，凡口咽疼痛，疮痈溃烂，皆可用之，俾土厚火自敛。举上均为对症用药，临证用之，疗效斐然。

三则案例举隅如下。曾治一老妪，口燥唇干，齿龈肿痛，自诉欲含冰棒方可缓解，察其苔黄厚而腻，然与欲含冰棒病情相悖，此独处藏奸之候。《医方考》言："唇者，脾之外候；口者，脾之窍，故唇口干燥，知脾火也。"虑其脾胃伏火，郁勃不发，予泻黄散化裁，火郁发之，疗效彰显。

又如治一妇人诉反复口疮伴双目干涩，其人平素急躁易怒，夜寐欠安，小便短赤，大便干结，舌暗红苔黄厚，脉细弦。其人久居闽地卑湿之所，患者燥红之体，阴液素亏于内，加之五志过极，化火而津液更伤。卒病加之，引痼疾再萌。所谓"阴不胜其阳，则脉流薄疾，并乃狂；阳不胜其阴，则五脏气争，九窍不通"，故拟导赤散加味，直折火热，亦能甘苦合化阴液，"留得一分津液，便有一分生机"，即是此理。

又曾治一膜性肾病患者，诉齿龈肿痛，缠绵难愈，迁延至今，似有渐变萎缩之趋势。叶天士云："齿为肾之余，龈为胃之络……凡病看舌之后，亦须验齿。"盖肾主骨，齿为骨之余，又阳明经多气多血，入上下齿龈。且热邪不耗胃津，必燥肾液。此非咸寒滋肾，辛凉泄胃而不能奏其效，故拟加味玉女煎合清胃散加减以清火救水，损有余而补不足，以疗顽疾。

三、鼻窍

肺开窍于鼻，《素问·金匮真言论》云："西方白色，入通于肺，开窍于鼻，藏精于肺。夫十二经脉，三百六十五络，其气血皆上升于面，而走空窍，其宗气出于鼻，而为臭。"鼻者，多气多血之窍，肺主一身之气，心主一身之血，二者相辅相成，共同维持气血之运行。脾胃主升发之气，使血气上注鼻窍，此鼻可闻香臭之故也。假心肺有病，气血不荣，而鼻为之不利。鼻塞不通，时发时止，所谓诸气膹郁，皆属于肺，证属肺气痹郁，予上焦宣痹汤轻宣开郁。涕为肺液，赖肺之通调，脾之转输，肾之蒸腾，三焦之通利，水津自布，五经并行。若水液代谢运行失常，涕液清稀，不能自收，证属阳失温煦，气化失职，拟苓桂剂温阳化气，常加姜、辛、味三药。正合"病痰饮者，当以温药和之"之旨。若见涕液黄稠浊黏，证属肺气壅滞，湿热蕴结，治以三仁汤分消肺中湿热，正如经云"盖肺主一身之气，气化则湿亦化"。若兼表湿者，可代以藿朴夏苓汤。再有新冠病毒感染，仝小林院士、阮诗玮教授均指出该病属"寒湿之疫"。而此病发展进程中恢复期曾出现"鼻塞嗅钝"，是与阮诗玮教授著《寒湿论治》寒湿上蒙清空正相符合，自拟苍术辛芷汤治之，方中苍术燥湿治脾，白芷解表治肺，升麻、荷叶升清，佐钩藤泻肝，此则升中有降，三焦气机可复，再以细辛、葱白宣通鼻窍，正如《灵枢·脉度》云"肺气通于鼻，肺和则鼻能知香臭矣"，寒湿上阻清窍，清阳郁遏可见嗅觉下降，以辛香走窜通窍之品，宣发阳气，透达寒湿，故而屡试不爽。

兹一验案佐证：治一妇人，1984年元月25日初诊。闽地时值雨雪气候，三日前出现前额重痛，鼻塞涕浊，不闻香臭，眩晕胸闷等症，小便色白，大便溏薄，面唇紫暗，舌淡胖苔白腻，脉缓。前医投以抗生素、止痛片等，疗效甚微。虑其素体腻滞之质，抑郁之体，加之当时气候潮湿寒冷，患者淋雨浴水，内外相招，寒湿之邪上蒙清窍而见鼻塞涕浊，不闻香臭等症，遂投苍术辛芷汤加味以燥湿健脾、散寒通窍，同时外用通关散擤鼻取嚏。两剂后痛减，诸症改善，知药中病机，守方加白术、枳壳，连服4剂痊愈。

四、耳窍

耳者，肾之外候。《诸病源候论》云其"宗脉之所聚，肾气之所通"。宗脉者，血气所注，肾者，精气所藏。肾中精气充足，血气旺盛，上荣宗脉，通耳窍，则可闻五音而聪明。反之，髓海不足，宗脉失养，耳为之苦鸣，头为之苦倾，目为之眩。故遵耳疾"实责肝胆，虚责心肾"，耳内流脓，生疮长疖，证属肝胆湿热，以龙胆泻肝汤苦寒直折；耳鸣如钟，洪亮清彻，暴作而止，证属肝胆火郁，仍以龙胆泻肝汤治之；耳鸣如蝉，静卧则甚，迁延不愈，证属肾精不足，髓亏血虚，治以左慈丸、六味地黄汤加减。耳聋目眩，腰膝酸软，证属上盛下虚，肝阳上亢，拟天麻钩藤饮加减。耳道闭塞不通，常加枳壳畅气机；耳窍失聪，酌加石菖蒲、远志益智开窍。中气不足，清阳不升，耳窍失养，益气聪明汤健运中气，升达清阳，不可不知。

验案可证：曾治一暴聋后遗留耳鸣患者，因畏惧西药毒副作用，转而求治中医，前医予补肾健脾，平肝潜阳数十药不效，故来诊。考虑患者平素劳倦过度，突发耳聋，迁延演变，致耳鸣不断，《医方集解》曰："五脏皆禀气于脾胃，以达于九窍；烦劳伤中，使冲和之气不能上升，故目昏而耳聋也。"上气不足，脑为之不满，身为之苦鸣，头为之苦倾，目为之眩，察其舌红润，苔薄黄，脉细，故予益气聪明汤加减先治脾胃。所谓"脾宜升则健"，中阳得运，清阳既升，则耳窍通利不闭，契合方名"益气聪明"之义。二诊患者诉听力恢复大半，然耳鸣仍在，伴见腰酸，舌暗苔黄厚腻，虑其髓海不足，则脑转耳鸣，胫酸眩冒，目无所见，懈怠安卧，遂改予桃红四物汤合六味地黄丸化裁，滋肾兼以活血。目为肝窍，耳为肾窍，故加蒺藜、枸杞子养肝明目，沙苑子温补肾阳，苍耳子加强通窍之力。三诊诸症改善，继守方加灵磁石、白芍、甘草缓缓图之，调理而安。

五、二阴

《周慎斋遗书》云："北方黑色，入通于肾，开窍于二阴。二阴，大小便也，故肾司二便。"二阴为肾所主，肾气化有常则二阴通，肾气化失职则二阴闭。肾气足则二阴自调，肾气亏则二阴失禁。然二阴功能发挥正常亦与五脏联系紧密。拟从前后阴分论之，详见下文。

1. 前阴

经云："三焦者……实则癃闭，虚则遗溺……"华佗于《中藏经》言其"三焦者，总领五脏、六腑、荣卫、经络、内外左右上下之气也……"可见三焦内联五脏六腑，外络四肢百骸，病位之广，功能之强大。故五脏司前阴之说，可参之。肺为水之上源，膀胱为水之下源。若肺失通调，不能下输膀胱，则见水肿、癃闭、尿少，治宜提壶揭盖，上焦宣痹汤或越婢加术汤可用。若湿热瘀阻，溺窍不利，可易麻黄连翘赤小豆汤治之。心移热于小肠，泌别失司，清浊相干，热伤血络，则见溲赤溺痛，尿中带血，浑浊不清，治以导赤散清心火，保阴液。小蓟饮子凉血热，化瘀血。脾为土脏，灌溉四旁，清阳下陷，精微下注，则见泡沫尿、血尿；正所谓"中气不足，溲便为之变"，以升阳益胃汤健运中焦，升清举陷，固护精微。肝为刚脏，喜条达而恶抑郁，足厥阴肝经之脉，布胁肋，环口唇，绕阴器……故肝失疏泄，宗筋弛缓，故见阳痿早泄、射精无力，以四逆散疏肝理气，振颓起痿。再有肾者，内寓阴阳，肾阴虚小便不利者，滋肾通关丸治之，肾阳虚小便不利者，肾气丸治之。

2. 后阴

经云："魄门亦为五脏使。"魄门，即肛门，由五脏统之。肺与大肠相表里，肺失宣肃，肠腑不通，传导不利，可见大便秘结。治以宣白承气汤，肺肠同治。脾虚湿蕴，下注大肠，清阳不升，浊阴下流，则见飧泄不止，治以参苓白术散，或加风药如羌活、防风之属，俾风气胜，湿气祛。肝禀木气，木旺克土，脾土受肝木所伐，则见腹痛便溏，里急后重。治仍以四逆散调和肝脾，痛泻要方扶土抑木。正如《伤寒论》载："少阴病，四逆，其人……或泄利下重……四逆散主之。"亦有脾约一证，胃强脾弱，脾受约束，不能为胃行其津液，但输膀胱，小便利而大便秘，治以麻子仁丸润肠通便，脾土健，津液运，还自胃中，肠润自通。再有肾阴虚大便不利者，可予增液承气汤，肾阳虚大便不利者，宜大黄附子汤。年高体虚，肾中精血枯涸，肠道失却濡润，燥粪难下者，治以济川煎。

值得一提的是，肾为先天之本，元气之根，脏腑诸窍皆赖其所养。倘禀赋不耐，或久病迁延，或劳役过度，或药毒累积，直中戕伐肾元，致诸窍不得平矣。如慢性肾脏病多病程冗长，病势缠绵，感寒冒雨，卒风中暑，邪由上窍而入，可致下焦肾病辗转反复。临床见罹感外邪后鼻塞、流涕、咽干，口臭，同时尿常规见蛋白尿、血尿等，常予银翘散、翘荷汤、上焦宣痹汤、加减葳蕤汤疏解表邪，尿检平复，宿疾可疗，此治窍以安肾；抑或五脏所归，穷必及肾，迁延不愈，脾肾气阴耗伤，常见鼻燥、咽干、耳鸣、齿衄、龈痛等，治以清心莲子饮、参芪地黄汤等，窍病可愈，此治肾以痊窍。

验案记载如下：一男性患者，确诊 IgA 肾病 10 余年，诉心烦难寐，伴见喉中痰阻、鼾声如雷，《素问·至真要大论》有云"诸气膹郁，皆属于肺"，又因病家素体肾元不足，久病而封藏失职，精微物质泄漏，水湿浊毒内蕴其中。盖肺主气，为水之上源；肾主水，与膀胱相表里，司气化。所谓"病在上，取之下；病在下，取之上。病在中，傍取之"，故拟上焦宣痹汤宣通肺气，提壶揭盖，盖肺主一身之气，气化则湿亦化矣，上焦得通，津液得下，水道自通。再合清心莲子饮，上清离火，下滋坎水，以除病根。

再有曾治一慢性肾衰竭合并肝硬化患者，诉胸胁胀满，头晕乏力，口干而苦，平素急躁易怒，左胁隐痛，夜间为甚，小便色黄伴泡沫。所谓"肝阴肝血常不足，肝气肝阳常有余"的生理特性，虑其肝阴不足，子病及母，常用一贯煎加减，濡养肝阴，以滋肾水，疗效甚佳。

亦有一老妪行结肠镜检查并予乙状结肠息肉切除后，而增肛门瘙痒一症。就诊时，方值长夏，天暑下迫，地湿上腾，伤于湿者，下先受之，湿热最易胶结下注，故见肛门部瘙痒。治风先治血，血行风自灭，《诸病源候论·风瘙痒候》云："风瘙痒者，是体虚受风，风入腠理，与血气相搏，而俱往来，在于皮肤之间。邪气微，不能冲击为痛，故但瘙痒也。"因而首诊予"清热除湿，凉血祛风"为法，方拟消风散加减，配合马应龙痔疮膏外用，内外兼治。二三诊后，患者瘙痒程度不减反增，虑其邪气氤氲不解，化而成毒，湿毒为患，非解毒不能奏其效，故二、三诊予加五味消毒饮以消鸱张之毒邪，四物汤加强养血祛风之功。四诊，上述症状较前缓解，然病情反复，仍未根除，又添眼目干涩一症，思其辨证准确，并无谬误，然疗效甚微，何其故也？方忆《素问·金匮真言论》有云"肾，开窍于二阴"，魄门为肾所主，且此案瘙痒属风邪作祟无疑，盖痒者，或因外风，或因内风，外风瘙痒者，消风散、麻黄连翘赤小豆汤均可斟酌用之；内风瘙痒者，或因热盛动风，或因血虚生风，或因阴虚风动，兹不赘述。如若常规祛风止痒未见良效，何不从肾而治，另辟蹊径，且患者诉有双目干涩一症，故予杞菊地黄汤加减，以验所思。五诊患者痒止大半，忆《素问·五脏别论》有明训言"魄门亦为五脏使"，再审舌脉，见舌红，右侧稍暗，苔薄黄根微腻，脉弦细稍迟，知本案病机属肝肾阴血亏虚，兼夹瘀血内阻，应于魄门则瘙痒不止。患者年过六旬，肝肾本不足，阴血亏虚，滋补肝肾亦为常法，且肝肾乙癸同源，故易方一贯煎以养肝肾阴血，加木贼、谷精珠明目退翳，加香附、丹参、赤芍、川芎理气活血，旨在"治风先治血，血行风自灭"。六诊时患者瘙痒基本痊愈，续以原方加太子参巩固疗效，后随访未见复发。回顾本案，肾开窍于二阴的理论运用常见如四神丸治五更肾泄，济川煎治肾虚便秘，而肛门瘙痒多以清热利湿，凉血解毒之法，方多选凉血地黄汤、五味消毒饮、地榆槐角丸等治疗，通常可获良效。然在常法无效的情况下，以滋肾法疗痒症，实属经文活用。正如张景岳所言"凡看病施治，贵乎精一。盖天下之病，变态虽多，其本则一。天下之方，活法虽多，对证则一。"

　　总之，窍病辨治，看易实难，上窍通天，为清阳升达，下窍归地，属浊阴降逆。若浊阴上犯，七窍内闭，见目无所视，耳无所闻，口鼻不知味；清阳下陷，精微流失，见尿浊遗精、尿血便血。诚如《四圣心源》所言"清阳上达，则七窍空明，浊阴上逆，则五官晦塞。"故治疗上当注意以下3点。

（1）上窍升清，下窍降浊：面上七窍，升清为要，方小量少，质轻味薄，属风升生，为阴中之阳，药如羌活、葛根、升麻等，方如补中益气汤。前后二阴，降浊为主，方大量重，质沉味厚，利前阴者予燥降收，为阳中之阴，如茯苓、滑石、泽泻等，方如五苓散；利后阴者予寒沉藏，为阴中之阴，如大黄、玄参、熟地黄等，方如增液承气汤。此外，亦有肾阳衰微，甚则暴脱，大有阴阳离决之势，此非大量振奋沉阳不能奏效，常选气厚之品，属热浮长，如附子、干姜、桂枝等，方用四逆辈、麻黄附子细辛汤等，重剂起沉疴。以此详之，病由都尽。

（2）升已而降，降已而升：升清时宜少佐降浊，则升中有降；在降浊时宜少佐升清，则降中寓升，如此则升降有序，清阳、浊阴各司其道，常用药对如蝉蜕合牛蒡子、黄连合升麻、熟地黄配麻黄等。

（3）顾护中焦，脾胃为枢：脾胃为气机升降斡旋之枢纽，升清降浊时宜顾护脾胃，重在复脾胃气机，若脾胃本虚者，当先补脾胃，以防过用升阳而劫伤胃阴，滥用降浊而戕伐脾阳。用药上选平之剂，为湿化成者，如党参、白术、甘草等，方选四君之辈等，切勿犯虚虚实实之戒。

赵晴初《存存斋医话稿》"序"云："医者，非博不能通，非通不能精，非精不能专。必精而专，始能由博而约。"虽九窍之病，表现不一，病机繁芜，或寒或热，或虚或实，看似杂乱无章，无从下手，但若紧抓"五脏与官窍相联"的生理特点，便能化繁为简，直击扼要。

（赵晓果、余永鑫、杨运劼、阮诗玮，原载于《中医药通报》2022 年 7 期）

第十二节
慢性肾衰竭的中医可逆思维分析

近年来，慢性肾脏病的患病率呈逐年上升趋势，其导致的慢性肾衰竭虽发展缓慢，然而一旦进展，往往病情危笃，且严重影响身心健康。现代医学普遍认为，本病具有不可逆性，在非透析阶段，以控制或消除其进展因素和对症处理为主要干预手段。本文结合阮诗玮教授的"六看"诊疗模式、"正邪辨证"法、"矫枉平衡"说，试从燮理阴阳气血、扶正祛邪、讲求"食性"三方面入手阐述慢性肾衰竭的中医可逆思维，旨在为慢性肾衰竭的诊疗提供思路及对策，延缓慢性肾衰竭患者的病情发展。

慢性肾衰竭是众多肾脏病的最终转归，是威胁人民健康的常见疾病。目前，慢性肾衰竭治疗难度依旧较大，治疗费用仍较高昂，因此，及时诊治慢性肾脏病、控制慢性肾衰竭的进展因素、减少并发症、降低终末期肾病的发病率是治疗本病的关键。至于如何延缓慢性肾脏病的进程，许多西医学者已进行了多方面深入研究。阮诗玮教授融汇中西，提出慢性肾衰竭有中医可逆性。本文试结合阮诗玮教授临证思维及经验，分析论述慢性肾衰竭的中医可逆思维，以期抛砖引玉。

一、慢性肾衰竭的危险因素

慢性肾衰竭是一种以代谢产物潴留、水电解质及酸碱平衡紊乱、全身各系统症状为主要表现的临床综合征。其通常以渐进性发展为主，但在某些因素的作用下，亦能短时间内令病情恶化、加剧，并带来难以逆转的后果。现代医学普遍认为，慢性肾衰竭的危险因素主要包括两方面：一是渐进性发展的危险因素，如高血压、高血糖、蛋白尿、低蛋白血症等；二是急性加重或恶化的危险因素，如血容量不足、累及肾脏的疾病复发或加重、局部血供急剧减少、未能有效地控制严重高血压、泌尿道梗阻、肾毒性药物的使用等。而慢性肾衰竭的治疗方法主要为通过控制病因、减少或消除危险因素的影响及对症处理，从而延缓病情的进展，减慢进入终末期肾病的速度。

二、慢性肾衰竭的病因病机

慢性肾衰竭可归属于祖国医学"水肿""癃闭""关格""虚劳"等范畴，根据疾病进展程度和个体的差异，往往可以出现不尽相同的症状，如全身或局部不同程度的水肿、小便不利、身困乏力、恶心呕吐、头晕目眩等，甚至神昏谵语、抽搐肢厥、气喘难卧等危急重症。本病病因多样，多由先后天因素共同促进发展而来，先天因素主要责之于禀赋不足，又以肺、脾、肾三脏虚弱为根本；后天因素则有感受外邪、饮食不节、劳倦内伤、情志不遂、久病不愈等。在病机方面，本病多见虚实相兼，寒热错杂。而寒热虚实又常相互干涉且互为因果，少有单纯虚实或寒热之象。因此，本病总体以肺、脾、肾虚为本，以水饮、痰浊、瘀血、浊毒等为标。

阮诗玮教授认为，在慢性肾衰竭早期，患者多因脾虚不固以致精微流失，久则土虚水泛，气化不行，三焦不利，诸脏渐损。此期，因患者弱于对五运六气的适应，故很难达到"猝然逢疾风暴雨而不病"之矫枉平衡的状态，其易受气候之变化、饮食之偏颇、起居之负变、水土之迁移等而出现病情进展，或因并发症而使病情加重、恶化等。然而中晚期往往存在心、肺、脾、肾气阴两虚、阴阳两虚等情况，如肺虚卫外不固，通调水道失职；脾虚运化失常，输布障碍，水液停聚，酿为水湿痰浊之邪；肾虚开阖失常，三焦气化无权，浊毒蕴结，气滞血停，日久成瘀，故可进一步引起痰瘀互结，气血不足证。诸多实邪滞留体内，阻碍气机，既是病理产物，又成为新一轮的致病因素，以此往复，终成恶性循环。因此，慢性肾衰竭的基本病机在于脾肾亏虚，浊毒瘀闭。

三、慢性肾衰竭的中医可逆思维

中医之可逆，在于能在疾病发生发展及预后调理的过程中，能顺气血之生化流行、应阴阳之消长浮沉、理正邪之强嬴趋向、合食性之寒热温凉，从而令未病难转已病以免药石之灾，常病趋愈向痊瘥以减药毒之苦，久病不成恶疾以保生生之机。

而阮诗玮教授临证时主张"六看"诊疗模式，即一看天，二看地，三看时，四看人，五看病，六看证，并注重从宏观思辨，从微观着手，以宏观思辨解决微观问题。在慢性肾衰竭的诊疗及预防调护上，阮诗玮教授从中医角度提出：慢性肾衰竭的可逆因素，还应包括中医方面的阴阳气血、时令节气、饮食属性等内容，所谓"可逆"，在于通过燮理阴阳气血、适理时气、扶正祛邪、讲求"食性"，使机体通过矫枉达到新的动态平衡，从而改善相应功能指标，延缓慢性肾衰竭的进展。

1. 燮理阴阳，调畅气血

《素问·阴阳应象大论》言："阴阳者，天地之道也……治病必求于本。""本"，即"阴阳"。经云："善诊者，察色按脉，先别阴阳。"可见，无论是人体结构、功能之生理或病理方面，还是病邪性质、药物性味方面，皆有阴阳之分；阴阳作为八纲辨证的总纲，也是辨证施治的根基。

《医宗必读》曰："气血者，人之所赖以生者也。"又有"气为血之帅，血为气之母"之明训。《医林改错》道："治病之要诀，在明白气血……所伤者无非气血。"故人体的结构组成、生命活动都离不开气血的濡养与温煦，任何一方的功能出现异常，必将相互影响，导致人体矫枉失衡，疾病也会随之而生。且气血易感邪而伤，故调畅气血对于治疗疾病，改善预后是十分重要的。

而燮理阴阳者，泻之有余、攻其跋扈，或壮水之主、益火之源。调畅气血者，遇郁则开，遇堵则散，遇瘀则化，遇逆则平，遇陷则举，遇亏则盈，遇弱则扶。但临床并无专病专方，仅宜"观其脉证，知犯何逆，随证治之"。

例如，慢性肾衰竭患者多数表现为气阴两虚，中晚期常以脾肾气阴亏虚、瘀血浊毒蕴结为主，阮诗玮教授常以益肾清浊汤（生地黄、山茱萸、山药、六月雪、大黄等）、益肾降浊汤（黄芪、太子参、茯苓、白术、陈皮、桑寄生等）、清心莲子饮等加减治疗。其中，益肾清浊汤与益肾降浊汤由阮诗玮教授自拟组成，其组方理念来源于临床实践及师承经验。阮诗玮教授临证时观察到，在慢性肾衰竭早期，患者肾阴虚的表现较为明显，故以知柏地黄丸为基础方，加入清热泄浊之品，拟成益肾清浊汤予以应用；而慢性肾衰竭日久，患者常脾失健运，胃气始衰之象，因此，治疗时还应顾护中焦脾胃，以保全胃气，赢取生机，故阮诗玮教授选异功散加以补肾养阴、解毒降浊、活血利水之品，组为益肾降浊汤，共奏健脾益肾、降浊祛瘀之功。清心莲子饮出自《太平惠民和剂局方》，具有清心火、健脾气、益肾阴之功，可用于心火上炎、虚阳外浮、上盛下虚之证，慢性肾衰竭患者出现烦躁不安、抑郁、嗜睡等精神症状时可采用本方；气阴两虚，湿热内蕴者亦可用之。

通过燮理失衡之阴阳气血，并根据脏腑之虚实进行辨证施治，每以缓和之剂徐徐图之，使机体达到矫枉平衡。

验案举隅

患者，男，29岁，2017年12月16日来诊。患者诉9月余前体检发现"蛋白尿（++）"，未予重视及治疗。3周前无明显诱因出现神疲乏力，于仙游某医院查肾功能：尿素氮17.73mmol/L，肌酐418μmol/L，尿酸535μmol/L。后转诊福州某医院，查肾功能：尿素氮21.8mmol/L，肌酐615μmol/L，尿酸584μmol/L，肾小球滤过率（GFR）33.8ml/min，诊断为"慢性肾脏病、继发性高尿酸血症"，经对症治疗后病情仍进展，复查肾功能：尿素氮19.15mmol/L，肌酐915.5μmol/L，尿酸566.86μmol/L。辰下：神疲乏力，身困欲寐，脘腹胀满，时时嗳气，纳差寐安，二便尚调，舌淡有齿痕，苔中薄黄，脉濡。既往史：高血压病3年余。中医诊断：肾衰病（脾肾气虚，浊毒内阻证）。处方：益肾清浊汤加减，生地黄15g，山茱萸15g，山药15g，牡丹皮10g，车前子15g，茯苓15g，桑寄生15g，六月雪15g，大黄6g，知母6g，黄柏6g，牛膝15g，14剂。二诊：患者诉身困疲乏改善，饥不欲食，因夜尿频频而夜寐欠佳，大便溏，舌淡苔中薄白，脉稍沉。复查肾功能：肌酐629.9μmol/L，尿酸563μmol/L。诊室血压：158/110mmHg。处原方加黄芪15g、七粒扣15g、生姜3片、大枣3枚，再服14剂。三诊：患者诉精神尚可，纳可寐安，小便有泡沫，夜尿2次，大便软，舌淡苔白腻，脉细弱。复查肾功能：尿素氮11.8mmol/L，肌酐260.1μmol/L，尿酸525μmol/L，胱抑素C 2.76mg/L。处上方加栀子6g，再服14剂。后续门诊随访，以益肾清浊汤加减运用，肌酐逐步下降并控制在200μmol/L左右。

按语： 本案患者既往高血压病史，本次发病症见神疲乏力，纳差，查肾功能提示肌酐升高，可归中医学"肾衰病"范畴论治。患者年龄尚轻，正气未虚，但精微下陷，久而失治，致先后天相继受累亏损，故见神疲身困而欲寐；中焦升降失司，故见腹胀嗳气，胃纳不佳；浊毒久蕴于体内，加之肾气亏虚，精微不固，故见泡沫尿，肌酐进行性升高。根据研究生记录病历四诊合参，当辨为脾肾气虚，浊毒内阻证，治以调补脾肾、解毒泻浊之法，本应予益肾降浊汤运脾补肾利湿降浊，然阮诗玮教授闻其口臭，问其心烦，见其体属燥红质，苔黄，故断其为肝肾阴虚，虚火夹浊毒上扰，遂遣以益肾清浊汤加减治疗。方中生地黄、山茱萸、山药、桑寄生、茯苓益肾健脾，牡丹皮、知母、黄柏清虚热，大黄、六月雪为阮诗玮教授临证时常用之药对，起解毒降浊之效，可降低慢性肾衰竭患者血肌酐，车前子、牛膝利湿通淋。药后肝肾得养，正气渐充，诸症缓解，肾功能稳定，疗效可观。

2. 顺应四时，扶正祛邪

经曰："人以天地之气生，四时之法成"、"两虚相得，乃客其形；两实相逢，众人肉坚"、"正气存内，邪不可干；邪之所凑，其气必虚""治不法天之纪，不用地之理，则灾害至矣"，可见自然界运气之顺逆、时令之变化、地理之方宜对人体均有直接或间接的影响，顺时适变、扶助正气亦是疾病防治的关键。

阮诗玮教授临证时采取"六看"诊疗模式，强调正邪辨证，观察到慢性肾衰竭患者因素体虚弱，对四时变化的敏感性更强，难以调适，较常人更易感受时邪，若加强调护，适理时气，则能使患者更加适应时令季节之转化，减少卒病发生和痼疾加重的可能。以四季周期为例，春三月，肝木升发，木应气旺，素来脾虚者，则易受强木之横而产生脾胃运化失司之象，以致内湿酿成，阮诗玮教授常以升阳益胃汤健脾益气、升阳除湿；夏三月，暑热之邪肆虐，患者本属气阴亏虚，加之暑邪耗气伤津，则气津益损，此时则多遣用王氏清暑益气汤（《温热经纬》）以清暑益气、养阴生津，而暑多夹湿，闽地夏月高温多雨，湿热之邪氤氲，故还当治以健脾利湿，可予李氏清暑益气汤（《脾胃论》）；秋三月，万物以肃静为主，然夏秋交替之际，暑湿之邪缠绵未尽，仍可予以王氏清暑益气汤，亦可用清心莲子饮，待秋令燥气到来之际，则可改行滋肾润肺之法，方用沙参麦冬汤、麦味地黄汤；冬三月，水冰地坼，万物以闭藏为要，肾亦以封藏为本，故可选用六味地黄汤、参芪地黄汤健脾补肝益肾。

《灵枢·本神》道："智者之养生也，必顺四时而适寒暑，和喜怒而安居处，节阴阳而调刚柔。"故以"天人合一"的中医理念，加以辨证指导四时养生，对于矫枉平衡有重要意义。而慢性肾衰竭患者多正气不足，易感时邪，因此，顺应四时变化规律、及时治理时邪并顾护正气能够达到摄生、防病与疗疾的目的，是控制慢性肾衰竭发展的可逆因素之一。

验案举隅

患者，男，34 岁，2020 年 7 月 18 日来诊。患者诉其 3 年余前体检时发现血压升高（具体不详），未予重视。2 月余前无明显诱因出现视物模糊，外院查血压高达 235/150mmHg，查眼底示"高血压性视网膜病变"。后转诊福州某医院，查肾功能：尿素氮 18.34mmol/L，肌酐 637.2μmol/L，尿酸 707.4μmol/L，诊断为"高血压性肾衰竭、慢性肾衰竭5期"，予对症处理后症状稍缓解。辰下：神疲乏力，视物模糊，纳寐可，夜尿1次，大便调，舌淡红苔黄腻，脉沉弦。既往史：高血压病3年余。肾功能：尿素氮22.24mmol/L，肌酐602μmol/L，尿酸636.7mmol/L，肾小球滤过率（GFR）9.61ml/min。中医诊断：肾衰病（脾肾气虚，湿热中阻证）。处方：李氏清暑益气汤（《脾胃论》）加减，党参15g，黄芪15g，当归6g，麦冬15g，五味子3g，青皮6g，陈皮6g，神曲6g，黄柏6g，葛根15g，苍术6g，白术6g，甘草3g，六月雪15g，升麻6g，车前子15g（布包），14剂。二诊：患者诉仍觉疲乏，视物模糊稍有改善，偶自觉黑影，纳寐可，小便偶见泡沫，大便调，舌淡红苔白腻，脉沉稍滑。复查肾功能：尿素氮19.28mmol/L，肌酐484.6μmol/L，肾小球滤过率（GFR）12.5ml/min。处原方再进28剂，辅以益肾降浊颗粒。三诊：患者诉乏力，喉中有痰，难以咳出，纳寐可，小便少许泡沫，大便调，舌淡红苔薄黄，脉弦滑。复查肾功能：尿素氮20.53mmol/L，肌酐342μmol/L。处原方加桑叶15g，紫苏叶6g，再进28剂。后随访得其病症改善，肌酐下降，嘱其门诊随访。

按语： 本案患者既往高血压病史，但病初失治，久则病笃，甚见骤然危重，本次因病情反复前来就诊，参《兰室秘藏》云"夫五脏六腑之精气，皆禀受于脾，上贯于目……脾虚则五脏之精气皆失所司，不能归明于目矣"，考虑患者素来脾肾气虚，精气无以上濡于头目，故见疲乏，视物模糊。加之时逢夏月，闽地暑湿，湿热相抟，更阻中焦，故见苔黄腻。四诊合参，辨为脾肾气虚，湿热中阻证，当处以李氏清暑益气汤。方中党参、黄芪、葛根、甘草、升麻补益中焦之气，升下陷之清阳，合当归补血益气，白术、苍术合用以健脾燥湿，青皮、陈皮、神曲理中焦气机，麦冬、五味子清暑以防气津耗散，黄柏燥湿坚阴，六月雪、车前子利湿化浊解毒。王孟英谓李杲本方"虽有清暑之名，而无清暑之实"，本方清暑生津之效着实稍逊于王氏之方，然此处患者夏日发病来诊，但究其病因仍以脾肾素虚，复感暑湿之邪为要，故应遣以燥湿健脾为长之李氏清暑益气汤加减治之，若选以养阴生津为长之王氏清暑益气汤，则尤恐助长湿邪，使湿热之邪难祛，且脾肾亦虚矣。

3. 讲求"食性"，辨证制食

疾病的发生除了与遗传、免疫、代谢、环境、药物等因素相关，还应考虑到患者平素的饮食、起居等行为习惯的影响。如慢性肾衰竭患者常有蛋白质代谢紊乱的表现，目前常规予以规定用量的营养治疗来达成控制蛋白质摄入的目的。从中医学角度而言，自《黄帝内经》开始便有"毒药攻邪，五谷为养，五果为助，五畜为益，五菜为充，气味合而服之，以补精益气"之说，对治病和养生具有指导价值。

阮诗玮教授结合中西医对饮食营养疗法的不同认识与运用，提出除关注碳水化合物、蛋白质、脂肪、微量元素、维生素等营养物质，还应当重视食物的属性，并将其称之为"食性"，即所饮所食之物的气和味，其中气有寒热温凉，味有辛甘苦酸咸。另外，还应综合考虑食物的攻补损益、升降浮沉、归经等，在"六看"诊疗模式的指导下调配个体化的饮食架构及养生方案，逐步形成现代中西医结合的饮食观、营养观、制食观。

在疾病治疗方面，应充分结合"六看"以审证求因，遣方用药，指导调护。以慢性肾衰竭为例，许多患者存在气阴两虚，或阴虚内热之偏颇，应少食性味温燥之品，以防耗伤阴液，影响治疗，可多食山药、冬瓜等甘平之品以滋养阴精。例如，曾有一患者因蛋白尿四处求诊未果，后求诊于阮诗玮教授，阮诗玮教授阅其病史诸药不应，询知此人嗜食煎烤炙煿之品，结合患者舌红绛等一派血热之象，治以清热解毒、凉血养阴之法，并嘱纠改口味，清淡饮食。后患者再次来诊，诉尿蛋白已转阴，故改予他方善后，嘱适饮食，避寒温。

辛辣炙煿之物气属温热，味属辛，患者禀赋不足，病后精微下泄，气阴渐虚，进食辛热之品后，气阴越发耗散，且更生内热，延误治疗与康复。

在摄生调养方面，也当基于"六看"进行发挥。如"看天"，则需守"必先岁气，勿伐天和"之理，应以运气之主、客作为施膳制食之参考，做到"毋逆天时，是谓至怡"。"看地"，以闽地为例，其气候炎热潮湿，宜多食清热化湿、益气养阴之品，如冬瓜、石斛、山药、银耳等。"看时"，则不离"春夏养阳，秋冬养阴"之纲，春季宜食辛温甘平，归肝、脾、肾经之品，不宜过食酸；夏季宜食酸平，归心、胃经之品，避免贪食寒凉，以防败胃；秋季宜食酸甘温或凉或平，归肺、脾经之品，且可多饮水以滋养阴液；冬季宜食甘淡或温热，归心、肾、脾经之品，不宜进食生冷，以免戕害元阳。

毒药攻邪，食以养正，在慢性肾脏病患者的治疗及调护中，应紧抓"六看"，做到辨体施膳、辨证制食，则有利于疾病的防治。

四、结语

阮诗玮教授临证 40 余载，对慢性肾衰竭的中医诊疗思路与方案颇有见解，纵观祖国医学发展长河，阮诗玮教授提出慢性肾衰竭在中医方面的可逆因素有据可循，如燮理逆乱之阴阳气血、顺应四时而扶正祛邪、辨证制食以摄生防病，均是延缓慢性肾衰竭的重要思路与方法。临证时亦应紧抓本病的基本病机与个体的主导病机、次要病机，全面权衡精准施治，方能促使机体矫枉平衡，从而对延缓慢性肾衰竭的进展产生积极影响。

（刘昕尔、许泽煌、阮诗玮，原载于《中医药通报》2023 年 5 期）

第十三节
论体质与慢性肾衰竭中医辨治

慢性肾衰竭是发生在各种慢性肾脏疾病后期的一组临床综合征。目前现代医学尚缺乏特效疗法，而中医药在延缓肾功能进展、提高患者生存质量等方面具有独特的优势。阮诗玮教授认为慢性肾衰竭病机属虚实夹杂、寒热错杂，病至后期已非单一肾脏之病，五脏六腑皆可累及，同时可兼夹多种病理产物的蓄积，临床表现复杂多变。治疗上应从多方面综合考虑，但主次矛盾宜清，若仅从单纯的辨病或辨证论治疗效欠佳。以个体体质辨识着手结合辨病与辨证等为一体的治疗模式不失为一种有效的治疗途径。"体质"是指在人的整个生命过程中，在先天遗传与后天获得的基础上表现出来的形态结构、生理机能和心理状态方面综合的、相对稳定的特质，个体之间体质多有不同，有阴阳盛衰、偏寒偏热、偏强偏弱等差异。体质与病证相关，它不仅决定发病与否，还决定对某些致病因素的易感性和从化性，决定病证的形成、传变和转归，决定临床理、法、方、药的实施应用。因此辨体论治应先于辨病、辨证论治，以辨体论治为先就基本掌握了疾病的治疗方向。现对阮诗玮教授以体质辨识为切入点，结合辨病与辨证为一体治疗慢性肾衰竭气虚、阴虚、阳虚、湿热4类常见体质患者的临床用药经验介绍如下。

一、辨慢性肾衰竭气虚体质、病、证同治

气虚体质是以机体、脏腑功能低下为主要特征的一种体质状态。从脏腑的角度来讲，慢性肾衰竭气虚体质患者可出现肺、脾、肾三脏的虚损，但以脾肾两脏的虚损最为多见，又由于慢性肾衰竭病程迁延，气虚久之必可致阴液化生不足，因此在慢性肾衰竭气虚体质患者身上大多有气阴两伤的病机存在，即便阴伤表现不甚明显。

中焦为气血生化之源，肾脏之阴为一身阴液之根本，因此治疗上多以"脾肾双补法"为主线，根据临床兼夹症状在辨证的基础上综合选用其他治法为一体的论治方式。阮诗玮教授常用益气健脾益肾药物，如黄芪、山药、生地黄、山茱萸、甘草、茯苓、白扁豆、白术、明党参、太子参、西党参，在众多的健脾益肾药物中黄芪的使用频率最高，方剂以参芪地黄汤为常用方。但出现下述情况者可辨证用药暂治其标，肺虚卫外不固感受风寒者常予荆防败毒散加减以益气解表；对于经常性恶风的患者常合玉屏风散加减益气固表；对于中焦升降失常者常出现恶心欲呕，或食欲不振者常选择使用升阳益胃汤加减治疗；若出现泄泻等脾运失常的患者常择用缩脾饮、四君子汤、六君子汤加减治疗；对于夏月暑气较甚时常选择使用王氏清暑益气汤、李氏清暑益气汤加减治疗等。总体来讲方药选择不仅针对病机，而且部分药物与方剂在治疗慢性肾衰竭的机制上得到了现代药理的阐释。如研究发现黄芪具有清除氧自由基、改善肾功能、促进肝脏合成蛋白质、改善慢性肾衰竭患者营养状况和炎症状态、增强机体免疫力、改善微循环等作用。实验研究表明六味地黄丸可以增加肾脏近曲小管上皮细胞的溶酶体个数进而增强细胞的解毒能力而改善肾功能。

湿、浊、毒、瘀等病理产物的蓄积为慢性肾衰竭共同的临床特

征，中医学认为邪不去则正不安，从现代医学角度讲各种病理产物是加快慢性肾衰竭进展的重要因素之一。因此在辨病治疗上阮诗玮教授对"通腑泄浊法""解毒活血法"的选择运用上经验颇丰。临床上阮诗玮教授在通腑泄浊解毒活血药物的应用上对大黄、六月雪、土茯苓的使用频率较高，尤其善用大黄与六月雪。大黄具有清解血分热毒，使血中氮质潴留得以改善的作用，一般用量为 6～10g。《神农本草经》曰："大黄味苦寒，主下瘀血血闭，可治癥瘕积聚，留饮宿食，荡涤肠胃，推陈致新，通利水谷，调中化食，安和五脏。"不仅如此，现代药理研究也揭示了大黄具有抑制尿素氮合成；缓解残余肾高代谢；抑制肾小球系膜细胞和小管上皮细胞的增生；拮抗促肾因子刺激系膜细胞增殖的作用以及调节脂质代谢紊乱的效应等。然而，大黄毕竟为苦味寒凉败胃之物，虽有参、芪、术等健脾药物，但气虚体质之人多有或易致中焦脾胃虚损，因此在大黄的运用上应结合患者具体病情作出取舍，或药物剂量的增减。六月雪有活血散瘀、通经利水、清热解毒之功，《岭南采药录》中提到六月雪具有"解暑热，消积滞，止痢疾，消痈疽，拔毒"的作用。现代研究也表明六月雪提取物具有提高实验动物的免疫功能并且有显著的耐缺氧作用。六月雪药性缓和，气味轻清，临床上可以长期使用，一般用量为 15g。

二、辨慢性肾衰竭阴虚体质、病、证同治

阴虚体质是以机体内津液精血等阴液亏少，甚则可见虚热表现为主要特征的一种体质状态。对于慢性肾衰竭阴虚体质患者从脏腑角度看临床上可见心、肾、肝、肺、胃、大肠阴亏，而以肾阴亏损

第一章　医理箴言

113

为本，心肾失交与肺肾阴亏为多见。肾阴亏耗，不能上济于心，导致心阴亏虚进而致心火偏旺。肺为水之上源，肾为水之下源，可见肺肾之关系密切，肾阴为一身阴液之根本，肾阴虚不能上滋肺阴导致肺阴虚，肺阴虚也可进一步损及肾阴。另外肝肾同源，肝肾阴阳，息息相通，互相制约，协调平衡，肾阴不足多可引起肝阴不足，甚至可见肝阳上亢，阳亢可下劫肝阴，进而致肾阴更虚。胃喜润恶燥，肾阴亏虚必可致胃阴不足，而大肠津伤燥结，传导失司体内毒素糟粕排出限制也是慢性肾衰竭患者常见证。

因此，根据脏腑阴液亏损情况及兼夹症对慢性肾衰竭阴虚体质患者常选择"滋阴清热法"。阮诗玮教授在滋阴、清热药选择中以生地黄、山茱萸、女贞子、墨旱莲、沙参、麦冬、石莲子、银柴胡、牡丹皮、地骨皮、知母等药物使用频率较高。阮诗玮教授认为慢性肾衰竭患者绝大多数有气阴两虚的病机存在，对于阴虚体质患者重在滋阴清热的同时应以小剂量益气之品辅助治疗，如黄芪、山药、太子参、明党参、甘草。纵然阴液亏损可见于不同脏腑间，但慢性肾衰竭阴虚体质患者以肾阴亏虚为本。因此滋补肾阴、清虚热为本体质的根本治法。阮诗玮教授常以六味地黄丸为常用方，若心火偏旺者则与清心莲子饮加减治疗；若出现口干喜饮、咳嗽、皮肤瘙痒等肺阴不足者常与沙参麦冬汤加减治疗；若出现视物模糊，目涩等肝阴亏虚者常合一贯煎加减治疗；若出现头晕、头痛、肾性高血压等属肝阳上亢者常合天麻钩饮加减治疗。若有饥不欲食、泛酸、嗳气等属胃阴亏耗证者常合益胃汤加减，若出现大便燥结等大肠津伤之证者常合增液汤加减治疗，阴虚外感之人常用加减葳蕤汤等。

由于慢性肾衰竭特殊的病理特点，临床上"通腑泄浊"及"解毒活血"之辨病方法不可或缺。治疗上阮诗玮教授仍以大黄、六月雪为主，但因其性味寒凉，使用时需考虑滋阴清热之品本已多为寒凉，辨病之时应掌握大黄、六月雪用量及疗程，可根据患者的大便情况在常规用量的基础上做出调整，日排便次数控制在 1～2 次。

三、辨慢性肾衰竭患者阳虚体质、病、证同治

阳虚体质是以机体阳气不足，虚寒表现为主要特征的一种体质状态。慢性肾衰竭阳虚体质患者常以肾阳虚为本，然"肾如薪火，脾如鼎釜"，脾之健运，化生精微，须借助于肾阳的温煦，故有"脾阳根于肾阳"，因此肾阳亏虚必然会致脾阳亦虚。而肾中精气亦有赖于水谷精微的充养，才能不断地充盈和成熟，因此脾阳虚也可导致肾阳的进一步亏损。因此临床上脾肾阳虚为慢性肾衰竭患者常见病机表现，可表现为腰膝酸软、畏寒、肢冷、腹部冷痛、泄泻、水肿、夜尿频、余沥不尽等症状。

因此"温补脾肾法"为慢性肾衰竭阳虚体质患者常用治法。阮诗玮教授常多用肾气丸为主方再加健脾、温肾药物。常用药物有党参、黄芪、山药、淫羊藿、鹿衔草、山茱萸、生地黄、沙苑子、枸杞子、女贞子、墨旱莲、补骨脂、菟丝子、鹿角胶、桂枝、制附子等。张景岳在《景岳全书》中强调"善补阳者，必于阴中求阳，则阳得阴助而生化无穷"。因此对于阳虚体质患者阮诗玮教授常在众多补阳药中加以适量滋肾养阴药物以阴中求阳，效果肯定。另，大部分慢性肾衰竭患者之阳虚，往往是阴损及阳之故，且阳虚日久者多有阳损及阴，此时如用大量温补刚燥之药则往往会重伤其阴，因此常遵阴中求阳之法。对于阳虚体质标证中出现腹中冷痛、泄泻、食欲不振、恶心欲呕等胃肠道症状明显者常选用升阳益胃汤、缩脾饮加减治疗，对于水肿难消者根据脾肾虚损程度常选用甘姜苓术汤、

真武汤、实脾饮，对于小便不利者常予五苓散加减治疗等。

另在"通腑泄浊"及"解毒活血"之辨病方法上须注意大黄虽为降肌酐、尿素氮之要药，但患者脾阳已虚，若长期大剂量苦寒泻下伤脾而愈用愈促使病情恶化。因此对于阳虚体质患者应慎用或不用大黄，因此大黄在阳虚体质患者的使用频率较其他气虚、阴虚、湿热体质的使用率下降。

四、辨慢性肾衰竭患者湿热体质、病、证同治

湿热体质是以湿热内蕴为主要特征的一种体质状态。从临床上发现慢性肾衰竭湿热体质患者多以脾胃、肝胆、大肠湿热为多见，加上疾病迁延日久该体质患者多可见阴伤表现，因此从整体判断湿热体质患者多同时存在湿热与阴伤表现，但以湿热为主。

对于本体质患者"清热利湿分消法"则为常法，适时佐以养阴之法。在此体质患者中辨别湿热所在脏腑为重点。黄柏、薏苡仁、怀牛膝、车前草、茵陈、白花蛇舌草、木瓜、鹿衔草、益母草、茯苓、龙胆草等为常用清热利湿药物；生地黄、山茱萸、天花粉等为养阴常用药。若脾胃湿热出现口干、舌苔黄腻、不多饮、恶心欲呕、饥不欲食、胃脘灼热隐痛、嘈杂等脾胃阴亏、湿热不得运行之证，常予甘露饮加减治疗。对于湿热伤阴酿毒者予解毒健肾汤加减，毒甚明显者加五味消毒饮。对于出现口苦、口黏、口中氨味、烦躁等肝胆湿热表现者常予龙胆泻肝汤加减治疗等。

与气虚、阴虚、阳虚体质相比，湿热体质患者在辨病治疗时可重用"通腑泄浊"及"解毒活血"法，由于湿、浊、毒、瘀等病理产物明显，因此可重用大黄、六月雪。

慢性肾衰竭临床病机错综复杂，个体差异明显，阮诗玮教授以体质辨识为切入点，结合辨病与辨证为一体的治疗模式，既能从整体出发，又体现了个体化治疗特色，具有多途径、多靶点、整体调节的优势，为慢性肾衰竭的治疗提供了新的思路。

（张荣东整理）

第十四节
谈主导病机的应用

一、主导病机的内涵

机者，机要、枢机，变也。病机，是中医学解释疾病发生、发展、变化的机理，是阐述疾病本质和进展规律的关键机要。病机一词最早见于《黄帝内经》，《素问·至真要大论》详细论述了"病机十九条"，并有"审察病机，无失气宜"及"谨守病机，各司其属"的论断。《黄帝内经》虽然未对病机一词下有明确定义，但对于病机重要性的论述已于经文中显而易见，《神农本草经》中更是直接提及"凡欲疗病，先察其源，先候病机"。从古至今，随着对病机理论研究的不断深入，中医学界形成了统一的认识，病机是中医诊疗体系的核心内容，是指导疾病诊治的关键所在。

主导病机是阮诗玮教授在传统病机的基础上，提出的更适用于当代临床实际的概念体系。指的是在疾病发病过程中起主导作用的主要病机，是疾病产生、进展主要矛盾的具体化概括，决定了疾病的病势进退和转归。主导病机的意义主要体现为两点：一是区别于基本病机，主导病机更深层次地揭示了人体所患疾病的个体化原因；二是与次要病机相对，主导病机更直接地反映了疾病当前最紧要、最关键的主要矛盾。随着现代生活水平的提高，临床上疾病的发病原因、病种特点也发生了变化，以病情复杂、病势缠绵的慢性病居多，所表现的临床症状多样，所蕴含的内在病机复杂，仅以基本病机难以概之全貌，详以次要病机难以抓住主要矛盾、执简驭繁。故而，主导病机的提出更适用于当下疾病的转变所处的阶段特点。

二、主导病机与基本病机

基本病机的概念更早被中医学界提出，通常认为，基本病机统概了疾病发生、发展、变化的总规律，对于疾病本质的认识能够起到提纲挈领之效。阮诗玮教授认为，基本病机实质上应当包括广义的基本病机和狭义的基本病机。广义的基本病机能揭示所有疾病的总规律，最常见的是以阴阳偏颇和邪正盛衰来解释疾病特点。而狭义的基本病机则具象化到单个疾病群体普遍性的研究，指的是贯穿于某一疾病始终的总机括。狭义的基本病机多有明确的病位属性，多在人体五脏、六腑、精、气、血、津、液、神等物质基础上阐述疾病发病的关键原因，如感冒的基本病机属于卫表失和，不寐的基本病机总属心神不宁等。

基本病机能使医者迅速地认识到疾病发病的直接原因，能够反映疾病的总体矛盾，为疾病的诊疗提供指导原则，然无法揭示矛盾产生的深层次原因，无法提供个体化、具象化的诊疗方案。如辨治咳嗽一疾，其基本病机总属肺气上逆，多治以降逆止咳，但倘若仅以肃肺降逆之品如杏仁、前胡、百部等疗之，未必都能纠偏挽逆。因为导致肺气上逆的深层次原因众多，天气时令、地理方宜、体质禀赋、主症舌脉等均当考虑，如天气严寒，寒邪闭肺可致肺气上逆；东南临海，雨露之地，湿气偏盛，湿邪壅肺可致肺气上逆；时至秋季，燥金当令，燥邪犯肺可致肺气上逆；素体肥胖，痰湿内著，痰浊阻肺亦可致肺气上逆。临证诊治时，不可拘泥于降逆止咳，亦要针对矛盾产生的具体原因施以合适治法，如散寒、燥湿、润燥、化痰，方可切中病机、应手起效。

主导病机便是在结合了疾病基本病机的基础上，又参照了天时地域之异、个体禀赋之别，综合症状舌脉，条分缕析，深挖总体矛盾背后的影响因素，进而形成主导当下疾病发生发展的机要概括。通过明晰疾病的主导病机，方可根据主导病机直接把握治疗的基本原则和方向，遣以合适方药，为疾病的诊疗提供针对性、具体化的方案。

三、主导病机的临床应用

阮诗玮教授强调，临证应不为表象所惑，精准辨识疾病，凝练基本病机，以拨云见日，再审辰下所苦，注重病机之转变，形成主导病机，因机斡旋，随证变法，方能不失偏颇，实为治病之道。故整理阮诗玮教授临证验案两则，以明晰主导病机的临床应用。

1. 狼疮热毒反致泻，审证知机立效验

系统性红斑狼疮是由致病性自身抗体和免疫复合物介导器官、组织损伤的，牵连多脏器、多系统功能受累的自身免疫性疾病，其

中肾脏为其最主要的内脏损害。若发展成狼疮性肾炎，则病势迁延难愈、极易复发且预后欠佳，目前西医主要以糖皮质激素联合免疫抑制剂治疗为主。实践表明，中医药治疗本病独具特色和优势，阮诗玮教授结合多年临床经验，指出本病基本病机属正虚邪实，以"虚、热、毒、瘀"为主要病理因素。然在疾病的不同阶段，其主导病机可发生演变，如活动期热毒偏盛，以标实为主，至缓解期热毒渐衰，以本虚为主。辨治本病，应在把握基本病机的基础上，参看主导病机之变化而灵活施治。

验案举隅

江某，女，29 岁，2022 年 6 月 29 日来诊。患者 6 年余前外感后发热，随即出现双颊颧部小范围蝶形红斑，伴眼睑水肿、脱发、关节疼痛，于福建某医院行相关检查后，诊断为"系统性红斑狼疮、狼疮性肾炎"，西医予免疫抑制剂、激素冲击等治疗，检验指标改善后出院。出院后颜面红斑及关节疼痛仍反复发作，为求进一步中医诊治来就诊。辰下：颜面部可见红斑，散在痤疮，左侧牙龈肿痛伴见牙龈出血，膝关节酸痛，口干、口苦，平素易疲乏，纳寐可，小便黄，大便 3~4 次 / 日，质稀溏，舌红苔薄黄，脉细弦。尿常规（2022 年 6 月 21 日）：尿蛋白（++），隐血微量，白细胞 53.3 个 /μL，9.6 个 /HP，红细胞 37.8 个 /μL，6.8 个 /HP。肾功能：尿酸 437μmol/L，肌酐 46μmol/L。西医诊断：系统性红斑狼疮、狼疮性肾炎。中医诊断：红蝴蝶疮病（气阴两亏，热毒内蕴证）。治宜益气养阴，清热解毒。处方：自拟方解毒健肾汤加减，鱼腥草 15g，白花蛇舌草15g，益母草 15g，鹿衔草 15g，太子参 15g，麦冬 15g，赤芍 15g，白芍 15g，茜草 15g，生地黄 15g，甘草 3g，14 剂，水煎服，早晚分服。

二诊：2022年9月24日。其间患者自行续方1月余，诉服用上方后红斑、痤疮明显消退，然增恶风一症，且受风后易腹泻，粪便呈蛋花样，日行2~3次，伴腹痛，牙龈仍易肿痛出血，口干口苦，纳可，寐欠安，小便黄，舌淡红，苔薄微黄，中有裂纹，脉细。处方：痛泻要方化裁，赤芍15g，白芍15g，白术10g，防风10g，陈皮6g，甘草5g，葛根15g，淮山药30g，黄芩6g，石莲子15g，茯苓15g，太子参15g，车前子15g，7剂。

三诊：2022年10月15日。患者诉腹泻症状同前，未见明显改善，双目干涩，牙龈肿痛出血，纳差，寐浅易醒，口干口苦，小便黄，舌淡红苔薄黄，脉弦细。自身免疫抗体（2022年10月8日）：抗ds-DNA 112.7IU/ml，抗SSA抗体、抗RO-52抗体阳性。尿常规：尿蛋白（＋），白细胞22个/μL。改方予玉女煎加减，处方：生地黄15g，玉竹15g，牛膝15g，车前子15g，麦冬15g，知母6g，黄柏6g，赤芍15g，白芍15g，甘草3g，石莲子15g，鱼腥草15g，白花蛇舌草15g，14剂。

四诊：2022年11月7日。患者诉腹泻已止，牙龈肿痛已愈，偶见牙龈出血，口干，无口苦，纳可，寐欠安，小便调，大便日一行，质软成形，舌红苔薄黄，舌尖见点刺，脉细数。守上方加茯神15g、竹叶6g、当归10g以善其后。后随访，患者腹泻及牙龈肿痛未再复发，病情稳定。

按语： 狼疮性肾炎之基本病机属本虚标实，本案患者先天禀赋不耐，气阴素亏，燥热内生，加之日光照晒，外感阳热客邪，内外相召，两阳相合，久生热毒。且患者屡进激素，阮诗玮教授认为激素对应四气五味而言，属辛温燥热之品，久用则阴液日损。结合来看，本案主导病机为气阴亏虚、热毒内蕴，以阮诗玮教授经验方解毒健肾汤加减，攻补兼施，使祛邪而不伤正，扶正而不碍邪。方证合拍，二诊时患者红斑明显消退，然又添畏风，感风后易腹泻之症，遂投以痛泻要方加味。三诊病情反复，腹泻仍未根除，又添眼目干涩一症，何其故也？盖医者多以脾虚、湿胜，或伏风之为病，可致泄泻，殊不知热蕴肠道，小肠分清泌浊失司，亦可致泄泻，李中梓治泻九法中便有"清凉"一法，经方葛根芩连汤用治"协热利"亦为铁证。本例患者虽遇风而泻，但常规治法未见良效，知主导病机并不在此。参详天时地理，患者来诊之时，恰逢闽地久晴无雨，余热未散，虽时值秋日，仍骄阳似火，天地之间，燥热气盛，且本案患者素体阴亏，再结合理化检查，考虑其尚处狼疮活动期，血分热毒羁留，故其主导病机属气阴两虚、热毒内蕴无误，仍当紧扣主导病机，予玉女煎加减另辟蹊径，以验所思。

方中去玉女煎中补益之熟地黄，改生地黄之清润，加强泻热凉血之效；麦冬、玉竹、知母甘寒生津，以养阴液；黄柏苦寒，其功有二：一取其燥湿以坚阴，与车前子、石莲子相合共泻下焦湿热，二与甘寒之麦冬、玉竹、知母相合，起"甘苦合化阴气"之效；鱼腥草、白花蛇舌草清热解毒，厚肠止泻；赤、白芍同用，一散一收，一泻一补，白芍得赤芍，敛阴而不滋腻，赤芍得白芍，活血而不伤正；辅以牛膝引热下行；甘草调和诸药，兼能清热解毒；全方起滋阴润燥、清热解毒之效。14剂后，患者诉泻止肿愈，知药中病机，遂守方加茯神、竹叶宁心导赤，当归养血活血，巩固疗效。

2. 阳痿病由每多端，洞见症结得良验

阳痿是临床常见的男科疾病之一，现代医学称之为"勃起功能障碍"，中医或称之为"阴痿""筋痿""不起"等。阮诗玮教授认为阳痿的基本病机在宗筋失养，病性或虚或实，临证辨治在审虚实之偏颇，以确立扶正祛邪之原则。若虚实误判，阴阳相反，病难

痊愈，治疗原则仍在谨守病机，治病求本。

验案举隅

余某，男，55岁，2022年3月26日来诊。患者7年余前因"牙周炎"于福建某医院就诊，发现空腹血糖升高，查糖化血红蛋白大于7%，诊断为"2型糖尿病"，未规律口服降糖药，多次测量餐后血糖升高，最高达25mmol/L。近1年余无明显诱因出现性功能下降，同房时阴茎中途痿软，精液量少，神疲乏力，心烦易怒，偶有腰酸腿软，自汗盗汗，曾先后服用补肾壮阳之中药和他达拉非片等西药治疗，疗效不显，今为求进一步诊疗来求诊。辰下：性欲下降，勃起不坚，倦怠乏力，口干口苦，自汗盗汗，纳可，夜寐难安，小便黄伴泡沫，夜尿频多，大便质干，舌暗红苔黄腻，中有裂纹，脉弦细。尿常规（2022年3月10日）：尿蛋白（+）。血生化：空腹血糖8.21mmol/L，肌酐112μmol/L，尿酸497μmol/L，白蛋白36.4g/L。西医诊断：勃起功能障碍；2型糖尿病。中医诊断：阳痿（肾阴虚夹瘀证）。治法：滋肾活血，化瘀通络。处方：益肾降糖饮加减，枸杞子15g，沙苑子15g，生地黄15g，山茱萸15g，淮山药30g，肉苁蓉15g，赤芍15g，白芍15g，僵蚕10g，牛蒡子15g，蝉蜕6g，龙胆草6g，地龙15g，蜈蚣1对，甘草3g，14剂，水煎服，每日1剂，早晚分服。

二诊：2022年4月16日。患者诉服上方后血糖控制稳定，同房时阴茎痿软较前改善，但仍硬度不强，余症同前。舌红苔黄，中有裂纹，脉弦。守上方加桑葚15g，21剂。

三诊：2022年6月18日。患者诉阳痿症状继续好转，硬度、时长均较前增加。舌红苔白腻，脉弦滑。糖化血红蛋白（2022年6月5日）：6.21%。血生化：肌酐96μmol/L，尿酸478μmol/L，白蛋白 38.2g/L。守上方去龙胆草，加玄参 30g、五味子 3g，14 剂。药尽来诊，阳痿大有改善，夫妻同房和睦，续守前方，缓缓图之，调理而安。后随访至今，疗效满意。

按语： 本案患者来诊见阳事不举，前医予补肾壮阳之品罔效，乃延师诊治。审其症，虽见性欲减退，勃起不坚，倦怠乏力等，属虚无疑，然其口干而苦，心烦易怒，大便干结等似有实热之象，如此矛盾错杂之间，难以从舍。思消渴之凤疾，基本病机属阴虚燥热，阳痿之基本病机属宗筋失养，而本案患者病程迁延，久病入络，痼疾多瘀，且舌质暗红，瘀象明显，三者合参，推断其主导病机属肾阴亏虚，瘀血阻络，宗筋不用。现代医学研究也表明，糖尿病日久，可通过氧化应激反应、晚期糖基化终末产物、多元醇通路、蛋白激酶 C 通路等多种途径导致男性功能障碍，中西医理论可相参而看。遂以滋肾止消起痿、活血化瘀通络为法，遣以自拟方益肾降糖饮化裁。方中枸杞子、沙苑子滋阴益肾；生地黄清热凉血、养阴生津，山药平补脾肾，益气益阴，山茱萸性温味酸，能补肝肾，三药合用，肝、脾、肾同补而重在滋肾；佐以肉苁蓉温肾助阳，所谓"善补阴者，必于阳中求阴"，可助上述诸药补养元阴；赤、白芍同用能柔肝养阴，活血消瘀；加用僵蚕、地龙、蜈蚣等虫类药物，搜剔络邪，开滞行瘀；龙胆草清泻肝经湿热，化黄腻之舌苔；牛蒡子、蝉蜕为阮诗玮教授常用经验药对，临证用治有降低尿蛋白之功效；国老甘草调和诸药。全方攻补兼施，起滋肾养阴，逐瘀通络之效。二诊时患者血糖控制稳定，阳痿症状较前好转，遂守上方加桑葚增强滋阴益肾之功效，以养先天之本。三诊，患者诉阳痿症状继续改善，且舌苔转白，而龙胆草久服败胃，故去之，再加玄参滋阴补肾，同时佐五味子收敛阴气。药尽来诊，阳事已振，续守前方以收其功。

纵观本案，患者症状繁杂，病机兼夹，阮诗玮教授溯本求源，以当下主要矛盾为着眼点，紧扣消渴病、阳痿之基本病机，结合疾病病程、患者舌脉，推断出主导病机，执简驭繁，辨惑析疑，以得其成。且本案提示，阳痿一症非纯虚而无实证，诸如水湿、痰浊、瘀血等常被忽视，若徒事补益难免有闭门留寇之嫌，治疗当正邪兼顾，根据正虚、邪实之轻重调整扶正祛邪之比例，圆机活法，有的放矢。

（赵晓果整理）

第十五节
"六辨"论治糖尿病肾病

糖尿病肾病是糖尿病最常见的微血管并发症之一，近年来发病率逐年升高，成为导致终末期肾功能衰竭的重要因素。糖尿病肾病对人体的主要危害来自微血管病变引起的肾小球硬化，早期多症状不显，至中晚期常呈现水肿、持续蛋白尿、高血压、进行性肾功能减退等临床特征。糖尿病肾病病理机制繁杂，病情进展迅速，预后转归欠佳，现代医学对该病的治疗尚无特别效验之策。随着中西医现代化发展的进程，中医药防治糖尿病肾病的特色和优势愈发明显，对延缓糖尿病肾病的进展意义重大。阮诗玮教授在长期的临床实践中，提出从"阴阳、正邪、三焦、气血、时势、机象"六个方面辨治糖尿病肾病。本篇拟对阮诗玮教授"六辨"论治糖尿病肾病经验进行总结，详述如下。

一、糖尿病肾病的病因病机特点

糖尿病肾病的病名在中医古籍中并无明确论述，然根据其临床症状表现，可隶属"消渴、水肿、虚劳、尿浊、关格"等病证范畴。正如《圣济总录》中载："消渴病久，肾气受伤，肾主水，肾气虚衰，气化失常，开阖不利，能为水肿。"消渴本属阴虚燥热，迁延不愈，气津渐亏，虚损之象迭现，日久邪热直中，暗耗肾精，精虚则气血生化乏源，故见乏力；精亏则火旺，两阳相合，邪热鸱张为害更甚，反之消泺阴精，故见消渴；阴虚阳亢，冲逆清窍，故见眩晕；病久迁延，阴损及阳，肾阳亏虚，气化失司，水液停聚，故发水肿、癃闭。正所谓"肾者，胃之关也，关门不利，故聚水而从其类也"，肾居下焦，开阖不利，泌别失职，清浊相干，浊邪蓄积，肠腑不通，故可见大便不通，甚则恶心欲呕。肾主蛰藏，阳虚则闭藏失职，精微泄漏，下注膀胱，故见泡沫尿，正如《黄帝内经》有言"凡阴阳之要，阳密乃固。"肝肾乙癸同源，精血相生，母病及子，肝虚则疏泄失职，气机郁滞，久病及络，血脉不通，瘀血内生。脾为后天，灌溉四旁，肾属先天，荣养诸脏，脾肾互资，肾虚则脾病，脾虚则酿蒸湿热。故该病总属正虚邪实为患，正虚责之脏腑气血阴阳之不足，主要涉及"肝、脾、肾"，标实则以"湿热、痰湿、瘀血、浊毒"等为主。

二、"六辨"论治糖尿病肾病

1. 阴阳为纲，条分缕析

经云："阴阳者，天地之道也，万物之纲纪……治病必求于本。"张景岳亦指出"阴阳为医道之纲领"，阴阳在中医学的高度和地位可见一斑。故阮诗玮教授认为治病之本首论"阴阳"，阴阳在中医辨证施治中具有驭繁执简的意义，并提出"八纲辨证"之实质为"二纲六目"的说法，即"阴阳"为纲，"表里、虚实、寒热"为目，以阴阳区分疾病的大体属性及类别，独具学术特色。阴阳一方偏盛偏衰，都将产生病理状态，故治疗上当纠偏补弊，补其不足，损其有余，以期阴平阳秘。如阳证见口干烦躁，五心烦热，腰膝酸软，少寐盗汗，舌红少苔，脉象细数等，多见于素体燥红之质，证属脾肾气阴不足，虚火上炎者，治宜壮水之主，以制阳光，阮诗玮教授常予参芪地黄汤加减治之。阴证见口淡乏味，面色少华，食欲欠佳，畏冷喜暖，下肢水肿，舌淡苔白，脉沉迟弱等，多见于素体迟冷、倦㿠之质，证属脾肾气阳衰微，命门火衰者，治当益火之源，以消阴翳，阮诗玮教授常予益肾降浊汤或加味二仙汤化裁治之。病变至后期，可见阴阳俱虚，此时亟当阴阳双补，使阳气得充，阴液得养，方予地黄饮子、全真一气汤加减。

此外，阮诗玮教授指出当避免使用大剂量附子、川乌、草乌等辛温燥烈之剂，临证常选用仙茅、淫羊藿、沙苑子、菟丝子、巴戟天等温润之品。虑肾之特殊生理属性，故治疗不宜辛热温燥伤及肾阴，甘味滋腻碍运阳气，谨察阴阳所在而调之，以平为期。

2. 正邪相争，贯穿始终

《医法圆通》云："邪也者，阴阳中不正之气也……正也者，阴阳太和之气也。"正者，赖阴阳平和所持，邪者，因阴阳失和所生。又如"正气存内，邪不可干，邪之所凑，其气必虚"，正胜则不病，邪胜则发病，故"正邪"被视作疾病发生之本质的精炼概括。糖尿病肾病发病机制复杂，病理类型多样，多呈现"虚实寒热，相兼错杂"的局面，医者往往顾此失彼，治疗效果不尽如人意。故阮诗玮教授提出，辨治糖尿病肾病的关键，一言以蔽之，不外乎"正邪"二隅，因正邪为疾病的主要矛盾，贯穿疾病始终。阮诗玮教授于专著《寒湿论治》中首创"正邪辨证法"，从而了解正气的虚实、体质的寒热；分析邪气盛衰，性质归属，病情轻重，由此达到估计病性发展趋势和权衡用药的分量。正气方面，辨别素体禀赋及气血阴阳之偏颇，邪气方面，辨别外感六淫乖戾邪气，七情偏颇及内伤病理产物。

针对糖尿病肾病，早期往往邪气盛而正气不虚，治疗上以攻邪为主，强调祛邪务尽，邪祛则正自安。中期往往正气渐亏，机体抗邪能力逐渐削弱，久而呈现正虚邪盛，抑或是正虚邪恋的局面。此时单纯祛邪有伤及元气之弊，单纯扶正有闭门留寇之虞。故治疗上当扶正祛邪并重，并根据正邪之轻重、主次、缓急，确定扶正祛邪之比例，调整治病之攻略。病变至晚期，往往正气衰微，邪气鸱张，大有邪盛正脱，阴阳离决之势，病情危笃，此时唯扶正固脱，力挽残息之真阳，方可振颓起沉疴，拯溺而救焚。因此在临床辨治该病的过程中，阮诗玮教授尤为倚重"正邪"，因正邪辨证是与"八纲、六经、脏腑"等不同的一种传统辨证观，体现了疾病发生的病理本质，贯穿发病全过程。基于"正邪辨证"法，可明晰处方用药大体方向，不致南辕北辙，无功而返。

3. 三焦分治，始上终下

《素问·灵兰秘典论篇》云："三焦者，决渎之官，水道出焉。"《难经·六十六难》载："三焦者，原气之别使也，主通行三气，经历于五脏六腑。"指出三焦是为"气道"，亦为"水道"，主司人体气机运行、津液布散。吴鞠通在此基础上细分三焦病位，并创立了三焦辨证理论体系，丰富了三焦的内涵。而针对消渴病的论治，历代医家从三焦辨证体系出发，将消渴分为上、中、下三消分而论治，即上消病在心肺、中消病在脾胃、下消病在肝肾，为后世治疗消渴病之纲领。《医贯·消渴论》载："若夫上消者，谓心移热于肺；中消者，谓内虚胃热。皆认火热为患……总之是下焦命门火不归元……"可见三消理论与三焦辨证理论基础相同。

此外，《灵枢·本藏》有云："肾合三焦膀胱……"，可见三焦的始发动力来源于肾。肾元精气充足，则三焦得通，精微布散，五脏六腑得养；反之则三焦壅阻，气机乖戾，水道不利，浊毒蓄积为害，故肾病与三焦联系紧密，正如《医学入门》论及："肾病宜调和三焦。"现代医家如王耀献以"热蕴三焦，癥瘕阻络"为关键病机从三焦辨治糖尿病肾病，陈以平提出"斡旋三焦法"治疗 IgA 肾病等，均为从"三焦"论治肾脏病奠定了基础。故阮诗玮教授指出，基于"三焦辨证"理论体系分治，有助于进一步指导糖尿病肾病的临床实践。

糖尿病肾病发病之初，病位上焦，属上消，多为心肺燥热，气津两伤夹瘀之证。此多缘于外感淫邪，趁虚袭伤，或因正气孱弱，招致外邪，两虚相感，乃客其形。国医大师薛伯寿指出糖尿病肾病早期患者多因本身肺气虚或气阴两虚，不耐风寒，卫表不固而发病。心肺同居上焦，肺主一身之气，心主一身之血，二者相合，维持气血畅达运行。邪侵上焦，首先犯肺，卫表失固，故见恶寒头痛，发热汗出；肺失通调，津液不循常道，水湿停聚，发为颜面水肿；邪热伤津，可见口干喜饮；邪蕴生毒，热郁上窍，则见口咽疼痛；久则心肺气阴皆伤，自当兼顾；肺主治节失权，助心行血失职，血脉瘀滞为患，可见胸闷而痛。故治上焦如羽，非轻不举。因患者多禀赋阴虚，燥热内盛，常以加减葳蕤汤滋阴解表，翘荷汤清燥泻火，上焦宣痹汤提壶揭盖，启上源以开下闸；清燥救肺汤或消渴方肃金保津，溯本正源，生脉散既养肺津，又存心阴，先安未受邪之地；沙参麦冬汤滋肺胃阴液、补肺阿胶汤补肺精亏损，固其根本，或加瓜蒌、薤白、丹参行气活血，胸中自无留瘀为患。

发病中期，病位中焦，属中消，多为脾胃燥实，湿热内蕴之证。此多因外邪直中于里，或久病迁延，失治误治，误服中西寒凉，克伐脾胃，致邪气病在上焦不解，而传中焦，或病起内伤，湿饮停聚，客邪再至，内外相感，故病湿热。脾胃同居中焦，二者升降相因，纳运相和，燥湿相济，为气血生化之源，气机升降之枢。邪袭中焦，脾失健运，酿生痰湿，胃失和降，积滞内生，升降失调则见泄利呕吐，纳运不和则见纳呆脘痞。中焦积蕴，久而化热，两阳相合，燔灼胃津，故见多食易饥。邪气与宿有秽浊燥粪胶结，阻滞阳明，腑气不通，则见腹胀腹痛，大便秘结。经云："脾脆则善病消瘅易伤。"消瘅即消渴，指出中焦虚馁为引发消渴的重要因素。故治中焦如衡，非平不安。阮诗玮教授常予六和汤、加减正气散化湿泄浊，分消走泄，《黄帝内经》中兰草汤以除陈气，方中佩兰为消脾瘅之要药；三仁汤分消走泄，气化则一身之湿亦化；升阳益胃汤升清除湿；参苓白术散健脾利湿；保和丸消食化滞，或合承气辈釜底抽薪，清泄阳明；湿热久羁，耗伤气阴，脾胃受伐，予七味白术散；累及下焦肾元，常予清心莲子饮；若上中下三焦之阴液皆伤，则选甘露饮，标本兼顾，终达阴液渐复，"湿"祛"热"孤之效。

病变晚期，病位下焦，属下消，多见肝肾阴衰、浊瘀毒蓄之证。此多因中上二焦病证不能及时止损，迁延日久，累及下焦肝肾。肝肾精血互资，乙癸同源，初则肝肾阴虚，可见五心烦热、腰酸耳鸣、少眠心焦等，久则阴损及阳，阴阳俱亏，见畏冷喜暖、全身水肿、夜尿频多等。正所谓至虚之处，便是容邪之所，虚则浊毒、瘀血等病理产物蓄积深伏，上扰心神，逆传心包，或内陷厥阴，引动肝风，可见神昏、谵语、中风等症。或格逆于上，阳明失和，可见尿少，便闭，恶心呕吐。故治下焦如权，非重不沉。阮诗玮教授常以六味地黄汤滋补肾阴，或加太子参、黄芪补气养阴，肉桂、附子少火生气，知母、黄柏清泄相火；自拟益肾降浊汤健脾益肾，通降浊毒，补后天以养先天；滋水清肝饮滋水涵木，虚火自平；一贯煎养阴柔肝，资助肾元；二仙汤、地黄饮子阴阳双补。针对顽瘀阻滞者，阮诗玮教授常选蜈蚣、僵蚕、土鳖虫等搜剔肾络；益母草、泽兰活血利水；赤芍、牡丹皮凉血化瘀，以逐瘀外出。此时多已进入尿毒症阶段，并发见症较多，病情难治，病势凶险，预后大多不良。此阴阳俱虚之时，易致阴竭阳脱之死证，临证不可不察。

4. 气分在经，血分属络

《血证论》载："人之一身，不外阴阳，而阴阳二字，即是水火，水火二字，即是气血。"气属阳，血属阴，其本质即"阴阳、水火"，为人体一身之根本。生理上气血以流通为贵，病理上气血一有怫郁，诸病生焉，故着眼于"气血"为治疗的不二法门。正如王清任云："治病之要诀，在明白气血。"糖尿病肾病发病之初多为消渴阶段，气阴两虚，燥热内生，在气在经；病久五脏所归，穷必及肾，为消渴并发症阶段。气虚无力运血，阴虚血行艰涩，皆为致瘀之因。瘀血痼结，久则深伏肾络，癥积内生，在血在络。故阮诗玮教授临证尤重气血，认为"气血"为治疗糖尿病肾病之枢要。糖尿病肾病早期表现为糖尿病伴蛋白尿、血尿，肾功能良好者，予养阴润燥、补益封藏为主；后期表现为糖尿病肾病伴肾功能进行性进展者，以活血养血、通降浊毒为要。临证中往往二法同用，益气生津不忘活血通络，以预培其损；消癥降浊配合透邪转气，使邪有出路，此即阮诗玮教授"气血同治"的思想。

在阮诗玮教授习用处方中，自拟益肾降糖饮便很好地体现了此思想。该方由何首乌、玄参、生地黄、太子参、生黄芪、山药、肉苁蓉、当归、赤芍、苍术、僵蚕、马齿苋、黄芩、鲜石仙桃组成。方中太子参、黄芪、山药益气养阴，生地黄、何首乌、玄参、鲜石仙桃生津润燥，苍术燥湿健脾，马齿苋清利下焦湿热，为气分之药。其中苍术、玄参二药亦为施今墨治疗糖尿病之经验药对。苍术苦燥，芳香避秽，敛脾精，止漏浊，玄参咸润，增液滋补，泻火解毒。二药相伍，苍术得玄参之柔而不燥化戕伤肾之阴精，玄参得苍术之刚而不滋腻妨碍脾之健运，共奏"建中宫、敛精微"之效，现代药理研究表明二者同用可降血糖、降尿蛋白。当归养血化瘀，赤芍活血通络，僵蚕虫类搜剔，对肾络深伏顽痰瘀血有奇功，为血分之药。加肉苁蓉温肾助阳、补益精血，所谓"善补阴者，必于阳中求阴"。黄芩一味，既入气分除虚热、清湿热，又入血分凉血热，一药而三擅其功，实有"画龙点睛"之妙。现代临床研究亦表明，益肾降糖饮可改善早期糖尿病肾病气阴两虚证患者的临床症状，降低其尿中单核细胞趋化蛋白 -1（MCP-1）水平，延缓肾功能损害进程。

5. 审时度势，防治结合

糖尿病肾病发病隐匿，多数早期症状不显，至出现全身水肿、大量蛋白尿时方才就诊，加以重视，此时多已处于疾病的中晚期，药物治疗效果欠佳。中医认为糖尿病肾病始发于消渴，阴液素虚，燥热内生，邪热虽盛而真元不虚，故邪气不得传。然久病正气虚馁，邪热鸱张，消泺阴精，邪热传变，由腑入脏，自气达血，痰瘀浊毒渐生，聚于肾络，血脉瘀滞，则下肢麻木，灼热刺痛，甚则足部溃烂流脓等。此多见于糖尿病微血管、周围神经并发症和糖尿病足等。故阮诗玮教授认为当明辨疾病时段，发展趋势，在疾病初期积极干预，可达救病于萌，既病防变之效。《素问·阴阳应象大论》有云"善治者治皮毛，其次治肌肤……其次治六腑，其次治五脏"，故临证应做到"治其未盛"和"治其未传"，尽可能延缓疾病的进展。

早在《黄帝内经》便提出"此肥美之所发也……肥者令人内热，甘者令人中满，故其气上溢，转为消渴"。指出消渴一病的发生多与嗜食肥甘厚味有关。亦有《儒门事亲·三消之说当从火断》明训道"不减滋味，不戒嗜欲，不节喜怒，病已而复作。能从此三者，消渴亦不足忧矣"。提出了消渴的防治关键在于改善饮食结构、节制饮食偏嗜、保持情志调畅。糖尿病肾病2021年中国专家共识指出，改变生活方式在糖尿病肾病及其并发症的预防和治疗中起到了关键的作用，如运动，戒烟限酒，限制蛋白质、脂肪、钠盐的摄入等。故阮诗玮教授提出糖尿病肾病的治疗当及早干预，注重"精细搭配，杂食五谷""劳逸结合，动静适度""节欲固精，怡情定志"，同时参考现代医学理化指标，治以降糖、稳压、调脂等处理，配合中药益气养阴、化瘀通络，往往事半功倍，疗效彰显。

6. 因机证治，辨识病象

机者，机要、枢机，变也。病机，即疾病发生、发展、变化之关键，所谓"牵一发而动全身"，其对掌握整体病情趋势走向的重要性不言而喻。故阮诗玮教授强调审证求机，治病求本。而病机有主导病机、基本病机之别。基本病机系指在一定时空内相对稳定的具有相对独立过程的病机，较为局限，仅仅通过疾病的基本病机难以把握疾病之扼要，处方遣药难免有失偏颇。如糖尿病肾病的辨治多类同中医之"消渴"，其基本病机为阴虚燥热，贯穿疾病始终。然由于素体禀赋、外界环境、药毒累积等因素影响，临证"痰瘀互结、湿热内蕴、脾肾阳虚"等亦不鲜见，故单纯从基本病机进行论治多有不足。阮诗玮教授指出临证需在明辨基本病机的基础上，抓住当前主导病机，审辰下所苦，据证斟酌，方为治病之道。若因机反辨，不识病之根本，不辨病之缘由，治之无异于抱薪救火，致病情愈演愈烈，病至危笃。

此外，阮诗玮教授亦指出抓住病机之关键在于辨识病象，强调"宏观思辨、微观着眼"，将传统中医药之"整体之象"与现代医学之"微观之象"相结合，将理化检查指标作为中医常规四诊之延伸，丰富中医药理论体系，以期进一步优化临床诊疗方案。如糖尿病肾病特征性病理改变提示肾小球基底膜增厚、系膜外基质沉积，肾小球硬化；不同程度肾小管萎缩、肾间质纤维化以及 Kimmelstiel-Wilson（K-W）结节等，均为糖尿病肾病病变晚期"久病及肾，久病入络"的微观征象，此假说在吕仁和教授提出"肾络微型癥瘕"理论中得到了支持。而阮诗玮教授的自拟方益肾降糖饮中某些药物可改善肾小球微循环，缓解纤维化进程，疗效可观。辅以水蛭、地龙、蜈蚣、僵蚕等搜剔络邪，以达活血逐瘀通络之效。

三、验案举隅

黄某，男，80岁，2022年6月4日来诊。主诉：糖尿病肾病5年余，双下肢水肿2周。患者于15年前体检发现空腹血糖升高，查糖化血红蛋白大于7%，诊断为"2型糖尿病"，平素规律予"二甲双胍、胰岛素"降糖，自述血糖控制尚可。5年余前发现尿中泡沫增多，就诊于当地医院，查"尿蛋白（+++），血肌酐112μmol/L"，眼底检查提示糖尿病视网膜改变，予诊断"2型糖尿病肾病"。此后定期随诊复查，血肌酐波动在106~118μmol/L，糖化血红蛋白6.0%~6.5%。2周前无明显诱因出现双下肢水肿，乏力，伴泡沫尿，夜尿频数来求诊。辰下：乏力，双下肢中度凹陷性水肿，腰膝酸软，时有头晕，呈昏蒙感，口干多饮，纳可，寐欠安，小便泡沫量多，夜尿3~4次，偶有频急感，大便2次/日，质软稀溏。舌红，苔薄黄根稍腻，中有裂纹，脉弦细。既往"糖尿病"病史15年，现皮下注射"赖脯胰岛素注射液"，口服"二甲双胍"调控血糖，自述餐前血糖控制在7~8mmol/L。"高血压病"病史半年余，现口服"氯沙坦钾"控制血压，血压控制在120/70mmHg。真性红细胞增多症1月余。血生化（2022年5月21日）：空腹血糖10.1mmol/L，肌酐150μmol/L，尿素氮15.6mmol/L，白蛋白28.7g/L。西医诊断：2型糖尿病肾病。中医诊断：消渴病肾病（气阴两伤，湿浊蕴热夹瘀证）。治以益气养阴、利湿清热，佐以活血通络，方用六味地黄汤加减。处方：生地黄15g，山茱萸15g，山药15g，牡丹皮10g，赤芍15g，白芍15g，土茯苓15g，车前子15g，太子参15g，牛膝15g，枸杞子15g，僵蚕10g，马齿苋15g，六月雪15g，水蛭6g。14剂，日一剂，水煎服。

二诊：2022年7月16日。患者诉服上方后水肿较前消退，双下肢仍酸软乏力，时有头晕，夜寐口干甚，注射干扰素（真性红细胞增多症）后见皮肤色素沉着，纳寐可，二便同前。舌红略暗，苔薄黄，脉弦滑。复查血生化示：空腹血糖7.4mmol/L，血肌酐142μmol/L，白蛋白32g/L。改方予当归芍药散化裁，处方：当归15g，赤芍15g，白芍15g，川芎6g，土茯苓15g，白术6g，泽泻12g，车前子15g，生黄芪15g，陈皮6g，太子参30g，白花蛇舌草15g，半枝莲15g，六月雪15g，14剂。配合口服中成药益肾降糖饮治疗。

三诊：2022年7月30日。患者诉仍稍有水肿，乏力，纳寐可，小便泡沫较前减少，夜尿2~3次，大便质稀，1~2次/日，舌暗，苔薄白微黄，脉弦滑。予二诊方改生黄芪增至30g，加沙苑子15g，21剂，继续配合益肾降糖饮。

四诊：2022年8月27日。患者未见明显水肿，复查血生化：血肌酐109μmol/L，尿素氮10.4mmol/L。后继以三诊方为主巩固治疗，随访至今，水肿、泡沫尿均较前明显改善，复查肾功能平稳。

按语： 患者因消渴病迁延日久，加之年高体虚，正气积损，阴津渐亏，久则累及肾精，致肾体受损，肾用失司，发为本病。本案正虚兼以邪实，痼疾加以卒病，阮诗玮教授以"六辨"为治疗之眼目，梳理思路，明确大体方向。辨阴阳，观其人形瘦面红，腰膝酸软，少眠心焦，加之消渴久病，阴虚燥热，属燥红之质无疑，故其属阳证，辨证属脾肾气阴两虚，虚火上炎。辨正邪，正虚责之脾肾两虚，气阴不足，邪实责之湿热、瘀血、浊邪等。辨三焦，正所谓"诸湿肿满，皆属于脾""中气不足，溲便为之变"，病属中焦，湿热壅盛，上扰清窍则头晕，下注膀胱则见泡沫尿，湿性下趋，停蓄下焦，则见水肿，清浊相干，肠腑失职，则大便稀溏。故其病责之中焦脾胃，亦与上、下二焦，其余脏腑之病变休戚相关。辨气血，初病消渴，在气在经，久病及肾，在血在络，在气为津亏燥热，在血则肾络瘀阻，血不利则为水，先病血，后病水，其病难治。临证应权衡血分、水分邪气之偏颇，水血并治，切中病机，方有良效。辨时势，其人病势缠绵，其病久，其去必迟，患者来诊时血糖控制欠佳，积极行糖尿病饮食宣教，以达既病防变之效。辨机象，其人下肢皮肤色素沉着，亦有糖尿病引起的肾脏病理改变，加之有真性红细胞增多症病史，其血液黏稠度多高，均可作为"瘀血深伏"之微观征象。故其基本病机为脾肾气阴亏虚，虚热内生，主导病机为"瘀水互结"，贯穿疾病之始终。故首诊以六味地黄汤加减，合太子参加强补气养阴，马齿苋清热利湿，牛膝、枸杞子补益肝肾，茯苓改土茯苓加强利湿泄浊、化瘀通络之效，泽泻改车前子补肾利水，利前阴而实后阴。虑其邪气久羁，化热生毒，故加白花蛇舌草、半枝莲清热解毒，赤、白芍同用加强活血化瘀之功。僵蚕虫类，化痰逐瘀有奇功，水蛭一药，味咸入血，色黑主水，气腐为水气，得水之精华而生，善破瘀血而不伤新血，用之尤为恰宜。六月雪通下焦之瘀，此药配大黄为阮诗玮教授用于降肌酐之常用药对。二诊患者水肿较前消退，结合症状、舌脉，考虑瘤积之瘀与水气互结，瘀血不祛，新血不生，故改方当归芍药散健脾除湿、养血化瘀。配合益肾降糖饮，既疏瘀滞之血，又散郁积之水，活血利水，血水同调。三诊加大黄芪用量，补益正气又消逐水气，使有形之血生于无形之气，加沙苑子温润气化，肾阳得复，肾阴得养。巩固至今，病情平复，守方守法，故见良效。此诚为"六辨"论治，综合施治之功。

四、结语

阮诗玮教授提纲挈领、统筹兼顾地提出的"六辨"论治糖尿病肾病诊疗体系，不仅拓展了临床常规诊疗思路，更提高了中医整体辨证水平，使治有方寸，法有准则，不断朝着全面客观化、具体化方向发展，以期对同道临床实践有所启迪。

（赵晓果、杨运劼、阮诗玮，原载于《中医药导报》2023 年 9 期）

第十六节
从"六看"施用中医食性的管窥

本文基于"药食同源"理论提出"食性"概念，即食材的属性包括四气五味、归经、升降浮沉等。食性不同，功效迥异，进食之道，需识食性，灵活结合阮诗玮"六看"诊疗模式，以治病之法融会贯通于制食之道。在看天、地、时、人、病、证的框架下，通过辨证 6 个层次，利用食物的各种属性，以燮理阴阳，调和气血。其中常人施膳需循其性，守阴阳，顺气运，从地域，法四时，合人性，以资血气，方能安身立命；患者制食需遵病循证、谨防"食复"。本文通过对食性的概念、常人进食、患者用膳 3 个方面分而论述，对不同人群的饮食提出针对性意见，旨在引导人们正确认识饮食之道，辨体施膳，辨证制食，将食性效益发挥最大化，以达到预防疾病、养生保健之目的。

关于食性的概念，首次在清代养生名家徐文弼所作《寿世传真》中提出："洞悉食性，通晓食物宜忌，可利于后人根据自身体质和疾病状态进行辨证使用。"对于食性，中医典籍中并无对此概念的具体解释，但早在《黄帝内经》中就指明"药食同源"，认为食品亦具备"四气五味"的特性。《养老奉亲》中指出膳食的属性亦归属于阴阳五行的统筹，书中曰："水陆之物为饮食者，不管千百品，其四气五味，冷热补泻之性，亦皆禀于阴阳五行。"纵观古今，有不少医家结合食性对进食之法各抒己见，却鲜少有人能将饮食之道具体化、层次化。故阮诗玮教授追根溯源，认为食性应涉及四气五味、升降浮沉、归经等方面，并提出要以"六看"为先导，先"辨"6 个层面再食以不同属"性"。基于此论点，本文将从以下 3 个方面进行论述：食性概述、常人进食、患者用膳。

一、药食同源，管中窥豹，发微食性

《类经》曰："药以治病，因毒为能，所谓毒者因气味之偏也。"

《医原》云："药未有不偏者，以偏救偏，故名曰药。"药之所偏，谓之药性。药食同源，同出自然，药有所偏，食亦有性，概称"食性"。李时珍著《本草纲目》，列300余种药食同源之品，详述其食性，并列为上、中品。大凡能食之物，皆有四气五味、归经、升降浮沉之性。

食物的四气，又称四性，即食物的寒、热、温、凉属性，寒凉属阴，温热属阳，凉次于寒，热胜于温，四性体现食物对机体的寒热阴阳变化作用的不同，对常人、患者的食膳具有指导意义，例如"寒者热之，热者寒之""用寒远寒，用热远热"等，亦有平性之物，最适合养生防病。五味，即食物的酸、苦、甘、辛、咸5种滋味，不仅代表主观味觉，更是总结功效，如"辛散、酸收、苦坚、甘缓、咸软"；食物的归经，即食物对五脏的亲和作用，《黄帝内经》中载五味合于五脏，五味各走其所喜，亦有"五入"之说，如"辛入肺""甘入脾""酸入肝"等，不胜枚举；而食物的升、降、浮、沉即食物的定向力作用，可结合《黄帝内经》中的"气味学说"及阴阳五行等深入分析，如食性温热，味辛甘淡属阳之品，大都有升浮趋向，常见如姜、蒜等，而定向趋势又可因烹调方式有所改变，如姜炒则散、酒炒升浮、醋制酸敛、盐制下行等。

二、常人摄生，辨体施膳，道法自然

21世纪是全球化的时代，"西学东渐"催生的不仅是膳食结构的"西化"，亦有根据食物所含蛋白质、脂肪、糖分、微量元素等进行精细配比的营养观念，前者导致国人多食炙煿辛热、肥甘厚味之品，因而病从口入，"三高"人群屡见不鲜；后者所要求的精致水平并非常人力所能及。阮诗玮教授认为西方营养学注重的是食物在"微观世界"的物质基础，是一个精确值，如慢性肾脏病的患者常被建议蛋白摄入量为每千克体重 0.8~1.0g；而中华先人对于进食的理念则立足于宏观上，坚持"天人合一"的思想，在仰望星空、俯察地理，切身观察自然规律的条件下，提出人和自然和谐共处，要求"法于阴阳，和于术数"，餐食组成并不被精确数值束缚，而是讲求"适量""少许"，按个人喜好、身体需求灵活变通，而非机械化、具体化。故在整体观念、宏观思辨的指导下，阮诗玮教授提出在常人摄生方面，要讲究辨体施膳，对于可以影响"体"的因素，他总结出"六看"理念，即一看天（五运六气）、二看地（地域）、三看时（时令）、四看人（体质、心理）、五看病（中、西医的病）、六看证（四诊症候），并要融合"食性"，燮理阴阳，祛除时邪，以保全真元。今试论常人养生之道，从"天、地、时、人"四部入手，以明诸因制宜，辨证施膳之理。

1. 顺气运

五运六气学说是通过天人合一的视野来洞察自然界气候变化的规律及其对人体的影响。在辨证施膳时，需首先思量气候对人体的影响，遵《黄帝内经》"必先岁气，勿伐天和"的原则，确立主气、客气来作为饮食的参考，做到因运制食，求属气宜。

如 2021 年为辛丑年，在辛丑年初，太阴湿土司天，风木之气当道，风湿相搏，雨少气燥，周身困重，疲乏无力，易发鼻衄，可常饮酸梅汤，或多食色黄谷物如小米，前者因酸入肝，可泻客气；后者因脾土色黄，顺应司天之气。自春分之后，二之气主气、客气皆为少阴君火，湿气上跃，天气下降，雨水蒸腾，气候温热，可多食黑豆类制品，因色黑入肾，五行属水，可补益肾水免于少阴君火戕害，也可多食咸味以水火既济。至三之气，主气为少阳相火，客气为太阴湿土，雨乃时降，寒乃随之，需戒备寒湿之气，多食苦味食物如苦瓜、莲子、苦芥菜等，因苦性燥，能够燥湿。四之气，太阴湿土司天，主气太阴湿土，客气少阳相火，太阳寒水在泉，湿性黏腻，相火阻隔，湿热蒸腾，湿重困脾，食欲不振，可服用西瓜翠衣汤甘淡渗湿，但不可过食冰冻西瓜，以免损伤中阳。至五之气，主气与客气皆为阳明燥金，秋风肃杀，易伤肌腠，应节食饮，少食辛辣，可予薏米绿豆百合粥、绿豆海带粥等，以酸补之，以辛泻之，方无客燥之害。至终之气，主气与客气皆是太阳寒水，寒气大胜，阴寒凝集，阳气内敛，宜多食温热之品如牛、羊肉，重在扶阳，当归生姜羊肉汤至为温补，少食生鲜寒饮，可酌予虫草老鸭汤、黑芝麻粥补益先天。

2. 从地域

我国国土富饶，地域广大，各个地域人群饮食偏嗜有所不同。以南方地区为例，《素问·异法方宜论》有言"南方者，天地之长养，阳之所盛处也"，南方地区多处亚热带，夏季气候炎热，冬季温暖湿润，依山傍水，酝酿出特色的饮食文化；王日欣等将《采艾编翼》一书中针对岭南地区的食物应用特点加以总结梳理，指出由于地域因素，湿热蒸腾弥漫四季，该地居民常饮凉茶去热，又傍水而生，海鲜富足，寒凉之品伤人中焦，脾胃运化不及，故有内湿留存。该书在四性方面指出，于生鲜中加入姜丝同食，可以缓寒凉之性；在五味方面，多选甘、苦、辛的食物，以甘性补而缓、苦能燥湿而坚阴、辛善发散而通利，粳米、猪肚、莲子、薏苡仁之属最宜岭南地区；在归经方面，多选归肺、脾、胃的食物，因脾胃健则湿邪去，肺气壮则邪不干，如冬瓜薏米瘦肉汤正有此效。又有嗜食辛辣的西南地区，位处盆地，山岚瘴气居多，食辣则祛寒避瘴为先，若岭南地区效仿之，不免额上生疮，咽干口燥，是以进食之道，需从乎地域。

3. 法四时

古人对于四时食养的观念可以追溯至《黄帝内经》，历经千年发展，形成了"春夏养阳，秋冬养阴""顺时适变，调养脏腑"为养生原则的系统养生理论。春季万象更新，肝气升发，宜适当选择"食性"味温，性辛，归肝、脾、肾之品，《千金方》中认为"二三月宜食韭"，且春天"百草回芽，百病易发"，姜蒜韭还可抵御外邪。又肝在味为酸，倘若味过酸则反损脾胃，故孙思邈认为要"省酸增甘"，小麦、大枣、蜂蜜性平味甘，最适春季，正如《饮膳正要》中载"春季温，宜食麦以凉之"。至夏季，应重平补，"夏三月，此为蕃秀……长养之道也"。夏季骄阳似火，蒸蒸日上，阳盛于外，伤津耗气，体内阳气也易为虚损，"四时唯夏难将息，伏阴在内腹冷滑"，故不宜吃"冷淘冰雪"戕伤阳气，饮食也宜清淡，可选择味酸，性平，归心、胃之物，如番茄、黄瓜、柠檬、乌梅、葡萄等，因酸味收敛，可敛阴固气，生津解渴，内蓄气阴，外除虚烦。至于秋季，经云："秋三月，此谓容平……奉藏者少。"秋风萧瑟肃杀，五脏中肺气应秋，故应使肺气清肃以免秋燥伤津，需多饮温水滋养津液，或用培土生金法，择食味酸甘，性温或凉或平，归肺、脾者，如糯米、粳米、山药等。冬三月，经云："此谓闭藏……奉生者少。"草木凋零，万物潜伏，肾气应冬，要"急食苦"使"肾气坚"，方能在春三月时免于"病温"，《四时调摄笺》亦认为要"减咸增苦，以养心气"。除此之外，还需少食黏硬生冷属阴者，避免戕害阳气，食物中又以味甘淡，性温热，归心、肾、脾者最佳，如肉桂、当归、黄芪等。由此观之，虽四时气候有所偏颇，个体脏腑强弱功能各异，但若能根据脏腑关系增减不同性味归经的食物以致中和，则"正气存内，邪不可干"。

4.合人形

《素问·藏气法时论篇第二十二》云："合人形以法四时五行而治。"其中"合人形"即辨体施膳时要参考不同的体质、年龄层次。《庄子·天地》曾言"物成生理谓之形"，生命的物质基础乃"形"，"形"即身体的本质，合于人形，进食有方圆，才是相得益彰。

（1）合人身禀赋。《黄帝内经·灵枢》"本神"篇云："生之来，谓之精，两精相搏谓之神。"不同人先天与后天环境不尽相同，表现体质各有千秋，阮诗玮教授参照匡调元教授的中医体质学说，将体质大体分为正常质、迟冷质、倦㿠质、腻滞质、晦涩质、燥红质6种。体质虽受之于父母，但又非绝对静止，乃有动态可变，形而上学的特性。

正常质之人，应保持饮食有节、起居有常，此类人群适合性味平和的食物，如粳米、燕麦、西蓝花。迟冷质之人多虚寒，该类人群饮食宜温暖，少食寒凉不宜运化之物，宜进食性温之品如牛肉、羊肉、鹿茸、鸡肉、肉桂等，可制当归生姜羊肉汤或韭菜炒鸡蛋，所用食材有甘温之性味，能温补脾肾之类；倦㿠质之人多气虚，需遵从"虚则补之"，多食板栗、山药、大枣、莲子，可制大枣莲子粥或者山药粳米粥，所含皆为平性味甘之品，以补中益气；腻滞质之人多痰湿，平素可多食白扁豆、山药、莴笋、冬瓜等，并制陈夏莲子粥，择性温味苦之物以温化水饮痰邪，味苦亦能燥湿，正是不可多得的佳品；晦涩质之人多血瘀气滞，宜烹饪时加葱、姜、黄酒等辛散温通之品，多食燕麦、山楂以助消化，制当归乌鸡煲温补气血，活血通脉；燥红质之人多阴虚内热，少食温燥之品以防劫伤阴液，制百合银耳羹，味甘性平，滋养阴精，或桑葚粥，色黑入肾，以壮肾水，亦有小米海参粥，其味咸淡，气寒下渗，为"肾之谷"。

（2）合老叟妇孺。不同年龄段的饮食选择有异，其中又以小儿与老年人为典型。岁高之人，元气枯竭，脏腑式微，气血运转全赖饮食精微滋养，需辨体施膳，养治协力，方可颐养天年。战文翔等调查了36486例中老年人的体质并归纳分类，结果显示偏颇体质占98.45%，平和体质仅占1.55%。故年高者可以通过巧用食物的性味归经属性来"以偏纠偏"，以达到阴平阳秘、延年益寿的目的。陈直在《寿亲养老论》中就点明了食养对老年人摄生的重要地位，倡导多食温热熟软之品，同时又因老年人脾胃虚弱，味觉减退，食欲降低，强调饮食更应形式多样，且要"食饮有节"，若是"饮食自倍"常招致"生不测"。在四时养生方面，春季宜"减酸益甘，以养脾气"，忌用冷肥黏腻之物妨碍消化；夏季饮食主张"减苦增辛，以养肺气"，少食油腻生冷之物以免滑泄，多以米汤、豆蔻水等熟水代替冷饮，以此顾护脾胃，同时遵"春夏养阳，秋冬养阴"的理念，立春后应进温补，注意保暖，"春捂秋冻"也，于夏至后适量温补；秋季需"减辛增酸，以养肝气"以制肺气偏盛，饮食清润，以制燥热之气，食新谷宜慎，以免扰动宿疾；冬季"拥炉护衾"，需多食肉食滋肾填精之品，使阴中求阳，阳气蓄积于内以抵御寒凉，少食辛辣之物以离痰嗽之疾。《寿亲养老论》载食养方颇多，例如补中益气的猪肚方、养肝明目的猪肝羹方、针对老人中风的大豆酒方。其中对于年高牙齿松动脱落者，首推米粥，多用粳米熬制，概因孙思邈夸粳米能"养胃气，长肌肉"，故对长者大有裨益。

小儿喂养方面，《寿亲养老论》多有作文如"小儿脏腑娇嫩，形气未充""育婴家秘无多术，要受三分饥与寒""食甜成疳，食饮伤气，食凉成积，食酸损志，食苦耗神，食咸闭气，食肥生痰，食辣伤肺"等皆认为小儿进食，讲究以平为期，力求中和。一不可"太过"，无论是竣补之品还是零嘴小食，过则积食碍胃，正如《诸病源候论》所云"小儿食不可过饱，饱则伤脾"，钱乙认为小儿饮食还需"惟忌生冷、油腻、甜物等"，由此得知育儿以助脾胃运化为正策，投以蔬菜、米粥、面汤等为佳，而即便补益，也要辨"质"论补，燥红质补阴，迟冷质助阳，以此类推，切不可随性妄补，例如乳鸽子汤，《黄帝内经》称"鸽性最淫"，虽能助小儿生长发育，但过量反使小儿早熟，有拔苗助长之弊。二不可"崇洋"，小儿脾常不足，且地域不同，食性有异，亚洲人种的消化系统以五谷水畜为所擅，性温味平，胃肠亦是柔和，父母不可过于追求西方人以牛肉、面包为主食的饮食习惯，滞塞胃肠，致使中脏失养。三不可"夜食"，《活幼心书》言："心肝恬淡，自然毋染于时灾。脾胃和平，戒以勿餐于夜食。"该书首次言及小儿不可夜间进食，现代医学也证明夜间交感神经兴奋，胃肠功能受到抑制，此时饮食不利脾胃运化。

三、病后用膳，辨证制食，不可妄为

大凡先天禀赋不足、后天脾胃失养、病后虚体待复等，均宜饮食调补。饮食得当能延年益寿，饮食失常则生祸害。天地四时，人体五脏，饮食五味均与五行相呼应，五行之间又有生克乘侮的关系，正如经云"亢则害，承乃制，制则生化"，循环往复，如环无端方能万物平和。当人体处于病理状态时候，因天、地、时、人、病、证的 6 个因素的不同，所导致的"偏态"也就各异，在运用药物使疾病向愈后，就要辨证制食，灵活运用食物的各种属性以燮理阴阳、以偏纠偏。刘渡舟认为治病的基本目的在于调和阴阳，通过药后的饮食搭配、良好的起居习惯等可以达到新的阴阳平衡。对于病后用膳，古人的观念多如星辰，如温病后期余热伤津，口渴引饮，可进五汁饮清热生津，老水鸭母汤养阴清热等；太阳病服桂枝汤后，需啜粥覆被，微微汗出，以和胃气等论述，不胜枚举。

很多人误以病后大补为宜，此观念往往造成"食复"，这个概念在《黄帝内经》中首次被提出，经云："病热少愈，食肉则复，多食则遗。"《景岳全书·伤寒饮食宜忌》亦云："新愈之后，胃气初醒，尤不可纵食，纵食则食复。"认为病后骤然纵食可助长余热。基于古人的观点，刘宇等认为在社区获得性肺炎的治疗过程中，倘若无节制使用"肥甘厚味"的营养制剂，反而会拖延病情或使病情反复，而结合食复理念则有助于民众理解滥用营养制剂的弊端，从而制订合理的饮食，谨和五味，均衡膳食，使患者阴阳自和。

四、结语

"人禀天地之气生，四时之法成"，《圣济总录》曰："安身之本，必资于食，不知食宜，不足以存生。"无论是处于生理还是病理状态，都需要注重饮食。故我们需要在中医药理论的正确指导下，充分发挥各类食物的属性作用，结合"六看"辨体施膳，辨证制食，各从其欲，皆得所愿，矫枉平衡，以平为期。这是中医特色的饮食观，也是对现代营养学的有益补充，可在生活中为不同人群的饮食指导添翼插翅，增加调理思路。

（林希璟、余永鑫、阮诗玮，原载于《中医药通报》2022 年 10 期）

古往今来，《伤寒论》一直是诸医家研究的热点内容，其中关于少阳病的论述众说纷纭，深究少阳病的内涵，可发现其涉及范围之广泛，症状之复杂，临证把握有一定难度。本文总结各代伤寒大家对少阳病的辨证方法，以期提高对少阳病辨识能力，并结合正邪辨证法，进一步充实完善少阳病辨识、转归判别、诊治用药之思路。

一、少阳病辨证法简述

1. 提纲症辨证法

《伤寒论》263 条云："少阳之为病，口苦，咽干，目眩也。"此条为少阳病的提纲证候，少阳病之主方小柴胡汤证除了上述症状，还可见往来寒热、胸胁苦满、默默不欲饮食、心烦喜呕等症状，以及多种或然见症，具体可见第 96 条文，101 条有云"伤寒中风，有柴胡证，但见一证便是，不必悉具。"因柴胡证之繁杂，仲景直言小柴胡汤证之证候"不必悉具"，而仲景"观其脉证，知犯何逆"的辨证精神贯穿《伤寒论》始终，因此临证只要见到提纲症之证候，或见小柴胡汤证主症之一，且符合病机者，均可辨为少阳病。

2. 半表半里之排除法运用

《伤寒论》本无半表半里之说，仅有148条言及："伤寒五六日，头汗出……必有表，复有里也……此为半在里半在外也。脉虽沉紧，不得为少阴病……可与小柴胡汤。""半表半里"一词，源于成无己之《注解伤寒论》，其言："病有在表者，有在里者，有在表里之间者，此邪气在表里之间，谓之半表半里证。"后世医家多崇此说，认为少阳病的病位即在半表半里。半表半里定位非半数在表、半数在里，否则按太阳表证、阳明里证的说法，此半表半里极易被理解为表里同病，然太阳与阳明合病者方为表里同病，这在《伤寒论》原文中有不少论述。

半表半里为少阳病所在病所，其定位在表里分肉之间、阴阳沟通之处，故病在半表半里即可辨为少阳病。半表半里之病所辨析，可采用胡希恕的排除法，半表半里病所难明，然表里易知，阴阳易判，病不在表亦不在里，即在半表半里，症状属阳，则为半表半里之阳证，即为少阳病。

3. "少阳主枢"辨证法

有学者认为"少阳主枢"内涵在于少阳为经脉之枢、营卫气血之枢、元气之枢、脏腑之枢、津液之枢，故见病机属经脉屈伸不利、营卫气血不和、气机调达不畅、脏腑藏泻失调、津液输布失约者，可考虑从少阳病辨治。以"少阳为枢"作基础病机展开的症状范围涉及十分广泛，因此有"小柴胡汤治百病"之说，实际是"少阳为枢遍及百症""百症所指皆为枢机不利"。但值得注意的是，闽山祖师林上卿老中医指出阳证以少阳为枢、阴证以少阴为枢，因此临床所见以枢机不利导致的发热头痛、乏力食少、不寐难眠等属偏实、偏热证者，方可从少阳病辨治，若是阴枢不利致病，则不在少阳。

二、正邪辨证法

正邪概念源于《黄帝内经》，《素问·上古天真论》提到："虚邪贼风，避之有时，恬淡虚无，真气从之，精神内守，病安从来。"人身健康无病且长寿之理在内守正气、外避邪气，正邪一旦失衡则疾病缠身，如《素问·百病始生》云："此必因虚邪之风，与其身形，两虚相得，乃客其形。"强调人病为正邪斗争之胜负、结局。阮诗玮教授首先提出正邪辨证法，包括正气辨证和邪气辨证两方面，正气辨证以了解正气的虚实、体质的寒热；邪气辨证分析邪气盛衰，性质归属，病情轻重，由此判断病情发展趋势和权衡用药的分量。具体而言，正气辨证要点在辨精、气、血、津、液、神何正之虚，邪气辨证要点在辨六淫、疠气、痰浊、瘀血、虫毒等何邪之实，总结归纳成邪盛正未衰之实证、正虚邪不盛之虚证或正虚邪敛之虚实夹杂3种情况，最后再根据虚实之偏颇而定夺扶正与攻邪治法之权重。故正邪辨证是对疾病发生、发展变化的整体把握，正邪辨证思维贯穿于中医临证思维全过程。

三、六经病中正邪斗争过程的体现

《伤寒论》六经病的传变规律即是正邪斗争的全过程，初起太阳病病在表，此多为邪实而正气不虚，如麻黄汤证、桂枝汤证；邪气深入见表里同病，如葛根芩连汤证、麻杏石甘汤证，此时邪气在表也在里；邪气入里则病在阳明，可见阳明经证或腑证，汤如白虎汤、承气汤类。至此太阳传至阳明的过程，纯实无虚，属正盛邪实，故药无论麻黄、桂枝、石膏、大黄等，均为攻邪而不见扶正，以方测证，太阳病、阳明病或二者合病应为纯实无虚。病至少阳之时，正邪斗争则发生了变化，正邪纷争于太阳、阳明二经时各自耗伤，直至入半表半里时正邪各显疲软，因此少阳病之口苦、咽干不似阳明病之大渴、大汗之邪热亢盛，往来寒热亦不同于太阳病之恶寒发热。正虚邪恋，邪在阴阳之枢纽何解？和法是也，故少阳病之主方小柴胡汤内扶正气、外疏邪气，不似太阳汗法之辛散，亦不似阳明清下之苦寒，且少阳病治法禁汗、吐、下全是由此时正虚邪恋之状态而言。

少阳病邪正斗争的结局是六经病中疾病向愈或恶化的关键点，如此时药不得法，邪气深入则见太阴、少阴病证，而病至太少二阴时，仲景方以理中、四逆辈等以扶阳固脱为主，此时正邪状态已是正虚邪不盛或正衰邪盛之状态。轻者正虚邪不盛，在太阴之时扶助正气则病情可愈，重者正衰邪盛，故少阴病证虽治法繁多，亦多见死证。病入厥阴则为阴尽阳生、阴阳往复，此时正气虚极，邪气亢盛，寒热错杂，虚实夹杂，病属难治。

四、少阳病的正邪辨证法

1. 正虚邪恋，胶持难解

正虚邪恋，胶持难解是少阳病本证的正邪状态。《伤寒论》第97条指出"血弱气尽，腠理开，邪气因入，与正气相搏，结于胁下。正邪纷争，往来寒热，休作有时，默默不欲饮食"，"血弱气尽"是少阳病正气本虚的状态，而此时邪气入，正邪纷争故见少阳病诸证，此条文揭示了少阳病的正邪病机。故在解读小柴胡汤"和法"本质时，有学者认为小柴胡汤之和法必须是包含解表通里、补虚泻实、寒热平调多个方面的治法，据此，小柴胡汤证和解少阳的说法并不十分恰当，小柴胡汤证之邪或在表里之间，或在表里皆有，但皆是以解表、补中、通里方法而解，使邪从表、从里而出，恢复人体正常的枢机，使邪有出路。故小柴胡汤的"和"法可作"合"字而解，即合扶正与祛邪为一法，徐徐补虚而缓缓泻实曰"和法"是也。因此在临证辨治时，首先辨患者的正邪状态，若属正虚邪恋者，接着从六经病辨证入手，属少阳病无疑者，论治法则当扶正祛邪，考虑应用小柴胡汤。

2. 正盛邪实，病传阳明

少阳病本证属正虚邪恋状态，并见他症者则有所变化，103 条云："太阳病，过经十余日……柴胡证仍在者，先与小柴胡……与大柴胡汤，下之则愈。"柴胡证仍在，当辨为少阳病，下之则愈，法从阳明病治法，故大柴胡汤证当辨为少阳病兼阳明腑实证。大柴胡汤为小柴胡汤之变方，去扶正之人参、炙甘草而增祛邪之大黄、枳实、芍药，从正邪辨证观之，又似阳明病正盛邪实之状态。但本方虽有清利阳明之功效，却不似阳明承气汤类苦寒攻下，故本证虽有内传阳明之变但邪气尚在少阳，故治当两解少阳阳明之实。

论三阳经中，太阳主表为开，阳明主里为阖，少阳主半表半里为枢。少阳是太阳、阳明表里之枢，维系着阳经开阖，少阳病兼阳明腑实证只见邪实而不见正虚，全因邪气与正气在半表半里纷争之时，邪气过于亢盛，少阳枢机不利，不能导邪外出，故邪气直入阳明，见正气未虚而邪气亢盛之证。若少阳枢机尚能御邪，邪气有内传阳明之趋势但仍在少阳者，辨证为少阳病正盛邪实之证。

3. 正不胜邪，少阳转阴

少阳病无正气虚损之证，然有正不胜邪，少阳转阴的情况，

147 条云："伤寒五六日，已发汗而复下之……此为未解也，柴胡桂枝干姜汤主之。"目前多认为柴胡桂枝干姜汤适用病机为邪陷少阳，胆火内郁兼太阴虚寒者，故本方应用时机仍在正虚邪恋之时，然此时的正虚除了包含小柴胡汤证本身"血弱气尽"的情况，还应有"太阴虚寒"的情况；邪实同样除了包含"少阳郁火"的情况，还应有"水饮内结"的情况，太阴虚寒，水湿不得运化，故水饮内结不难理解。本证若治疗得法，病在少阳即止，若治不得法，病可从少阳转阴，内陷太阴、少阴而成理中汤证或四逆辈，正邪关系又发生改变，多成脾、肾阳气虚衰之证。在本证的正邪辨证法中，要着重辨析正虚的两层内涵、邪实的两个方面，这就将柴胡桂枝干姜汤证与小柴胡汤证区分开来，且要在掌握正邪斗争的基本规律后明晰本证下一步的进展方向，若正邪斗争至太阴、少阴阶段，应急用扶助阳气之法以防止病势恶化。

五、从正邪辨证角度试补少阳病具体证治

前已论述少阳病正虚邪恋、正盛邪实和正不胜邪的 3 种正邪状态，言其治则无非补虚、泻实两端，但深究到具体治法，方药运用则有所不同。前已提及，少阳病正虚的本态在于"血弱气尽"，故小柴胡汤中有大枣、甘草、人参益气养血，若气血两虚之态进一步发展，仅有参、枣、草恐其力量不足，血虚甚者，可合四物汤，名之柴胡四物汤，尤擅治妇人精血亏虚，邪入少阳，热入血室而见经行感冒、经期发热等月经前后或绝经前后诸症者；气虚甚者，可合四君子汤，适用于少阳气郁，脾气亏虚而见腹痛便溏、气急纳呆等属肝脾不和者。再有病在少阳而兼见阳虚在上焦，病咳嗽、恶寒者，

可合生姜、细辛、五味子，咳嗽而咳清稀痰涎者可选用六味小柴胡汤（柴胡、黄芩、半夏、五味子、干姜、甘草）；阳虚在中焦见腹痛绵绵、喜温喜按者，可加干姜；阳虚在下焦见形寒身冷、四肢厥逆者，可增附子。若病在少阳又见津伤阴亏者见口干引饮、手足心热，天花粉、麦冬、生地或生脉散等可酌情选用。

邪实者，根据实邪之性质、轻重不同，治法选方亦有分别。如柴胡证见邪热郁于阳明者，见潮热、便秘、腹中无所苦，可予小柴胡汤加芒硝；少阳病而兼风邪袭表，营卫不和，症见寒热往来、自汗脉浮者，可予柴胡桂枝汤；少阳病而见脘痞呕恶、胸闷纳呆、舌苔黄腻，辨证属少阳湿热证者，又可易方为蒿芩清胆汤；湿邪阻滞半表半里，少阳枢机开阖不利，病寒热交作、身重而疼、苔腻脉弦者，则予柴平汤；疫毒邪气达半表半里，伏于膜原，而见憎寒壮热、口苦呕恶者，则易方为达原饮；少阳病见痰浊内蕴者，合二陈汤以燥湿化痰；兼瘀血内阻者，又可加桂枝茯苓丸以活血祛瘀。

六、结语

本文指出将少阳病之辨证与正邪辨证法相结合，有助于全面掌握少阳病证的诊断、辨治及用药。正邪辨证法是所有辨证法的前提，除了可与六经辨证相互补充，还可与八纲辨证、三焦辨证、卫气营血辨证等相互结合，从而全面、客观地辨析出疾病当前状态，指导施治办法。

（高嘉玮、余永鑫、阮诗玮，原载于《中医药通报》2022 年 8 期）

第十八节
刍议中医心理体质

中医体质辨识是以"辨证"为主要方法，归纳、判断出某种体质的过程，重在突出人的禀赋差异和后天环境影响，是中医学的重要特色内容，指导着中医药临床和科研工作。在中医体质学说的发展过程中，现代中医体质辨识的重点工作放在了"辨形"而忽略了"辨神"。传统中医"形神合一"的思想认为，神质与形质是人特质的重要方面，在研究时应当协同考虑，中医体质理论也阐明了心理的重要性，但在实际运用上，仍更侧重对生理的研究。

一、中医体质学说的发展概况

中医体质学的内涵最早可以追溯至《黄帝内经》，《黄帝内经·灵枢》"通天"篇中将人分为太阴之人、少阴之人、太阳之人、少阳之人和阴阳和平之人，提到"凡五人者，其态不同，其筋骨气血各不等"，即不同体质的人形态特点有所不同，并论述了这五种体质的人在心理和行为活动上的特点。在《黄帝内经·灵枢》"阴阳二十五人"篇中，将人的体质以五行归类，涵盖了对不同形态、个性、行事风格以及脏腑功能的描述，并对其疾病发生发展的趋势和治疗进行了探讨。《黄帝内经》以阴阳、五行的体质分类办法为后来中医体质学说的发展奠定了基础。"体质"作为表达个体特征的专有名词由叶天士提出，其《临证指南医案》明确提到"木火体质""水土禀质""阴虚体质""阳虚体质"等词。王琦、匡调元、黄煌、田代华、何裕民等人在前人体质论述的基础上，对中医体质学说进行了深入的探索，提出各自看法，直至 2009 年中华中医药学会发布了《中医体质分类与判定》的标准，奠定了以王琦院士的九分法为主基调的中医体质分类。标准将人体体质分为平和质、阴虚质、阳虚质、气虚质、痰湿质、瘀血质、湿热质、气滞质和特禀质。标准提出后，与中医体质相关的临床研究、理论探索等成为了热点内容。

二、当下中医体质学说"重形而轻神"

中医强调"形神一体"观，目前中医体质学说主流的九种分类法，主要是对"形质"层面的体质进行了分类，其下设的"心理特征"一定程度上可以反映 9 种体质人的心理特点，但实际无法完全等同。例如在《中医体质分类与判定》中，痰湿质的总体特征为痰湿凝聚，以形体肥胖、腹部肥满、口黏苔腻等痰湿表现为主要特征，形体特征为体形肥胖，腹部肥满松软，而对于其心理特征描述为性格温和、稳重，多善于忍耐。实际上，我们在临床中不难发现辨体属痰湿质的人并不都具备上述心理特征，尤其是此类人群患病时心理或呈现出焦虑、急躁状态，这反倒与标准中"阴虚质"的心理特征更加相像。且在当下社会，肥胖者多被打上"不健康"的标签，多数肥胖人或多或少都有些"身材焦虑"，在这种后天的社会环境影响下，痰湿质也容易表现出焦虑的心理变化，与所谓"性格温和、稳重，多善于忍耐"的心理特征并不相符。应当认识到，对于一个有生命意义的个体，形神合一既表现为不同的躯体素质对应着特定的心理素质，又表现为同种躯体素质可以表现为不同的心理特征。因此，以物质基础归纳"神维度"的体质分类是超范围归纳，"神质"当作为独立的维度进行特征归类。在"形质"与"神质"不能完全匹配的个体中，我们需要一种多维度、多层次、更全面、更贴合实际的心理体质划分。

三、中医心理体质与西方心理学的差异

1. 分属脏器有别

根据现代心理学的观点，心理健康素质是人整体素质的重要组成部分，是个体在遗传的基础上通过遗传和环境的相互作用而形成的某些内在的、相对稳定的心理或行为特质，这些心理特质影响个体的心理社会功能，进而影响心理健康水平。东方人和西方人在遗传基因和后天环境方面存在明显差异，二者在认知事物的思维方式有所不同，其关于心理学的研究自然也有所区别。《黄帝内经·灵枢》"本神"篇提到："所以任物者谓之心，心有所忆谓之意，意之所存谓之志，因志而存变谓之思，因思而远慕谓之虑，因虑而处物谓之智。"《黄帝内经》认为人的心理活动过程由心所主导，人在接触世界后所产生的意念、志向、思索、谋虑、智慧等思想活动都是在"心主神明"的基础上实现的。《黄帝内经·素问》"灵兰秘典论"篇云："心者，君主之官，神明出焉。"这里的神明即指人的意识、思维、精神等。《黄帝内经·素问》"宣明五气"篇提到"心藏神，肺藏魄，肝藏魂，脾藏意，肾藏志，是谓五脏所藏"，

这是中医学"五神脏"概念的雏形。具体而言，中医学认为人的思维、精神、情志、行为等各种心理活动是在以心为主导的前提下，肝、脾、肺、肾其余四脏共同参与管理、完成的。与东方心理学不同，西方心理学在解剖的基础上通过观察、实验等研究方法，认为大脑是心理活动的中心。区别于中医"心为主导，脏腑分管"的整体观念，西医更侧重对脑的单一器官的心理学研究，认为人的认知、情感和意志等过程是由脑的功能所决定的。

2. 气质分类有别

传统中医学在五神脏的基础上，进一步对人的情绪进行细化，延伸出了七情的概念。《素问·阴阳应象大论》云："人有五脏化五气，以生喜怒悲忧恐。"《黄帝内经》阐发七情概念并将其列为致病因素，提出了基于五行学说的情志相胜法，可以说是早期中医心理学疗法。七情学说在陈无择的《三因极一病证方论》得到进一步的完善与发展，经过后世医家的不断发挥，最终形成五脏—五神—七情的相对系统的情绪细分模式。早期的西方心理学同样对人的气质类型做出了不同划分，其中较为流行的是希波克拉底提出的气质体液学说。他认为人体内有血液、黏液、黑胆汁和黄胆汁四种液体，并根据人体内 4 种体液的比例不同，将气质分为多血质、胆汁质、黏液质、抑郁质 4 种类型。这种体液—气质的心理划分模式类似于五脏—五神模式，两者都是以物质为基础而划分出的不同心理类别，但前者偏于对体液的认识，后者偏于对脏腑的认识。

3. "神质"层面上中医心理体质的初步设想

前文提到目前主流的中医体质分类仍局限在"形质"层面的分类，且东方人与西方人在禀赋基因和后天环境存在不同，东西方对心理认识存在差异，西方心理学不能完全受用于东方世界。因此构建适用于东方世界的心理学体系确实有必要，阮诗玮教授结合五脏—五神—七情的心理学模式，对中医心理体质进行补充完善，提出喜乐质、郁怒质、忧思质、悲哀质和惊恐质5种基础心理体质。

（1）喜乐质。喜者，乐也，乐者，天地之和也。喜乐即欢喜、快乐，我们把经常保持快乐、笑容常驻或时常能给他人带来快乐的人称为喜乐质。喜乐是一种积极、正面的情绪表现，对比怒、思、悲、恐等情绪而言，喜乐的情感表现对健康可以产生积极影响。喜乐情绪多因个体需求得到满足、个人愿望得到实现、困难事情得到解决而产生，况且喜乐质人群通常愿望切合实际，不追求过高的欲望，往往有十足的行动力去达成个人目标、克服困难。《黄帝内经·素问》"举痛论"云："喜则气和志达，荣卫通利。"心藏神，在志为喜，喜乐质人群心气充沛，情志调达，营卫之气通利，对机体保持健康状态起到积极的作用。

（2）郁怒质。郁者，抑而不通之义，郁怒即郁闷、愤怒，我们把遇到阻碍而经常表现为郁闷甚至愤怒的人称为郁怒质。郁怒的表现取决于两个方面，一是事件造成的阻碍程度大小，二是个体对于事件的释怀程度。前者属于客观因素，个体无法把握，所以郁怒质人群的情绪表现通常取决于自身对于客观事物的看法。对于遭遇不公、侮辱等表现出的郁怒是正常的情绪表达，而遇事无论大小均耿耿于怀而容易产生郁怒表现的，归属于郁怒质人群。郁怒质人群在生活中碰到稍有不顺之事即易表现出上述情绪，轻者郁，仅表现为闷闷不乐，重者怒，可表现为暴躁愤怒。肝藏魂，在志为怒，郁怒质人群对客观因素长久不能释怀，容易出现太息、胸闷、胁痛、面赤等气机不畅、郁而化火的表现。

（3）忧思质。忧者，愁思也，忧思即忧愁、思虑，我们把容易对事物有过多忧思、愁苦、顾虑的人称为忧思质。在一定范围内对事情表现出忧虑、思考，是处事谨慎、考虑周到的表现，但忧思质人群对大小事物往往表现出过度担心，而过度的担心极容易转化为紧张、焦虑等情绪。这在疾病的过程中表现更加明显，忧思质人群容易对自身疾病产生过度反应，在疾病状态中更容易表现出焦虑状态，故此类人群在患病时多容易产生烦躁、紧张的情绪。脾藏意，在志为思，思虑过度则伤脾，脾伤则心神失养，故忧思质人群容易产生纳差、失眠等碍脾伤神的表现。

（4）悲哀质。悲哀，喜乐之反也；悲伤，哀苦之意也。我们把容易对事物表现出过度悲伤、哀苦的人称为悲哀质。当失去心爱的人或物，或目标未达成，或理想未实现，人容易产生悲哀的情绪，这是正常的情绪流露。若能从悲痛中走出来，重回现实，继续生活，不为往事所困，那么一时的悲伤情绪甚至能成为人前进的动力。而对过去无法释怀，或对所有事情都呈现出悲观看法的，属于悲哀质人群。此类人群在困难面前多表现为懦弱、胆怯，不愿意努力克服，长此以往的悲哀观念容易转变为抑郁状态，更甚者容易出现轻生的想法，属于较为严重的心理疾病。肺藏魄，在志为悲，《灵枢·本神》云："因悲哀动中者，竭绝而失生。"悲哀过度则伤肺，肺气虚损，子盗母气，脾伤则竭绝失生，故身有痼疾而属悲哀质的人，疾病更难向愈。

（5）惊恐质。惊，马骇也，惊恐即惊骇、恐惧，我们把对事物轻易表现出惊骇、恐惧的人称为惊恐质。在受到某些突发事件，或遇到某些危险场景时，人容易产生惊恐的情绪表现，且表现程度主要受两方面影响：一是事件的震撼、危险程度，二是个体的心理承受能力。同样，前者属于客观因素，个体通常难以把握，所以个体的心理承受能力则成为惊恐情绪表现与否的关键。惊恐质人群心理承受能力较低，遭受轻微惊吓时即易出现相应临床表现。肾藏志，在志为恐，《素问·举痛论》云："恐则气下，惊则气乱。"惊恐情绪会造成气机的失调，故惊恐质人群容易产生遗尿、遗精、心悸等肾气不固，心神不宁的表现。

概之，中医体质学说发展至今，关于辨证体质方面的内容已相对成熟，但有关于中医心理方面的内容仍显粗糙。阮诗玮教授在《黄帝内经》的理论基础上初步构建了中医心理体质的具体内容，希冀能完善中医体质学说的内容，更好地指导临证实践。

（高嘉玮、阮杏林整理）

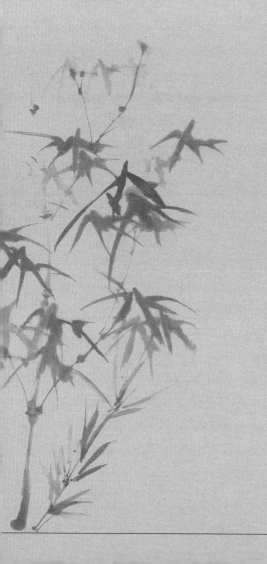

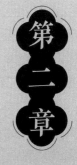

第二章

方药所宜

试论"六维"用药法

　　阮诗玮教授认为中医治病，处方是落脚点。处方有广义和狭义之分，如今常说的中药方剂只是狭义的处方，广义的处方还应包含了针灸、推拿、外治等的处方。选方制剂的关键点在于因机证治，也就需要医者详细询问患者病史及进行体征检查，通过证候推求病因，再推导病机，接着推出证型，然后从证因机立法，最后由治法选取方药。临证强调"方有矩，剂有规"。"方有矩"是要有君臣佐使，君药是起主要治疗作用的，药力居方中之首，用量要相对大；臣药辅君，用量次之，佐使服从君臣，助之、充之、和之、矫之、导之、引之，用量再次之。"剂有规"是方剂要有规制，这包含了剂量的多少、比例的多少等，比如小承气汤与厚朴三物汤，虽药物组成相同，但剂量、比例的不同，其功用、主治各有所异。《寒湿论治》中苍术麻黄汤的苍术与麻黄二药的比例也很讲究，可以启示新冠肺炎等寒湿袭肺证的用药方法。同时，方剂应用上还要注意剂型的区别，"汤者荡也，去大病用之。散者散也，去急病用之。丸者缓也，不能速去之。"

　　阮诗玮的遣药组方经验主要概括为要看（看，即分析研究揆度）药之气、药之味、药之性、药之质、药之毒、药之功 6 个维度，即看药之"六维"来遣组药方。

　　药之气：包含了中药的"寒热温凉"四气，还有浓与淡之分。

　　（1）四性，寒热温凉。《神农本草经》云："疗寒以热药，疗热以寒药。"

（2）药气的"浓淡"可分为浓烈与清淡之气。如荷叶、竹叶、薄荷等气味清淡者，多具有升散、发汗作用；如麝香、丁香、苏合香等气味浓烈者，多辛香易走窜，有通关开窍之效，可用于治标救急，但有耗伤正气之弊，只宜暂用，不宜久服。

药之味：包含了"酸、苦、甘、辛、咸"五味，还有厚与薄之分。

（1）五味包含了药物的滋味及作用范围，即辛散、酸收、甘缓、苦坚、咸软。五味还可与五行、五脏相联系，"酸入肝（属木），苦入心（属火），甘入脾（属土），辛入肺（属金），咸入肾（属水）"。

（2）药味的"厚薄"可分为浓厚与薄淡。如生地黄、大黄等性味浓厚，属阴中之阴，具有泄泻作用；茯苓、通草、猪苓等性味薄淡，属阴中之阳，具有通利小便的作用。

药之性：有刚柔之分。如川乌、巴豆、甘遂等药性刚烈，要谨慎用之，用量宜小，邪气盛、正气不虚时，才可大量应用，并且注意奏效即止，以免损伤正气，年老体虚、中焦脾胃虚弱的患者和孕妇要慎用或忌用。如太子参、山药、薏苡仁、赤小豆等药性柔和，用量可相对大一些，也适合长期使用。

药之质：为实质，有轻重之分，质的轻重不同，其性质、药量不一样。质轻的药品，一般常见花叶皮枝、动物外壳、干品药材等，多有升浮宣发之功，如薄荷、竹叶、通草、辛夷、蝉蜕、栝楼皮等；质重的药品，一般常见矿物介石、果实、鲜品药材等，多具有沉降之效，如生地黄、牡蛎、磁石、龙骨、桃仁、楮实子等；也有一些特殊的药物，如"诸花皆升，旋覆独降；诸子皆降，苍耳独升"。

（1）轻药用量宜小。他在临床诊治上焦疾病时，考虑肺居上焦，病邪初袭，应以轻清宣透为法，故常用桑叶、薄荷、荷叶、蝉蜕、枇杷叶等质轻之品，用量多在6~15g，取其"轻"为用轻药、用轻量之意。轻药多属解表药之类，其性多辛散轻扬，如邪实束表、腠理密闭之证，治以轻宣疏解，用轻扬之剂发汗解肌而散，故用量不宜过大，以免发汗太过耗伤阳气。还要注意煎煮时间不能过长、宜频服。

（2）重药用量宜大。他在治疗下焦病证时，常用到地黄、肉苁蓉、牛膝、车前子、山药、牡蛎等质重沉降之品，其质重沉降入肝肾，这些药物常规剂量上比轻药相对大，用量多在 15~30g。在夏日暑湿盛行之时，阮诗玮教授常在处方基础上多加一味西瓜翠衣以清暑湿，用量多为 60~100g，因鲜品药材水分含量较大，用量相应宜大。此外，矿物、贝壳、化石等药物质重、有效成分难溶于水，不仅用量宜重，且煎法上宜先煎、久煎。

药之毒：包括药物的毒性分级、配伍等。

（1）毒性的分级，《素问》云"大毒治病，十去其六；常毒治病，十去其七；小毒治病，十去其八；无毒治病，十去其九。谷肉果菜，食养尽之"。无毒的药物，如山药、莲子、薏苡仁、白扁豆等药食同用的药物，用量大也不会伤正，而毒性大的药物，如附子、川乌、草乌、细辛等，要慎用。研究表明广防己、青木香、天仙藤、马兜铃、寻骨风、朱砂莲等含马兜铃酸，具有肾毒性和致癌作用，临床当禁用或慎用。

（2）配伍需谨慎，避免相反相恶，避免失配误配，禁忌"十八反"和"十九畏"。

（3）在毒性药物使用上，阮诗玮教授提出以下几点：①辨证要准确；②注意配伍的相畏、相杀关系，相互制约，减副增效，如半夏与生姜，生姜可制约半夏毒性，亦能协同半夏降逆止呕之功效；③在用量和时间上要严格把控，把握好"边际剂量"，注意引起副作用的最小剂量和发挥有效作用的最小剂量与扩增作用的最大剂量。此外，阮诗玮教授通过探索认为还有一些药物存在"极反作用"和"极反剂量"，有物极必反或否极泰来之意，都要认真探索与把握，不要随意加大使用剂量，注意中病即止，不可过服损伤正气；④通过煎煮法降低毒性，如附子、乌头等要注明先煎，久煎可降低毒性，以安全用药。

药之功：包含了药物的攻补猛缓、散敛及功效。

（1）药有攻补之分，猛缓之异。攻破类的药物，比如枳实、莪术、三棱、水蛭等具有破气、破血的功效，仅适合临时使用，不可以长期服用，同时孕妇当慎用或忌用，正气不足者要慎用之。补益类的药物，比如黄芪、党参、当归、熟地黄等具有补虚功效的，可长期服用，但在邪气甚时，要注意结合祛邪的药物，攻补兼施，以扶正不留邪，祛邪不伤正。猛药，比如有巴豆、甘遂、芫花、川乌等，在邪实正盛者可酌情适量使用，也要注意"十去其六"，做到中病即止。缓药，比如有明党、太子参、薏苡仁、女贞子等，这类药物可以长期服用，药量也可以大些。

（2）药物有散敛之分。要注意的是，散敛与升降浮沉的方向不同，升降浮沉是上下，散敛是内外。他强调，使用散敛药物时要注意"感邪慎敛，虚脱勿散"。散外的药，常见的有麻黄、香薷、细辛、薄荷、荆芥、蝉蜕等，此类药物多辛散，用量不宜过大，以免发汗太过，损伤阳气，故表虚、久病体虚、失血患者慎用。敛内的药，比如麻黄根、诃子、芡实、金樱子等，这类药物味多酸涩，多用于治疗久病体虚、正气不固等，表邪未解、郁热未清者慎用。

（3）功效。①根据药物的功效作用，选相应药物作为处方的君臣佐使药，如化痰选用半夏，活血用丹参，补气用黄芪、人参等。②选药时，阮诗玮教授还重视从双关或多关角度去考虑，比如既要温阳，又要活血时，常用红花、当归、莪术、三七等；既要补肾，又要利尿时，可用楮实子。③还要善用归经药，比如后项部头痛时，属太阳经，用葛根、羌活、藁本等；下肢酸软不适时，需引药下行，常用牛膝、续断等。阮诗玮常说，一名医者，唯有熟识药物气味功效，灵活巧用药物特性，精准遣药组方，才能成为药到病除的良医。

（颜榕整理）

第二节
如何开好一张处方

医道者，乃至精至微之事也，万不可求之于至粗至浅之思。作为一名医生，临证时如何开出一张高水平的处方，解决患者所苦是首要任务。阮诗玮教授在临床上十分倡导"六看"理论，即：一看天（天气情况、五运六气），二看地（地理环境、水土方宜），三看时（季节时令、疾病阶段），四看人（体质禀赋、心理状况），五看病（包括中医的病和西医的病），六看证（四诊症候）。阮诗玮教授认为只有深刻领会"六看"理论的精髓之后，才能在临床上较为全面地收集到完整的四诊资料，进而审证求因，辨证施治。

对于如何运用"六看"诊察病情，开好一张处方，阮诗玮教授有其独到的心得。患者来诊时，首先当看天，看天是指诊病要结合天气情况和五运六气的变化规律，五运六气是中国古代研究天时气候变化规律及其对生物（包括人体）影响的一门学说。《素问·六节藏象论》云："不知年之所加，气之盛衰，虚实之所起，不可以为工矣。"可见五运六气对中医诊察病情的重要性。故而阮诗玮教授提出诊病当先明悉是年主运客运、主气客气，谨守病机，勿失气宜，治疗上必先伏其所主，先其所因。二看地，看患者居处之地理环境及水土方宜，所谓一方水土养一方人，比如福建属于亚热带海洋性季风气候，全年平均温度偏高，且西北面有山脉环绕，能阻挡寒风，东南部临海，空气湿润，所以温暖潮湿是福建省尤其是沿海一带的气候特点，因此风、湿、热邪在此地盛行。故此地医生治病时当注意风、湿、热邪气。然即使同处福建，不同地区其水土方宜又有不同，比如福鼎和周宁因地气偏寒就经常需要用到一些温热的药，当然北方就更不用说了；而宁德、福州地气偏热，温药宜慎用；福安暑湿氤氲，民病常须芳香透达。三看时，为描述四时节律变化，我们智慧的先人给我们留下了二十四节气这一古代历法，二十四节气能直观地表述我们自然界一年气候因素的变化规律，《灵枢·岁露论》说"人与天地相参也，与日月相应也"。因而年月季节、昼夜晨昏的时间因素，既可导致自然界不同的气候特点和物候特点，同时对人体的生理活动与病理变化也带来一定影响。如同是感冒，春季多风，治宜疏风为主，常用银翘散加减；夏季多挟暑湿，应予李氏清暑益气汤、新加香薷饮、鸡苏散等；秋季多燥，多予桑杏汤加减；冬季多寒，可予麻黄、桂枝之剂。四看人，即看人的体质禀赋、心理状态。体质因素决定着个体对某些病邪的易感性和耐受性，同时还决定着发病的倾向性，例如感受相同的致病因素或患同一种疾病，因个体体质的差异可表现出阴阳表里寒热虚实等不同的证候类型，再如女性情志不畅，多愁善感则易为寒湿所伤，而成寒湿气郁证。辨证论治确为中医治疗的基本原则和特色，然而因个人体质往往决定着症候的演变及转归，故亦不可忽视。五看病，是指临床上要结合现代医学的诊断，中西结合，既要考虑中医的病，也要考虑西医的病。六看证，是指望闻问切获得的症候，将以上收集到的临床资料进行全面的分析、综合，辨清疾病的原因、性质、部位及发展趋向等特征，然后进行辨证论治及遣方配药。我们说当医生一定要客观，医生要是主观的话，就会走入歧途，就会误判了病情，临证时运用"六看"理论收集清楚临床资料后，更有助于全方位辨证论治，进而开一张好处方，而不是单纯地辨症论治，这也正是中医整体观的体现。

（李丽洁、许勇镇、阮诗玮，原载于《中医药通报》2017年3期）

第三节
话荷叶

一、清轻升发不耗散，表里上下皆可达

1.治疗表证

荷叶生于河泽之中，为莲的叶子，故又称莲叶。其质轻而升浮，晒干薄如箔衣，因其性平升浮，故临证用之有透达宣发之效。①风热或暑热感冒：春季多风邪，闽地属亚热带季风气候，故临证时患者感触风热邪气，病起发热、口干、咽痛、尺夫热者不在少数，而南方一带，因地气偏湿，故而患者体内多有湿邪内蕴。再加风热邪客，则内外合邪，胶结难解。对于风热感冒，阮诗玮教授常于银翘散中加入荷叶，既可发表达邪，又能化湿辟秽；暑月之时，因于感

触暑湿邪气者，往往于新加香薷饮中加入荷叶，一者发散暑邪，又能除湿开胃，尤能起到生津止渴之功。②斑疹或丘疹：斑疹乃肺胃郁热，灼伤血络，迫血妄行之证，陆子贤曰"斑为阳明热毒，点大而色鲜；疹为太阴风热，点细而色红"即是。因狼疮肾炎或紫癜性疾病等热病初期，多伴有发热而渴、汗出不畅、皮肤瘙痒、舌尖红脉浮等，应为邪在卫分或卫营同病之证，故宜用透邪发表之品。阮诗玮教授常以荷叶、紫草、龙舌草、白花蛇舌草、金银花等为基础方，用荷叶既可透邪出表，又能凉血止血，实乃佳品。

2. 用于上部疾患

荷叶质轻，乃莲之顶部，自能升发阳气至头面，而散邪于外。《雷公炮制论药性解》曰："荷叶形如仰盂，其象为震，震为雷，属木化风，故治雷头风。"在人体头面五官疾患中，荷叶用之得当，确有良效。实证者，诸如感受风热、风燥或内生燥气化火所致诸窍不利病症，阮诗玮教授常处以荷叶、连翘、薄荷、甘草、桔梗、栀子等药物以疏风宣肺，清热润燥；或有热毒蕴结，声门为痹者，常配伍金银花、连翘、马勃、射干以清热解毒，透邪利咽；虚证者，如见耳鸣，阮诗玮教授常以李杲益气聪明汤加荷叶治之以清虚火而益元气，疗效颇佳。对于湿热上蒙之头痛，阮诗玮教授以荷叶为君，佐僵蚕，便结者加大黄，治之甚效，乃阮氏清震汤是也。

3. 治疗里证

荷叶生于夏日，秉夏日之气而性平故能长土气，升发清阳；生于淤泥腐秽之所而不染故尤能化湿降浊。故荷叶入中焦脾胃，升发阳气而降浊邪，大凡因中气不升，浊邪不降，湿热浊毒沉瀣一气者，皆可据证选入。临证时可用于治疗咳嗽、咯血、吐泻、尿浊等里证。对于咳嗽、咳痰者，用荷叶可宣肺通络而清痰，可与贝母、桔梗、郁金、瓜蒌配伍以化痰通络；咯血者，因于元气不足，火气上逆，可配伍侧柏叶、艾叶、生地黄凉血止血；吐泻霍乱者，渴者用五苓散或六和汤加减；不渴者，可予理中汤或藿香正气散加荷叶芳化湿浊；中气病，则溲便为之变，临证时不少肾炎患者，因于脾胃气虚，湿浊下溜，精微不摄而见蛋白尿、血尿，此时可在升阳益胃汤中加荷叶以升阳除湿，封关涩土。《本草通玄》称荷叶有开胃消食，止血固精之功，此之谓也。

4. 用于下部疾患

荷叶虽可升发，亦能治下部疾患。《三因极一病证方论》记载运用荷叶配伍藁本煎汤熏洗，可治脚胫生疮，浸淫腿膝，脓汁淋漓，热痹痛痒。此得之于荷叶有化湿祛风之效。临证时对于阴囊肿痛、湿润瘙痒及阴痿弱者，此乃下焦湿邪内蕴，清阳不升，可与荷叶配伍牡蛎、蛇床子、浮萍以升阳利湿。

二、鲜用性凉能止血，吐衄便崩均堪尝

荷叶色青，禀少阳之气而入肝经，故而能入血分以凉血止血也。倘荷叶烧炭，则收涩之性倍增而止血力大，临证时对于出血类疾病常用之。《日用本草》明言：荷叶治呕血、吐血。临证时对于吐血属热邪炽盛者，可配伍大黄、黄芩、黄连为末，沸水泡服；寒盛者，又当温阳止血配伍甘草、干姜、艾叶之品；太平方有四生丸，便是治血热吐衄之良方。临证时，血尿发病无论虚实，均可益用荷叶。实证者，荷叶性凉可宁肾络，入血而能凉血止血，炭用则收涩力强，常配伍小蓟、地榆、白茅根；而中气不足，精微不固者，可

与三七、墨旱莲、女贞子、茜草合用。对于漏下属瘀血留滞者，荷叶用之具有升阳气、散瘀血、留好血之功，临证时可配伍蒲黄、黄芩、茜草等活血止血之品。而崩漏出血日久，淋漓不尽者，常配伍莲房、三七、藕节炭、地榆炭以收涩止血。

三、色青而仰引清气，眩晕腹满治咸宜

李杲曰："荷叶之体，生于水土之下，出于秽污之中，而不为秽污所染，挺然独立。其色青，形乃空，青而象风木者也，食药感此气之化，胃气何由不上升乎？"荷叶其形仰，象震，禀少阳之气，故能开发阳气，胃气升发亦有赖于少阳升发，此乃十一脏皆取决于胆之谓也。因而临床上治疗眩晕病，属清阳不升，浊阴不降，阴阳反作者，阮诗玮教授常于补中益气汤中加入荷叶，起到升阳止眩之功；又有产后妇女，出现血晕，心闷不识人，或言语错乱属血瘀气闭者，可配伍蒲黄、甘草、生地黄以活血润燥，行气开窍。对于湿温中阻所致腹胀、胃脘痞闷、食少不知饥、舌黄腻者，阮诗玮教授常配伍藿香、厚朴、陈皮、茯苓、大腹皮以芳化湿浊，行气和胃。而虚证腹胀者，又当补益元气，可配伍人参、陈皮、厚朴、生姜、甘草以补中消滞。

四、苦禀夏气味芳香，暑邪致病力能匡

荷叶清轻，可芳香透邪，清暑益气，和胃化湿，对于夏日触犯

暑湿邪气者，实乃良药。《本草再新》曰："清凉解暑，止渴生津，治泻痢，解火热。"故夏日感冒可用之，阴暑者，宜用藿香正气散加荷叶治之；暑湿内蕴，腹泻口渴者，可配伍乌梅、葛根、草果、砂仁、甘草；暑湿蕴热，郁闭肺气，伤及肺络者，但咳少痰，咳声清高，阮诗玮教授常用吴塘清络饮加甘桔杏仁麦冬汤方；暑湿病后期因气虚余湿留恋，表现为身困乏力、胃中不舒、食少、口淡、舌淡苔白者，可配伍藿香、芦根、薄荷、佩兰。又有素来脾肾元气不足者，当法李杲补益元气，利湿除热，选用清暑益气汤，其中加入荷叶以升阳除湿，开胃生津。

综上，荷叶具有清暑化湿降浊邪、解表透达散邪气、升发清阳开胃气、凉血止血散血瘀之功。临证时既可用于实证，也常用于虚证。又因其性平和，故热证可入，亦不避寒证。运用时贵在随证灵活选用配伍。遣方之时，或舍其用而取其性，或弃其性而扬其用，或性用齐借，皆依证而定，其功用也因组方而异。

（许勇镇、陈晓玲、阮诗玮，原载于《江西中医药》2020 年 3 期）

第四节
民间单方妙用——莱菔叶

阮诗玮教授在中医临证治疗中，常常于方中参用民间草药以增强疗效。有一些草药虽然在日常生活中被大家所熟知，却不知道它的妙用，白萝卜叶即莱菔叶就是其中之一。莱菔叶这味药的临证运用，是源于阮诗玮教授儿时亲身试用验证的体会。那是在二十世纪六十年代冬春季节，福建周宁由于地处高海拔地区，加上当时生活卫生条件恶劣，许多当地人多受寒邪所伤，手足多发冻疮，如果再被热水烫伤后，往往易成痈化脓破溃而发变证。当时阮诗玮教授就不慎罹患足趾冻疮之苦，被烫伤之后患处红肿疼痛，伴全身寒战发热，阮诗玮教授母亲根据民间验方，将若干新鲜白萝卜叶洗净，撒入一把盐巴，捣烂，外用涂敷冻疮红肿处，每日一敷。便是如此治疗，阮诗玮教授敷药第二天寒战高烧便自解，经一周左右外用敷药治疗后，足趾冻疮得以痊愈。

此后，阮诗玮教授学医行医中，尤其重视民间中草药的学习继承，并发扬运用于临床实践中。李时珍《本草纲目》中记载"莱菔叶，气味辛、苦，无毒，生捣，涂打伤、汤火伤"，可见其具有清热解毒之效，可以用于疮疡痈肿等火毒证，可外用，亦可内服，如治疗中暑可以和丝瓜络、薄荷配伍，治疗痈疮可以配蒲公英等。而阮诗玮教授发皇古义，结合临证体会，用其辅助治疗糖尿病足火毒内蕴，红肿成痈者，常取得不错的疗效。

阮诗玮教授对此体会深刻，常常教导学生们："俗语说：单方一味，气死名医。民间有许多草药土方，常常跳脱书本理论，却药到病除，疗效神速，是广大劳动人民从医疗实践中积累的宝贵经验，也是中医药宝库中值得不断挖掘继承的财富之一，需要新一代中医人继续探索研究，不断发扬光大。"

（周少峰、许勇镇、丘余良，原载于《福建中医药》2019 年 6 期）

第五节
陈氏六和汤

　　阮诗玮教授在学医行医过程中，广泛拜访各地名医，学习继承临床经验，并反复运用临床，思辨总结，发现新知。阮诗玮教授在福建宁德地区行医时，曾跟随福安地区名医陈荫南先生及其女儿学习。陈荫南老中医学术造诣极高，阮诗玮教授学习期间深刻体会到老中医经验丰富，处方用药独具地方特色。其中，阮诗玮教授临证习用的验方六和汤，便是陈荫南老中医传予其女的一张经验处方，该方可广泛运用于临床各种病证，在当地运用颇有疗效。该方主要由香薷、藿香、白扁豆、茯苓、明党参、厚朴六味药组成，其中香薷、藿香芳香化湿醒脾，茯苓利湿健脾，厚朴辛温行气燥湿，白扁豆、明党参健脾益气，主要运用于脾胃亏虚、湿浊内蕴，或暑湿伤肺之证。此方配伍精妙有三，一则治湿气，芳化、渗透、行气并举；二则攻补兼施，重视中焦脾胃健运，而健脾益气之药不用黄芪、甘草、白术之类，而独选白扁豆、明党参，其中白扁豆，《本草备药》云其"甘、温，腥香。调脾暖胃，通利三焦，降浊升清，消暑祛湿，止渴止泻，专治中宫之病"，故具有健脾升清祛湿之效，而明党参，《本草从新》载其"补气生津"，《饮片新参》录明党参有"化痰湿"之效，适用于肺脾气虚而痰湿内蕴之证。故此两味补气运湿，补而不滞。三则肺脾同治，补土生金，亦善治外暑内湿伤及肺脾之证。

　　阮诗玮教授细思此精简之方为何在福安地区具有如此广泛的效用，除了该方配伍精妙、临床辨证精准外，关键在于福安地处东南沿海，是四面环山之盆地，城内河流蜿蜒而过，暑热逼人，湿热气盛，当地人往往多湿热伤脾，故临床运用此方加减能够调其体质以纠其脏腑阴阳之偏以治疗疾病，收获疗效。阮诗玮教授通过此方的学习体会，深刻影响后来其中医临证思维的建立，即主张"六看"：天、地、时、人、病、证相结合，多维度精准辨机处方。

阮诗玮教授临证时，常用此方加减，疗效确切。如治一过敏性紫癜女性患者，症见：中下腹疼痛，伴腹泻，易犯困，纳呆，寐可，小便色偏黄。舌淡红苔中根微黄腻，脉弦细。检查尿常规示蛋白微量，隐血（+++），红细胞计数 696.3 个 /μL，红细胞 125.3 个 /HP。因就诊时正值八月之际，福州气候亦是长夏湿热气盛，患者又有基础肾脏疾病，本身脾胃亏虚，纳运不及，易受外在湿热邪气困扰，四诊合参，故阮诗玮教授辨其为脾虚湿热，因脾虚运化不及，湿热内蕴，气机郁滞，而腹痛；湿热下注，伤及血络，而腹泻、尿血；运纳不及则纳呆。故治以健脾助运、清化湿热，方予六和汤加减以健脾助运，化湿泄浊。处方：藿香 6g，厚朴 6g，陈皮 6g，茯苓 15g，草果 6g，神曲 6g，炒山楂 15g，明党参 15g，白扁豆 15g，荷叶 6g，紫草 15g，茜草炭 15g。因无暑湿犯表之机故去香薷，取四加减正气散之草果以助其化湿醒脾，炒山楂、神曲健脾开胃以增食欲，外加荷叶升清降浊，紫草、茜草炭凉血止血对症治疗。患者遵医嘱服药 2 周后复诊，自诉腹泻等不适已愈，余无特殊不适，纳寐可，二便调，舌淡红苔薄黄，脉弦细。检查尿常规示隐血（++），红细胞计数 344.2 个 /μL，红细胞 62 个 /HP。阮诗玮教授虑其湿浊渐祛，气阴有伤，遂以补益气阴善后。此后随访亦无大恙。此则天人合参，谨守病机，方药对证，故能效如桴鼓。

（周少峰、许勇镇、丘余良，原载于《福建中医药》2019 年 6 期）

在长期中医临证实践中，阮诗玮教授广泛运用中药治疗慢性肾脏疾病，不断积累用药经验，总结方药疗效，在临床实践中反复检验而逐渐形成个人经验方。紫茜宁血汤便是其中经验方之一。阮诗玮教授临证中，常以三焦四层辨证慢性肾脏病，以证候为先导，紧扣疾病的基本病机和当下主导病机，在治疗慢性肾小球肾炎、IgA肾病、过敏性紫癜、紫癜性肾炎以及狼疮性肾炎出现血尿者，阮诗玮教授认为此常常是下焦热毒入血之候，故宗叶天士治血之法"入血就恐耗血动血，直须凉血散血"。结合唐容川《血证论》"止血、消瘀、宁血、补血"治疗血证法则，而自拟紫茜宁血汤以疗血分热毒引起的斑疹、紫癜、颜面痤疮、鼻衄、血尿等症。紫茜宁血汤，主要方药组成包括：紫草、茜草或茜草炭、生地黄、赤芍、白芍、牡丹皮、地骨皮、鬼箭羽、川牛膝、白茅根。其中君药为紫草、茜草，二者凉血止血化瘀，臣以生地黄，赤、白芍养血活血，佐以牡丹皮、地骨皮、鬼箭羽清热解毒凉血，白茅根、川牛膝下行入下焦以凉血行血。主治下焦血分热盛，迫血妄行之证，临床适证用之效果显著。

如曾治一过敏性紫癜性肾炎男性患者，以发现镜下血尿1个月为诉来诊，症见尿黄，胸口灼热感，夜间为甚，热时胸口见斑片状潮红，可自行消退，纳寐可，大便调。舌红，苔薄黄，脉细。查尿常规示：隐血 (+)。肾功能：尿酸 570.4μmol/L，尿素氮 4.45mmol/L，肌酐 61.7μmol/L。阮诗玮教授认为过敏性紫癜性肾炎多因既往感受热病，邪气不得尽除，痼邪深伏，阴精耗伤，而复感外邪或饮食不慎诱发。该患者痼邪深伏，而暗耗阴精，虽迁延岁月而未作，因于正气尚足。今正气有损，感触外邪，故而发病。又因正值青少年，气血方刚，邪气扰动，气郁化火，则见小便色黄、胸口潮红、灼热感，夜间为甚，舌红之症，热入血络，迫血妄行，耗伤阴血，则见尿血、脉细之征。故阮诗玮教授辨其为阴虚火旺、热伤血络之证，方予紫茜宁血汤加减治以滋阴清热，凉血散血。处方：紫草 15g，茜草 15g，生地黄 15g，赤芍 15g，白芍 15g，土茯苓 15g，盐肤木 15g，甘草 3g，升麻 6g，川牛膝 15g，地骨皮 10g，牡丹皮 10g，白茅根 15g。患者诉服药一周后复查尿常规转阴自行停药，再加饮食无制，进食辛辣炙煿之品后，复查尿常规示隐血（++），故再次来诊，症状同前。予原方再进 14 剂。复诊症状较前改善，尿常规未见异常。后门诊随访，症状悉除，多次复查尿常规均阴性。

（周少峰、许勇镇、丘余良，原载于《福建中医药》2019 年 6 期）

第七节
当归芍药散新用

一、当归芍药散的方证病机认识

当归芍药散首见于《金匮要略》，其中《妇人妊娠病脉证并治第二十》指出："妇人怀妊，腹中疞痛，当归芍药散主之。"又《妇人杂病篇》曰："妇人腹中诸疾痛，当归芍药散主之。"提出当归芍药散由当归、川芎、白术、芍药、泽泻、茯苓组成，主要用于治疗妇人妊娠或杂病所致腹痛。阮诗玮教授认为当归芍药散的临证运用并不拘于此，当归芍药散为"血水并治"之剂，主要功效为养血活血、化湿利水。当归、川芎、芍药入血分，白术、泽泻、茯苓三药入水分，以方测证，其所治疗疾病的病位当在水分、血分。血水皆治，不论血虚所致水湿停滞，还是水湿内阻引起的血气不生均为血虚水盛证，以及寒湿涩脉，入络留瘀或瘀血内蓄日久，水气内停，导致湿滞血瘀证，两者均是当归芍药散的适应证。通过临证观察，我们发现患者起病均有水肿、小便不利、腰痛固定、舌淡胖或舌暗红有瘀点瘀斑、脉涩等外在症状，但两者区别在于病位有异，症状先后轻重之不同；在临床上运用当归芍药散紧扣其方证病机，辨别气、血、水三者病变的轻重缓急，倘水湿泛滥为甚，可侧重茯苓、白术、泽泻化气行水之效，若脉道涩滞或亏空，则调整归芎芍之剂量，化瘀行水，和营充脉，临证时调整原方中血分药与水分药的用量比例，适当加减运用，可获良效。

气、血、津液是构成人体的精微物质。三者关系密切，气能布津液而行血液使脉隧流通；津血为阴又能涵养诸气，不致耗散，故而各司其职。临床上或有失血、失精家，或久病疮疡者常致营阴、津液耗伤，营血亏虚，则脉道不利，气化失司，水气内生。恰如尤在泾在《金匮要略心典》论及"腹中急，乃血不足，而木反侵之也。血不足而水侵，则胎失其所养"。由此可知，尤在泾认为当归芍药散方证的病机乃肝血虚弱，水气趁机侵袭之证，亦即血虚水盛之证。临床亦有病者水湿内困，迁延岁月不去，日久伤及脾胃，脾胃者，后天之本也，若脾胃内伤，则无以化生精血津液，气血乏源，脉络亏虚，四肢百骸不得其养，这亦归属血虚水盛范畴。倘有不慎感受寒湿、恣食生冷、或久居湿地、或素体痰湿过盛者，致中焦寒湿内生，则中气不运，太阴不升，阳气不运，寒湿凝滞经脉，则入络留瘀，湿滞瘀阻，百病由起，正如《灵枢·百病始生》中所云"温气不行，凝血蕴里而不散，津液涩渗，着而不去，而积皆成矣"，此为湿滞血瘀之证。倘气滞不通则津液的生成输布障碍常致血分的失和，气失斡旋，血分涩道，滞凝为瘀，水气不利，恰如黄元御所云"肝藏血而主疏泄，血性温和而升散，凡脏腑经络之血，皆肝家之所灌注也。实则直升，虚则遏陷，升则流畅，陷则凝瘀"。今肝气不调，血府凝涩，血液运行不畅，日久影响三焦水道，三焦决渎失司，津液不得其道，输布、排泄发生障碍，久积成水，水湿充盛，殊途同归，亦可衍变为湿滞血瘀证。

二、当归芍药散的运用思路

阮诗玮教授改当归芍药散为汤用，临床上使用该方，重在权衡血分、水分邪气之偏颇。灵活加减，随证化裁，合乎气宜。若血虚致水湿泛滥者，应当养血和营以利水气。此类患者不能一味利水消肿，徒利水以逐邪，则有伤阴之虞，久利则血分愈弱，阳气不固，而水气愈盛。经云"阴虚则无气，无气则死矣"此之谓也。临证时阮诗玮教授常在当归芍药散基础上加用补血益气之品，如黄芪、明党参等药。阮诗玮教授尤喜用黄芪，据病情之轻重，酌情加减。运用黄芪，一者能利水消肿而逐邪气，又可补益肺脾之气，使有形之血生于无形之气，恢复气血。临床上可见于慢性肾衰竭患者，因久病水湿蓄积，气血失和，血分虚弱。治疗应利水与养血并重，此类患者往往病史长久，病势缠绵，须把握好扶正与祛邪两者的平衡，治疗时利水逐邪又当兼顾正气，万不可恣意孟浪，以免图一时之快而偾事。湿滞血瘀患者，治当疏肝活血、行气利水，于当归芍药散中加用王不留行、莪术、穿山甲、桃仁、红花等活血化瘀之药，使脉中瘀血尽去，而脉道通利，水气自去。因活血之品有伤正之虞，故不可久用，当中病即止。临床上可见于肾病综合征合并高凝状态者，阮诗玮教授认为肾病综合征患者，长期处于水气内盛的病理状态，水湿内阻，脉气不遂，则血液凝滞，久而瘀血内生形成血栓栓塞等症，故而重在利水化湿，通利血脉以改善高凝状态，这与临床诸多医生大力倡导的活血化瘀法有所不同。

三、验案举隅

1. 硬皮病

黄某，女，64岁，2016年9月10日来诊。1年前反复手指肿胀拘紧，呈渐进性，受寒时手指发绀僵硬，气温转暖症状改善，自觉四肢皮肤增厚，三甲医院行相关检查诊断为"硬皮病"，未系统治疗。辰下：精神倦怠，身困乏力，口渴心烦，背部皮肤红斑，瘙痒甚，全身皮肤肿胀增厚，双上肢十指为著，手足冰冷僵硬，双下肢中度凹陷性水肿。纳可，寐一般，二便调，舌淡胖苔薄黄，脉弦。中医诊断：皮痹（暑湿内侵，气津两伤证），治以益气生津。处方：太子参15g，生黄芪15g，当归6g，麦冬15g，五味子3g，青皮6g，陈皮6g，黄柏6g，葛根12g，苍术6g，白术6g，升麻6g，车前草15g，甘草3g，女贞子15g。二诊：2016年10月8日。瘙痒已愈，双下肢中度凹陷性水肿，四肢冰凉肿胀，舌暗苔白脉弦。辨为：皮痹（湿滞血瘀证）。处方：当归6g，赤芍15g，白芍15g，川芎6g，茯苓15g，白术6g，泽泻15g，车前草15g，黄芪 15g，陈皮 6g，楮实子 15g。三诊：下肢水肿消退，四肢末端肿胀改善，手指较前灵活，效不更方，原方加桂枝 6g、猪苓 15g，再进 14 剂，随访诸症改善，双十指肿胀冰冷感好转，病情平稳。

按语：结合阮诗玮教授"六看"原则，患者虽初秋来诊，但 9 月伏暑未去，暑湿伤脾，故见口渴心烦，身困乏力等，以清暑益气汤加减健脾清暑。二诊身舒心宽，暑湿之邪已祛，而手足冰冷、全身皮肤肿胀增厚、下肢中度凹陷性水肿无明显改善。因气血运行不畅，血瘀脉道，皮肤失其温煦濡润而生冰冷，迁延水分，四肢肿胀，辨为湿滞血瘀之证。《张氏医通》有云"凡肢体不知痛痒、麻木，乃湿痰死血顽痹于经络，当治以本法"，即活血化瘀，利水化湿。以当归、赤芍、白芍、川芎活血化瘀，行血之滞，茯苓、白术、泽泻淡渗利湿，楮实子、车前草利水道除湿痹，黄芪、陈皮益气理气。三诊患者四肢渐知温意，肿胀改善，诸症改善，知药已中的，原方加桂枝、猪苓。猪苓温阳化气、利水消肿，桂枝行血温肾，"枝以达肢"，又可引药达所，行至四末。

2. 糖尿病肾病

林某，男，63 岁，2015 年 5 月 23 日来诊，糖尿病肾病患者。反复全身水肿 5 年余，5 年前无明显诱因出现双下肢水肿，于当地医院行相关检查和治疗，水肿消退后出院，出院后反复水肿，遍及全身，为进一步治疗来诊。辰下：面色㿠白，颜面部、双下肢、腹部重度水肿，平素口服利尿剂后尿量 1700~1800ml，含大量泡沫，大便 2 次 / 日，质稀，纳少，辗转难眠，盗汗，舌淡红少苔，脉沉细。实验室检查：肌酐 135μmol/L，尿素氮 12.2 mmol/L，白蛋白 17.9g/L，血红蛋白 112g/L。既往病史："2 型糖尿病"13 年余，"高血压病"12 年余，平素规律注射"门冬胰岛素 30 注射液"控制血糖，未服降压药。四诊合参，中医诊断：水肿病（血虚水盛证）。处方：

当归 10g，赤芍 15g，白芍 15g，川芎 6g，茯苓 15g，白术 10g，泽泻 15g，车前草 15g，木瓜 15g，六月雪 15g，生黄芪 15g，陈皮 6g，服用 7 剂。二诊：诸症改善，双下肢中度水肿，胃脘胀闷，食欲下降，伴腰背部疼，夜寐改善，时盗汗，口干疲乏，大便成形，1~2 次 / 日，小便每日约 2300ml，舌淡红少苔，脉细。原方加太子参 15g，麦冬 15g，五味子 3g，牛膝 15g，大腹皮 6g，生姜 3 枚，大枣 3 枚，进 7 剂。随后，在本方基础上，黄芪逐渐加至 100 克煎服。三诊：2015 年 8 月 22 日。患者病情稳定，全身水肿减轻，睡眠、食欲好转，诉复查肾功能指标有所好转，未见详单未予记录。

按语：患者既往恣意嗜食，痰湿内生，日久湿郁生热，中焦戕害，迁行为"消渴病"。脾失健运而病水，水液潴留故周身严重水肿；脾气虚馁，不能升清，谷气下流，精微下注则见泡沫尿。水病气化不复，殃及血分，血分不充，气血生化乏源则面色㿠白。治以利水养血并重兼以行气。茯苓、白术、泽泻祛脾湿、除水气，川芎、当归、芍药补血之虚、活血生血；加木瓜酸甘养阴，防利水太过伤阴，六月雪、车前草清热利湿，邪有出路。二诊来复，水肿减轻，知药证相符，新发口干不适，胃脘胀闷，为伤阴气滞征象，故原方加太子参、麦冬、五味子敛汗而滋肾水，大腹皮行无形之滞气，消除胃脘胀闷。

3. 月经紊乱

徐某，女，35 岁，2015 年 2 月 14 日来诊，慢性肾炎患者。诉平素月经不规律。患者 4 年前产子期间大出血，产后来经，月经 2~3 月一至，7~10 天结束，经量少，色黯红伴有血块，质黏稠，无异味，无痛经史。辰下：神疲乏力，颜面水肿，四肢畏冷，双足甚。尿中泡沫多，口干口苦，纳寐可，舌淡苔黄（染苔），脉沉细。中医诊断：月经紊乱（血虚水盛证）。处方：生地黄 15g，当归 6g，赤芍 15g，白芍 15g，川芎 6g，白术 10g，茯苓 15g，泽泻 15g，甘草 3g，夏枯草 15g，毛柴胡 6g，香附 6g，车前草 15g，14 剂煎服。复诊水肿消退，宗前法加养血补益之品续服月余，3 个月后诉月经渐已规律。

按语：患者产后元气大伤，气血俱损，冲任亏盈以致月经来潮紊乱。血分虚弱未予调理，久则脉道不利，气化失职，水湿肿满潴留，发于颜面；津液无以上承则见口干口苦。恰如《妇人良方》有云"人之生，以气血为主；人之病，未有不先伤其气血者"。病位在于血分，辨为气血亏虚，血虚湿滞证，当和营养血，利水化湿调经。用当归、川芎、白芍养血疏肝，香附调畅气机，补血行气。以茯苓、泽泻、车前草利水消肿，白术健脾，培土制水，改善血虚水泛之象，合方共奏养血疏肝、健脾利水之效。

4. 乳腺小叶增生症

丁某，女，36 岁，2010 年 4 月 9 日来诊，过敏性紫癜性肾炎患者。诉双侧乳腺外上象限有明显跳痛感，经前尤为明显，时伴腰骶部酸胀。月经紊乱，或愆期或提前，量多，色红，夹有血块，无痛经，伴晨起口干口苦，纳可寐安，大便 1 次/日，舌红苔薄黄脉弦。辅助检查：乳腺彩超示双侧乳腺小叶增生，右侧可见一结节，大小为 0.8cm×1.0cm。中医诊断：乳癖（血瘀湿滞证）。处方：当归 6g，生地黄 15g，熟地黄 15g，赤芍 15g，白芍 15g，川芎 6g，生黄芪 15g，白术 6g，茯苓 15g，甘草 3g，夏枯草 15g，狗脊 15g，骨碎补 15g。服 14 剂，乳房疼痛大减，原方加减续 28 剂，2 个月后复查乳腺彩超提示乳腺小叶增生显像，结节已散，月经亦每月按时来潮。

按语：患者乳房疼痛，乳腺彩超示结节为"乳癖"之病。痛者虚实两端，患者久病忧思过度致气血不畅、血络凝滞而双乳作痛；阮诗玮教授处以当归芍药散加减，当归、川芎宣畅气机，活血开结；

川芎"上行头目，下调经水，中开郁结，为当归所使"。赤、白芍调肝和营，又因"见肝之病，知肝传脾，当先实脾"。白术、茯苓健脾之用，亦可培土制水，以防气滞血瘀，瘀血化水，因患者无明显水肿之象，故去泽泻。夏枯草破结散气，另加骨碎补、狗脊补肝肾强筋骨之品，改善腰骶酸软，标本兼治，服之数次，结节消散。

（陈晓玲、许勇镇、阮诗玮，原载于《中医药通报》2018 年 3 期）

第八节
益肾降浊汤中西辨析

益肾降浊汤系福建省人民医院阮诗玮教授经验方，因临床疗效确切，故被研制成院内制剂，该方具有改善慢性肾衰竭患者临床症状、延缓疾病进展、提高生活质量、控制并发症等作用，临床运用多年，疗效确切。现从制方背景、组方依据、方义配伍、现代研究机制 4 个方面对该方分析如下。

1. 制方背景

该方系阮诗玮教授多年躬耕临床，经过实践总结的经验方，主要用于治疗慢性肾功能衰竭"脾肾气虚、湿浊血瘀"证。阮诗玮教授制订此方之灵感来源于 40 年前于宁德地区第一医院（现为宁德市闽东医院）实习时第一次见到的尿毒症患者，患者当时症见恶心呕吐，纳少，呼吸短促，手足搐搦。考虑当时透析技术尚未普及，阮诗玮教授先后投以异功散及温胆汤加减，经治疗后患者症状较前缓解，肾功能亦较前改善。在此后的临床实践中，阮诗玮教授发现许多慢性肾功能衰竭患者均存在程度不一的脾胃虚弱症状，故而治疗此病应重视从脾胃入手，时时顾护中焦。

因久病及肾，肾元不足亦是慢性肾衰竭的基本病机之一，故慢性肾衰竭需要注重补益肾元。阮诗玮教授指出对于肾阴亏虚者，滋肾之品多滋腻碍胃，若使用不当反生壅滞气机、洞泄寒中，而肾阳不足者，若是不明温补肾精之理，肆用附子、干姜之燥烈之品反徒伤肾精，更伤其本。是故治疗慢性肾功能衰竭应做到滋肾阴而不腻滞，温肾气而不燥烈，谨察阴阳所在而调之，以平为期，避免使用烈性有毒之剂。

综上，阮诗玮教授综合"顾护胃气、平调阴阳"之两大原则，以异功散加入平补肾气、降浊解毒、活血利水之品，拟出益肾降浊汤，并在以后临床中不断完善。

2. 组方依据

全方以"正邪辨证"为纲领，治疗上以"标本同治"为治则，立"扶正祛邪"为治疗大法。慢性肾衰竭，属祖国医学"水肿、腰痛、虚劳、关格"等疾病范畴。阮诗玮教授认为该病属本虚标实为患。本虚责之气、血、阴、阳之虚损，标实责之"痰湿、水饮、瘀血、浊毒"等病理产物蓄积，致脾失转输，肾失开阖，精微不布，脾肾不足，水湿内蕴，日久生浊，浊腐成毒，上焦不行，下脘不通，胃气失和，则浊毒更易逗留其中。病久而气机不利，血脉壅滞，所谓"初病气结在经，久病血伤入络"。病变后期，湿浊、瘀毒相互胶结，壅滞于内，进一步加重脏腑的损伤。故当以健脾补肾，通腑降浊，利湿化瘀作为基本治法。

3. 方药配伍

该方由太子参、黄芪、茯苓、白术、陈皮、当归、桑椹、桑寄生、丹参、六月雪、大黄组成。黄芪味甘性温，入肺胃而补气，走经络而益营。张锡纯谓之既善补气，又善升气，且其质轻松，中含氧气，与胸中大气有同气相求之妙……表虚自汗者，可用之以固外表气虚；小便不利而肿胀者，可用之以利小便。太子参味甘性凉，益气养胃，亦能生津止渴。白术味苦性温，健脾崇土以制水。茯苓味甘性平，善理脾胃，治痰饮如神。四药同用，共奏健脾益气、利水渗湿之效，共同为君。臣以桑椹、桑寄生，桑椹甘寒，滋阴生津，《滇南本草》云其"益肾脏而固精，久服黑发明目"。桑寄生苦甘，补益肝肾，续筋坚骨，治风湿尤佳。二药合用以加强补益肾元之功效。大黄、六月雪为阮诗玮教授常用药对，针对血肌酐进行性升高，辨为浊毒内蕴，腑气不降者，投以二药以通腑泄浊，给邪气以出路。车前子甘寒，渗利下焦湿热，使小便得通，大便得实。当归、丹参活血养血，化瘀通络，现代研究表明慢性肾功能衰竭尿毒症期机体存在高凝状态，同时验证此类患者存在瘀血病机之合理性。怀牛膝味苦酸而气平，陈士铎《本草新编》谓之"善走十二经络……除腰膝酸疼，最能通尿管涩痛，引诸药下走"。以上六药，共奏通腑降浊、利湿排毒、活血祛瘀之功；陈皮为使，健脾理气、助运降逆，使全方补而不滞。全方具有"益肾健脾、降浊祛瘀"的功效。正如王孟英所言"俾一身治节之令，肝胆逆升之火，胃腑逗留之浊，枢机郁遏之热，水饮凝滞之痰，咸得下趋"。

4. 现代药理研究

现代医学研究表明，太子参可以减少肾小球系膜细胞的增生、细胞外基质的积聚，起到延缓肾功能进展的作用。黄芪能通过多种途径抑制炎症反应、氧化应激和细胞凋亡，抑制肾小球系膜细胞增殖，减少细胞内活性氧的水平，减轻肾缺血再灌注的纤维化程度等，起到保护肾脏的作用。大黄通腑降浊的功效可保存肾单位，有效增加肌酐和尿素氮的排泄，纠正贫血和营养不良，缓解临床症状。现今亦有应用辅助灌肠治疗尿毒症患者的相关文献报道。白术多糖为白术治疗肾病水肿的最佳有效组分，其具有抗氧化、抗炎的作用，并能够显著降低比柔多星大鼠肾病综合征模型肝损伤所致的高血脂，减少肾脏损伤，降低尿蛋白。茯苓之提取物茯苓多糖具有抑制慢性肾脏间质纤维化、延缓肾衰进展的作用，并且随着茯苓多糖的剂量增加，抑制作用逐渐加强。当归具有保护糖尿病肾病的肾功能，减少尿蛋白，延缓其发展进程的目的，其作用机制可能与改善微循环，扩张肾血管，改善肾脏的血液流变学，保护氧化酶活性，抗氧化和清除氧自由基损害，减少细胞内 Ca^{2+} 超载等有关。丹参具有预防和治疗肾脏缺血再灌注损伤、改善糖尿病肾病肾脏功能和结构、改善肾病综合征高凝状态、抗肾间质纤维化等作用。桑寄生、桑椹具有改善 2 型糖尿病模型小鼠高血糖水平及肝肾并发症、保护肝肾功能的作用。怀牛膝之主要成分牛膝多糖及其衍生物可改善糖尿病肾病大鼠高血糖状态，保护肾功能，对胰岛 β 细胞功能具有一定的保护和修复作用。

该方在临床和实验研究方面也有进一步研究。临床方面，通过临床试验，我们发现益肾降浊汤可改善慢性肾功能衰竭患者的肾功能，延缓其进展；同时，益肾降浊汤能减轻糖尿病肾病IV期患者的炎症状态，减轻糖尿病肾病III期患者尿微量白蛋白水平。动物实验研究方面，对 5/6 肾切除肾衰竭大鼠模型，益肾降浊冲剂能通过线粒体介导的凋亡途径减轻该模型大鼠残余肾小管间质纤维化，从而改善慢性肾衰竭大鼠肾功能；在单侧肾切除加比柔多星重复注射建立 SD 大鼠肾衰竭模型，益肾降浊冲剂抑制肾小球硬化、延缓肾衰竭进展；同时，益肾降浊冲剂能通过抑制肾小管上皮细胞向间充质细胞转分化，从而减轻肾小管间质胶原的沉积。在急性肾损伤实验研究中发现，益肾降浊汤是治疗顺铂诱导 AKI 的有效药物，验证了抗炎、抗氧化及抗凋亡是益肾降浊汤减轻顺铂诱导小鼠 AKI 的作用机制。

（杨运劼、许勇镇整理）

第九节
谈闽地特色用药

福建省地处东南沿海，山水交融，气候温和，雨量充沛，药物资源丰富，地方中草药种类繁多。深入认识、挖掘地方特色中草药，一则有助于保护本草物种，二则泽福于百姓，为健康事业做出贡献。下面撷选阮诗玮教授临证常用地方草药，解析如下。

一、六月雪

1. 六月雪的名称

六月雪乃因其花期、颜色、形态而得名，因六月开花，满树白花，晶莹如雪，远看如银装素裹，犹如六月飘雪，雅洁可爱，故名之"六月雪"。其别名"白马骨"，查《本草拾遗》曰："白马骨生江东，似石榴而短小对节。"《花镜·卷三·花木类》说道："六月雪，一名悉茗，一名素馨。六月开细白花，树最小而枝叶扶疏，大有逸致，可作盆玩。喜轻阴，畏太阳，深山叶木之下多有之。春间分种，或黄梅雨时扦插，宜浇浅茶。"由此知其六月盛开，形态如雪，故名六月雪。

2. 六月雪的生境分布

《药性单方》称六月雪"江南山谷处处有之"，今多分布于广东、广西、四川、贵州、江西、江苏、浙江、福建等地。《时疫论》称其"平地、花盆随处有之生草"，《验方新编》曰其"生阶砌及花盆上"，可见六月雪乃常见之物。《宁乡县志》曰其"生原隰间"，多分布在向阳山坡、路旁、溪谷边、广大平坦或低洼潮湿的地方。

3. 六月雪的药用记载

（1）《本草拾遗》："止水痢。"

（2）《生草药性备要》："治伤寒，中暑，发狂乱语，火症，亦退身热。"

（3）《宁乡县志》："可治小儿惊风，腹痛；枝：烧灰可点瞖。"

（4）《植物名实图考》："治热证，疮痔，妇女白带。"

（5）《岭南采药录》："解暑热，消积滞，止痢疾；并治伤寒，时疫，发背疮，消痈疽，拔毒。"

（6）《南京民间药草》："止吐血。"

（7）《中医药实验研究》："治目赤肿痛。"

（8）《安徽药材》："与老母鸡同煮，能治慢性肾炎水肿。"

（9）《贵州民间药物》："清热解毒，舒经活络。治刀伤，瘫痪，男女弱症，飞疗。"

（10）《广西中药志》："治喉痛。"

（11）《四川中药志》："清热，除风。治头晕目眩及胸膈邪热。"

（12）《常用中草药手册》："舒肝解郁，清热利湿，消肿拔毒。治急、慢性肝炎，风湿腰腿痛，痈肿恶疮，蛇伤。"

（13）《上海常用中草药手册》："活血，消肿，祛风，化湿，又有强壮作用。治女子经闭，白带过多，头晕无力。"

（14）《江苏验方草药选编》："治乳糜尿。和石打穿煎服，治面神经麻痹。"

（15）《浙江民间常用草药》："平肝，利湿，健脾，止泻。"

4. 六月雪的用法用量

煎水，10~15g（鲜者 30~60g）。

5. 六月雪的临床实践

六月雪，性凉能泄，味辛能散能行，味苦坚阴而燥湿，入肺、脾、肝、肾、大肠经。阮诗玮教授认为该药可走三焦，行上焦可宣肺疏风以解表邪，入中焦可化湿浊而消积滞，走下焦可通络活血而泄浊毒。对于肾脏疾病中痰湿、瘀血、浊毒并存者，可起到一物多用之功，适证应用，可使热毒透外而解，水湿渗利得下，瘀滞消散其中。对于慢性肾炎属郁热内伏上焦者，可配伍连翘、薄荷、栀子以透邪解郁，对于气郁湿浊内困者，可配合藿香、佩兰、苍术芳化湿浊，若下焦湿热成淋者，可配伍车前草、萹蓄、瞿麦清利通淋，倘尿毒症三焦浊毒内盛者，又可配伍大黄、土茯苓以清利活血、泄浊解毒，使痰浊瘀毒从二便而解，起到降低血肌酐、血尿素氮的作用。

6. 关于六月雪的常用验方

（1）益肾清浊汤（阮诗玮教授经验方）：知母、黄柏、生地黄、山茱萸、山药、茯苓、牡丹皮、车前子、鹿衔草、六月雪、大黄、桑寄生、怀牛膝。功效：滋阴清热、补益肝肾、祛湿泻浊、活血化瘀。主治：慢性肾衰竭、慢性肾炎属肾阴亏虚、浊毒瘀滞证。症见：五心烦热、腰酸膝软，小便频数，尿中泡沫增多或见蛋白尿，舌质红，苔少或薄，脉细。

（2）益肾消癥饮（阮诗玮教授经验方）：西洋参、三棱、莪术、桑椹、桑寄生、牛膝、生地、山茱萸、淮山药、车前子、六月雪、酒大黄。功效：益气养阴行水，活血解毒消癥。主治：多囊肾属气阴亏虚、伏毒结瘀证。症见：腰腹部胀痛或酸痛，腹部可触及大小不等的肿块，硬或不硬，可伴有神疲乏力，眩晕耳鸣，头面或肢体水肿，面色或唇色紫暗，舌质偏暗苔少，可有瘀点或瘀斑，脉弦涩或细数。又或无明显症状，仅 B 超检查可发现囊肿，而舌暗红，有瘀点或瘀斑，脉弦涩或细涩。

二、龙葵

1. 龙葵的名称

《本草图经》："龙葵，旧云所在有之；今近处亦稀，惟北方有之，北人谓之苦葵。叶圆，似排风而无毛，花白，实若牛李子，生青熟黑，亦似排风子。"其别名，苦菜、苦葵、天茄子、七粒扣、乌点规、飞天龙等。查唐代《新修本草》称龙葵为苦菜，宋代《本草图经》称其为苦葵、天茄子，《救荒本草》称其为天茄苗儿。

2. 龙葵的生境分布

龙葵作为茄科属一年至多年野生草本植物,生于路旁或田野中,全国各地均有分布。

3. 龙葵的药用记载

(1) 《唐本草》:"食之解劳少睡,去虚热肿。"

(2) 《食疗本草》:"主丁肿,患火丹疮。和土杵,敷之。"

(3) 《本草图经》:"叶:入醋细研,治小儿火焰丹,消赤肿。"

(4) 《救荒本草》:"敷贴肿毒、金疮,拔毒。"

(5) 《滇南本草》:"治小儿风热,攻疮毒,洗疥癞痒痛,祛皮肤风。"

(6) 《滇南本草图说》:"治小儿风邪,热症惊风,化痰解痉,亦治痘风疮,遍身风痒。疗,可攻能散。叶:洗疮。"

(7) 《本草纲目》:"苗:消热散血。"

(8) 《现代实用中药》:"利尿消炎。"

4. 龙葵的用法用量

内服:煎汤,15~30g。外用:捣敷或煎水洗。

5. 龙葵的临床实践

此药苦寒,入肝及膀胱经,根据阮诗玮教授用此药之经验,认为其具有清热解毒、凉血消肿之功,亦可利尿通淋,可主治疮疡肿毒、水肿、小便不利等证。阮诗玮教授临证针对肾性高血压属肝阳上亢者,常用双钩藤配伍龙葵,《本草纲目》言双钩藤治"大人头旋目眩,平肝风,除心热",而龙葵可清热活血,通利下焦,二者的药理研究均表示其具有降压作用,合而用之可制上亢之肝阳,潜阳于阴,使清窍不受邪扰;对于热毒内盛引起紫癜、喉痹、疖肿,可配伍金银花、蒲公英、紫花地丁清热解毒、凉血消痈;若慢性肾炎、泌尿系统感染属下焦湿热者,随证加入该药,亦可增益其清利之效。

三、盐肤木

1. 盐肤木的名称

盐肤木属落叶小乔木或灌木，是倍蚜寄生植物之一，是五倍子的寄主，故又名五倍子树、五倍柴、山梧桐等。《本草纲目》道"此木生丛林处者，五、六月有虫如蚁，食其汁，老则遗种，结小球于叶间，正如蛅蟖之作雀瓮，蜡虫之作蜡子也。初起甚小，渐渐长坚，其大如拳，或小如菱，形状圆长不等。初时青绿，久而细黄，缀于枝叶，宛若结成，其壳坚脆，其中空虚，有细虫如蠛蠓。"

2. 盐肤木的生境分布

盐肤木属漆树科，主要分布于东亚温带、亚热带、热带地区，多生长于海拔 150~600 米，我国的大部分地区有分布，北起辽宁、河北，南到广东、广西，西南到四川、贵州、云南等地。朝鲜、日本、马来西亚及其他东南亚国家也有分布。

3. 盐肤木的药用记载

（1）《贵州民族常用天然药物》："根：祛风湿，利水消肿，活血散毒。主治风湿痹痛，水肿，跌打肿痛等。"

（2）《本草纲目》云："按《本草集议》云，盐麸子根，能软鸡骨"，并将其收入虫部，称其"气味酸咸、涩、寒、无毒。主治敛肺降火、化痰饮、止咳嗽、消渴、盗汗、呕吐、失血、久痢。"

4. 盐肤木的用量用法

内服：煎汤，15~60g。外用：适量，鲜叶捣敷或煎水洗患处。

5. 盐肤木的临床实践

盐肤木性平，其味酸入肝可收涩、敛降，味咸入肾能坚阴散结，临床上盐肤木的根、叶、皮、果实等均可入药。阮诗玮教授临证多用其根皮，具有解毒活血、祛风化湿、利水消肿之功效。阮诗玮教授对于痛风性肾病、痛风性关节炎常配伍使用盐肤木，除了对痛风引起的关节疼痛、肿胀、硬结，具有良好作用外，该药还有保护肾脏之功用，一者，该药入肾经可利水消肿，改善肾病症状；再者该药咸能软坚，入血分又可活血解毒，对于久病瘀阻肾络确有效用。现代药理指出盐肤木可抑制肾小球系膜细胞增生可兹佐证。

6. 关于盐肤木的经验方

盐肤木汤（阮诗玮教授经验方）：盐肤木、秦艽、豨莶草、土茯苓、威灵仙、防己、防风、车前草、生地黄、甘草。功效：祛风除湿，泄浊解毒，通络止痛。主治病证：①痛风性关节炎属湿浊内蕴证。症见：持续关节肿痛、畸形、关节功能障碍，舌红苔薄黄或薄黄腻，脉滑细等。②痛风性关节炎无症状期、波动性或持续性高尿酸血症。

四、卤地菊

1. 卤地菊的名称

卤地菊为菊科植物卤地菊的全草，别名黄花龙舌草、龙舌三尖刀、龙舌草、三尖刀、黄花冬菊等。时珍曰："龙舌，生南方池泽湖泊中。叶如大叶菘菜及茉苣状。根生水底，抽茎出水，开白花。"

2. 卤地菊的生境分布

卤地菊生于海岸干燥沙土地，一般分布于浙江、福建、广东、海南、广西等地。

3. 卤地菊药用记载

（1）《本草纲目》："痈疽，汤火灼伤，捣涂之。"

（2）《多能鄙事》："龙舌草、忍冬藤，研烂，蜜和敷之。"

（3）《福建民间草药》："清热解毒。"

（4）《泉州本草》："治急性扁桃体炎，扁桃体周围脓肿，肺炎，支气管炎，喉头炎，喉炎，百日咳，齿龈炎，高血压，咯血，热型哮喘，鼻衄；外治蛇头疔，肚痈。"

4. 卤地菊的用法与用量

内服：煎汤，9～18g，鲜品30～60g；或捣汁。外用：适量，捣敷；或捣汁含漱。

5. 卤地菊的临床实践

卤地菊酸甘，功可清热凉血、祛痰止咳，主治乳蛾、喉痹、白喉、百日咳、肺热喘咳等，阮诗玮教授临证喜用之治疗慢性肾脏病合并外感时病，症见咽痒欲咳、喉痹不利者，所谓"上焦病不治，即传下焦"，外邪袭肺，母病及子，多累及肾元，故及时清肃肺卫邪气，可截断邪气侵犯肾脏病的途径，以"先安未受邪之地"。故阮诗玮教授临证常用卤地菊，配伍射干、连翘、马勃、牛蒡子、蝉蜕等轻清宣散之品。治上焦如羽，非轻不举，正如《黄帝内经》言"风淫于内，治以辛凉，佐以苦甘，以甘缓之，以辛散之"。在外以疏风泄热，在内以酸敛存阴，吴鞠通所道"甘苦合化阴气"，即是此理。

综上，我们应在传统中医药理论的基础上，更加全面地认识、利用和发挥地方草药的作用，以求进一步提高临床疗效，造福祉于民众。正如张景岳所云"凡看病施治，贵乎精一。盖天下之病，变态虽多，其本则一。天下之方，活法虽多，对证则一"。

（赵晓果、林希璟、刘昕尔整理）

第十节
肾病临证用药谈

古人有云"运筹于帷幄之间，决胜于千里之外"，制方遣药，有如调兵遣将，知人善任，实现人体的纠偏救弊，协调阴阳，以平为期。每个医者在临床选方用药时都有不同思路，本篇主要讲述阮诗玮教授临证治疗肾脏疾病的中医用药思路。肾病病情错综，症状多样，病程迁延，肾体废痿，本虚标实，可累及多脏腑多系统，故临证用药需慎思明辨，做到心中有法有药，笔下有方，若偏执一端，适得其反，恐加重肾脏负担，加速肾病发展进程。阮诗玮教授业医40余载，熟谙肾病调治，兹将其用药心得简要介绍如下：

1. 把握病之层段

层，指卫气营血四层；段，指上中下三焦段面，考虑的是疾病的动态变化，不得拘于一时一刻。卫气营血层次反应的是邪气由表入里，由浅入深的过程。辨证不究卫气营血层次，一味见热清热，遍投清热解毒之品容易导致苦寒之品戕害人体正气，亦可冰伏固有邪毒，宿根难除。如过敏性紫癜性肾炎、狼疮性肾炎等伏气温病，本就热毒内伏，遇外感温热邪毒触发，邪在卫，阮诗玮教授治以辛凉发散，不离透邪，多用银翘散、桑菊饮，用淡豆豉、杏仁、桑叶、菊花、薄荷等药清宣透表，重透不重汗。到气则气机阻滞，口干渴，斑点隐现，邪热瘀毒潜伏气分，宜理气清气，多以栀子豉汤、麻杏石甘汤、竹叶石膏汤甘寒清泄。热毒进一步深伏，甘露消毒丹、三黄泻心汤可投。用石膏、麻黄、栀子、豆豉、滑石等药透解郁热，茅根、芦根、麦冬、沙参存阴液。热毒入营血，热迫血燔，发为面颊红疮、全身瘀点瘀斑、便血、高热、神昏等症，治以清营通络、行血散瘀，可投解毒健肾汤、清营汤、犀角地黄汤等。阮诗玮教授认为未及时截断邪毒深入可延误病机或者过早用清营凉血药有引邪入深之虞，所以临床对某些肾系疾病明辨卫气营血之传变显得十分重要。

再论三焦，以水肿为病举例：水肿者体内水液潴留，泛滥肌肤，辨治不论三焦病位，不察寒热虚实，一味发汗、利尿、泻下逐水则病必不解。病邪羁停部位不同，有宣肺利水，有温中运水，有通阳行水等，当明辨三焦。水肿发病，若遇扁桃体肿大、咽痛、流涕、咳喘、胸闷、小便不利为前驱症状者，阮诗玮教授多投麻黄连翘赤小豆汤、翘荷汤、上焦宣痹汤、导赤散等辛凉平剂、轻剂解表透达散邪，盖肺为水之上源，母病及子，故开门户，通毛窍，则三焦水道通利，肺气宣发，敷布有常，水湿邪浊自去。水肿病在上焦者，用药多以枇杷叶、射干、通草、郁金、连翘、荷叶、竹叶等清轻之品，所谓"治上焦如羽，非轻不举"。倘中焦脾虚湿盛、中阳困遏所致反复水肿，遇湿浊邪实盘踞中焦，阮诗玮教授常用六和汤、五加减正气散、实脾饮等，用药有藿香、佩兰、白扁豆、茯苓、厚朴、西瓜翠衣、滑石、神曲、麦芽、杏仁、大腹皮、草果行气导滞，运脾化湿。倘中焦虚者见肌肤水肿，元气不升，湿浊内蓄，治以升阳益胃汤、参苓白术散、甘姜苓术汤加减。用药有党参、白术、黄芪、干姜、陈皮、茯苓、赤小豆、苍术、玉米须健脾运水，行气散结。水肿为病，面浮身肿，腰以下甚，水蓄下焦者，阮诗玮教授常用五苓散、真武汤、滋肾通关饮、肾气丸等通阳化气利水，恢复下焦阳气以达利水蠲饮之功。阮诗玮教授认为，肾病为患伤于上焦者，多以肺气郁闭，治以辛温或辛凉发散。侵害中焦，枢机不运，水湿泛滥，治以疏导气机，苦温燥湿。波及下焦，肾、膀胱气化失司，水液内停，治以淡渗通阳利水。上焦注重宣达气机，中焦侧重燥湿运脾，下焦者通利温阳，正如吴鞠通所言"治上焦如羽、治中焦如衡、治下焦如权"。

2. 斟酌病性病势

病性有虚有实，有寒有热；病势有轻有重，有深有浅。明辨病性要做到四诊详备，区分寒热虚实。多数慢性肾病病程长，肾元亏虚为本，疾病的发生及发展过程中，又掺杂外感时邪、内生浊毒、痰饮水湿、瘀血，整个病程中存在虚实转换、虚实夹杂、正邪抗争的状态，因而治疗用药要权衡正邪的力量，斟酌病性。邪实而正气未衰的慢性肾病，应以祛邪为主要方向。正气虚而邪气不盛的慢性肾脏病，应以扶正为主要治法。而正虚邪实者，扶正与祛邪兼用。时下或有医者未究病性为实为虚，病势或轻或重，误解"肾病即肾虚"，见肾病患者，一味投以滋腻厚重补益肝肾之药，对于虚证为主的慢性肾脏病恐虚不任补，若患者本就属实证，误补则引病入里，使邪气纠结难解，过多补益将增加机体负荷，反而导致水肿不去，血肌酐节节攀升。另外，对于症状存在真假混杂者，又需结合临床实际，比如阮诗玮教授曾提出舌淡未必皆寒，慢性肾衰竭患者由于晚期中重度贫血，其舌多色淡，但不可以此认为其性属寒，若其人脉弦实、大便难解、呕恶、苔黄厚腻，则属阳明浊毒内盛、腑实未下，此时见舌淡予以补益，则犯虚虚实实之戒，因此临床不可固守成见，当病脉证互参，明晰病性。

斟酌病势，需要对疾病的发生发展过程有动态的了解和把握。慢性肾脏病兼外感六淫时邪者，祛除时邪乃第一要务，临证当恪守"先治卒病，再治痼疾"之准则。感染、尿路的梗阻、血压控制不佳、水电解质紊乱、血容量不足，或者误服肾毒性药物导致的肾功能恶化，这些均是慢性肾脏病诱发和加重的重要因素，类似于中医"时邪"之范畴，及时祛除时邪、解除梗阻、停用肾毒性药物等是此阶段治疗重点，治疗及时可逆转肾功能。慢性肾脏病缓解期，病势缓和，不宜大补大泻，应该徐徐图之，着重燮理脏腑阴阳气血，使机体达到"中和"或"矫枉平衡"状态，有助于延缓慢性肾功能衰竭的进展。

3. 牢抓药物归经性味，注重药物配伍

引经报使、性味归经之理论在现今看来犹如现代西医所谓靶向治疗，精细化治疗，使药达病所。从中医论，慢性肾脏病是累及多脏腑多系统的疾病，因此其病位不拘于中医的肾。病邪由表而入里，可波及三焦各脏腑，故所用方药，应当结合病之所在，随症施治。以淋证为例，虽病在下焦肾，表现以尿频、尿急、尿痛为主症，若兼心烦、口苦、舌疮，遣方当以入心经之竹叶、连翘、灯心草为主药，配合利尿通淋之品；若兼胸闷、咳逆、口腻，又当以杏仁、薏苡仁、枇杷叶、通草为主药以宣肺化湿，适当佐以通淋，此治在肾，而不拘于肾。

中药性味之不同，决定着用药的走势，即药物的升降沉浮。肾病往往使机体功能紊乱、气机失调，病情多变，因此治肾之法要注重调整脏腑气机、恢复机体正常功能，这就需要牢抓药物走势，使处方用药升降相因、补泻相宜、配伍精当。如阮诗玮教授治疗肾病之湿热浊毒内蓄证，常用大黄、六月雪，两药相须配伍可增强疗效。

大黄苦寒降泄，可泻热毒，破积滞，行瘀血，推陈致新，六月雪辛凉轻清，可疏风透表，清热利浊，活血通络，配合使用则疏泄有度，降泄无碍，使湿浊瘀毒从二便而解，邪有出路。再如治疗瘀血引起肾性血尿、紫癜肾引起皮疹，多用紫草、茜草相伍使用，两药善走血分，凉血止血，又能活血消瘀，且两药轻清灵动而不碍气机，活血不耗血，止血不留瘀。

4. 规避药物毒性

处方用药造成毒性的原因常见以下几点：药证不合拍，反致气血逆乱；配伍不合理，未重视十八反、十九畏；用药剂量过大或使用疗程过长；煎煮不合理；忽略个体差异、体质的强弱对中药的反应能力及耐受能力有所不同。临床上有毒之品并非不可用，而应慎用、妙用。只要能准确辨证论治、规范用法用量、选择合适炮制品种，中药临床应用的安全性就可以得到有效保障。

阮诗玮教授认为临床运用中药需要注意以下几点：一是用量的控制，大寒大苦易折正气，大辛大热易伤阴，不要随意加大中药使用剂量。二是时间上的把握，要中病即止，过服容易在体内蓄积毒性，也易损伤正气。《素问·五常政大论》有云"大毒治病，十去其六；常毒治病，十去其七；小毒治病，十去其八；无毒治病，十去其九"。此处之毒性非今人所谓之有毒药物，乃指性味偏盛之药。先贤认为治病用药，当病有所去之势，随即以谷肉果菜，食养尽之，至邪气去尽为止，用药过犹不及反使人体正气折损。三是辨证要准确。关木通、广防己、青木香、泽泻等药物富含马兜铃酸，此毒性物质可导致肾脏损害，临床辨证准确，可少量、适量应用或倡议用药效同类药物替代，阮诗玮教授临床上常以川木通代关木通，木香代替青木香，剂量6g左右。泽泻乃除湿热、通淋浊、分消痞满停水之良品，肾虚寒湿者禁服，用有毒之品应以辨证准确为首。四是善于运用中药的相畏、相杀、相须、相使原则进行配伍，如使用泻心汤时以生姜配以半夏解半夏之毒，也使半夏化痰止呕之功增强。总之，毒性药物的用量、用法还需要我们在临床实践和实验研究中不断地探索和总结。

5. 重视边际效应

此概念最早源于 19 世纪英国的杰文斯、奥地利的门格尔和法国的瓦尔拉提出的边际效应递减理论，随后广泛应用于各个领域。该效应是指其他投入固定不变时，连续地增加某一种投入，所新增的产出或收益反而会逐渐减少。也就是说，当增加的投入超过某一水平之后，新增的每一个单位投入换来的产出量会下降。阮诗玮教授将此理念运用于临床探索药物剂量使用上，并多次强调注重药物的边际效应，即：要不断探索药物治疗疾病发挥其药性的最小剂量和最大剂量，避免出现量小无效，量大浪费药材且徒增毒副作用。医者用药的本质是通过药物的作用使人体元真通畅、气血顺畅、脏腑平和，利用药物让人体保持自我纠偏的能力，自我矫枉以祛除疾病。机体对药物有效的反应也有一个最小剂量，需要我们临床上小心试探。如大黄具有攻积导滞、推陈出新、活血化瘀之用，用大黄治疗慢性肾脏病，阮诗玮教授认为 6~9g 有微泻作用，9~18g 有中泻作用，18g 以上有峻下猛泻作用。据病情病势，体质差异，形瘦羸弱之人可能需要 6g，形丰健壮者可能量稍多，均需要个体斟酌，一味量大过多攻伐，正气有损，不利于疾病恢复，反增诸多变证。程门雪曾有所言"对于处方用量当如东垣法，宜轻不宜重，药物的作用，是导引，是调整，是流通，所谓四两拨千斤是也，用药过重，完全是浪费"。

6. 专病专方

有人或有疑问专病专方是否违反辨证论治。其实不尽然，阮诗玮教授临床用药强调"六看"，六看之一是辨病与辨证论治相参，专病专方便是中医辨证与西医辨病相结合的体现。中医大家岳美中指出"先辨病是要了解疾病的本质和特殊性，以便解决疾病基本矛盾，后辨证是要了解证候的属性，以助基本矛盾的解决，因此，专病专方与辨证施治相结合"。患者患病，病有一种，证候有寒热虚实不一的表现。专病专方也要据患者病性病势、轻重缓急具体施治，任应秋有言"所谓专病专方也并不是静止孤立的，若不注意先后阶段性、轻重缓急，一意强调固定专方，也是不对的"。如临床遇泌尿系统结石患者，阮诗玮教授喜用四金汤为基础方，以金钱草、海金沙、鸡内金、郁金通淋化石。若兼肾阳火衰，气无以化，需加以牛膝、附子补肾温阳，固本培元；若兼瘀血阻络，加以当归、赤芍、路路通、王不留行、三棱、莪术活血化瘀；气滞者，佐香附、郁金、合欢皮、白芍、甘草行气导滞，缓急止痛；兼湿郁泥滞，水液煎熬，可配伍车前草、石韦、车前子、瞿麦清热利尿通淋。此即于专方基础上辨证加减，做到动静结合。

（陈晓玲、许勇镇整理）

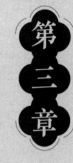

第三章

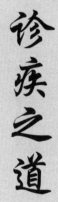

诊疾之道

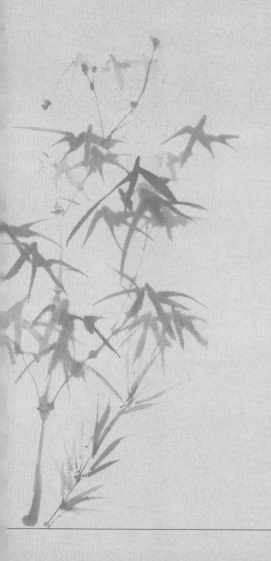

第一节
胸野氤氲邪居上，从下治上是良方

　　胸痹，主要表现为心前区憋闷疼痛，轻者仅感胸闷如窒，呼吸欠畅，重则有胸痛，甚者心痛彻背，背痛彻心，可伴有心悸、气喘、汗出等症状。西医所称冠状动脉粥样硬化性心脏病、心绞痛、心肌梗死等可归属此范畴。胸痹的病因病机复杂，一般认为本病的发生与寒邪侵袭、七情失调、饮食失节、劳逸过度、素体虚弱等因素相关，病机为心脉痹阻，它的主要病理变化为本虚标实、虚实夹杂。本虚为气血阴阳不足；标实为血瘀、气滞、寒凝、痰浊等。一般认为胸痹的发生往往是多因素相互作用的结果，无论是寒凝心脉、瘀阻心脉、痰浊痹阻、气滞心胸，亦或是气血阴阳亏虚所致胸痹者，均责之于胸阳不振，而病位属上焦。

　　阮诗玮教授认为辨治胸痹当不拘于上焦，处方用药上需时时兼顾中下焦。如气滞中焦，升降反作，亦可导致胸中气机闭塞，出现胸闷脘痞，此时当兼理中焦；若中焦虚损可发生胸中大气下陷见胸闷、食少等症，则首当建中；再如下焦虚寒夹水饮攻冲，可乘虚上犯清旷之区出现胸闷、心悸、眩晕等症，此时当温阳降逆；下焦腑气不降，阳明不通，胸中之气亦难下达而结聚于上见大便难解、胸闷、心烦，此当通腑泄浊以应上焦。因此病及中下焦者，切不可拘于上焦而犯"头痛医头"之误，否则病必不解。兹举胸痹一例分析如下。

验案举隅

　　陈某，女，51岁，体型偏胖。2019年2月23日来诊。诉半年前无明显诱因出现胸闷，心悸，每次发作持续约数分钟，安静休息后可自行缓解，无伴胸痛，无放射他处，无呼吸困难等不适。查血脂示甘油三酯 2.03mmol/L，未予诊疗。其间胸闷、心悸时有反复，性质同前。近一周自觉胸闷、心悸加重，伴短气，活动后尤甚，持续约数十分钟，安静休息 10 分钟后可自行缓解，无伴胸痛，无放射他处，无夜间呼吸困难，无头晕头痛、眼花，无口干口苦，近期体重无明显增减。今来求诊。辰下：胸闷，心悸，伴短气，性质同前，纳可寐安，小便尚可，夜尿 2 次，大便 1~2 日一行，质干量如常，舌暗红苔薄腻，脉沉，按之有力。中医诊断：胸痹痰浊内蕴，津亏热结证。治以化痰宽胸散结，清热通腑泄下。处方：瓜蒌薤白半夏汤加减，瓜蒌 15g，薤白 6g，姜半夏 6g，甘草 3g，黄芩 6g，枳壳 6g，六月雪 15g，大黄 6g，麦冬 15g，木蝴蝶 6g。14 剂，日一剂，早晚分服。

二诊：2019 年 3 月 23 日。诉胸闷、心悸较前明显改善，性质同前。药后大便 3~4 次 / 日，量质如常。小便可，纳寐可。舌暗红苔薄黄，脉沉弦。考虑此方行之有效，故守上方，改大黄为 3g，加黄芪 15g、丹参 15g，再进 21 剂。

三诊：2019 年 4 月 13 日。患者返告胸闷、心悸近期未再发，短气明显改善。二便调，纳寐可。舌红苔薄白，脉沉弦。续守上方，以稳疗效。后门诊随访未再诉胸闷不适。

按语：《黄帝内经》谓"七七，任脉虚，太冲脉衰少，天癸竭"，患者虽年过半百，然其素体禀赋有余，故虽病而正气未见虚损。因肥人多痰湿，患者平素饮食不节，损伤脾胃，运化功能失常，脾不能升发清阳，胃不能降泄湿浊，从而聚湿生痰，上犯胸中清旷之域，痰蒙胸廓，心肺为之不利，气机不通，血脉不畅，故发胸闷、短气；女子以阴为本，年岁既过，阴自不足，阴虚生内热，则愈耗气伤津，肠道失润，腑气不通，故而大便质干难解。由此可见病虽发上焦，而下焦亦遭其害。治疗当化痰宽胸散结以通调上焦，又须清热通腑泄浊以疏解下焦。方中瓜蒌甘寒能清热涤痰、开胸膈之痹结，薤白辛温能行气通阳、开胸痹而降逆，姜半夏辛能和脾胃、温化痰湿。三者同用，化痰降逆，通阳散结。加枳壳下气消痰去痞，大黄荡涤通腑泄浊，与六月雪同用则取其通泄痰浊毒邪之意，使邪从魄门而去，黄芩寒凉助以燥湿清热；麦冬滋阴润肠，使津液得生，大便通畅；鉴于久病气机不舒，故少佐木蝴蝶疏肝和胃，甘草调和诸药。方药对证，切中病机，故二诊时患者诸症改善，考虑大便已通，故予以大黄减量，另考虑久病入络成瘀，气机不顺，故加丹参活血化瘀以促气行，加黄芪益气协助血行，达到气血双治的目的。三诊时患者药后诸症改善，则续予原方巩固疗效。

第二节
早搏频频作惊悸，苓桂温通愈心疾

　　心悸，是以自觉心中剧烈跳动，惊惕不安，甚至不能自主的一种病证，其病位在心，与肝、脾、肾相关，与现代医学之心律失常、心功能不全、冠状动脉粥样硬化性心脏病等有相同之处。心悸辨治不离虚实，诚如经言"乳之下，其动应衣，宗气泄也"，又如"心脾气血本虚，而致怔忡惊恐""阳气外击，阴气内伤，伤则寒，寒则虚，虚则惊挚心悸"等，故心悸以虚为主者，当责之气、血、阴、阳亏虚，心窍失养，发为心悸不安，治当以滋养调和气血阴阳，达到"阴平阳秘，精神乃治"。至于实端，则多由瘀、痰、水气等病理因素阻滞血脉，内扰心神，致使气血运行失畅而发，如"脉痹不已，复感于邪，内舍于心""心虚而痰郁则耳闻大声……使人有惕惕之状，是则为惊。心虚而停水……使人有怏怏之状，是则为悸"等，治当根据致病因素分别施以祛痰、化瘀、利水等法。然临证中，心悸无论以何种病机为主导，其基本病机均为神机失守，故应配合养心或镇心之法，使心有所养、神有所依，则悸动自止。

验案举隅

郑某，女，68 岁，2019 年 7 月 13 日来诊。既往有慢性肾炎病史 5 年余，平素易感疲乏、双下肢水肿。诉 1 周前无明显诱因出现心悸心慌，每次发作持续约数十分钟，无胸闷、胸痛，无放射他处，可自行缓解。就诊当地医院，查心脏彩超示①左室舒张功能减退；②心律不齐。24 小时动态心电图示①窦性心律；②频发房性期前收缩；③短阵房性心动过速；④偶发室性期前收缩；⑤ 24 小时心率变异性正常。门诊予美托洛尔、丹参滴丸等对症治疗，心悸心慌未见明显改善，今为求进一步综合诊疗，特来求诊。辰下：偶感心悸、心慌，持续约数十分钟，休息后可自行缓解，畏寒，需着厚衣，汗出清冷，动则加剧，口干而不欲饮，纳寐可，二便尚调，双下肢轻度凹陷性水肿，舌暗红苔白厚腻，脉代。中医诊断：心悸（水饮凌心证）。治以振奋心阳，利水宁心。处方予苓桂术甘汤加减，茯苓15g，桂枝 10g，白术 10g，甘草 5g，甘松 6g，车前子 15g，鬼箭羽15g，牛蒡子 15g，蝉蜕 6g，明党参 15g，苦参 12g，白扁豆 15g，14 剂，日一剂，早晚分服。

二诊：2019 年 8 月 3 日。诉药后心悸缓解，水肿减轻。辰下：偶发心悸，短暂一过性，无口干，纳寐可，二便调，双下肢轻度水肿。舌暗红苔白厚腻，舌下络脉瘀曲，脉细。原方去苦参，加泽兰

10g，14 剂，煎服法同上。

三诊：2019 年 8 月 24 日。诉心悸几无再发，水肿消退。然夜间易发潮热、盗汗，纳可，小便调，大便质偏干，舌暗红苔薄黄，脉细。予改清心莲子饮加减，14 剂，日一剂。

四诊：2019 年 10 月 5 日。诸症好转，无诉特殊不适，守方再加生地黄 15g，14 剂以巩固疗效。

按语： 患者年过六旬，本已年老精衰，加之肾疾日久，阳衰于下，肾不主水，水液输布不利，州都开阖失司，水液停积而见双下肢水肿。水为阴邪，凌射阳位，心火为之所伤，脉道为之不和，心脉失畅而发心悸、心慌，如《医学衷中参西录》有云"心脏属火，痰饮属水，火畏水迫，故作惊悸也"。患者来诊时正值暑湿主气之盛夏，外有暑湿闭塞伤津，内有阴水困蒙虚阳，内外合病，故见畏寒着厚衣物、汗出、口干不欲饮等症，舌暗红苔白厚腻，脉代皆为水饮凌心、心脉不通之象。方用苓桂术甘汤加减以温阳化饮，利水宁心。苓桂术甘汤源自张仲景之《伤寒杂病论》，本为中阳不足之痰饮病而设。在本例患者诊疗过程中，阮诗玮教授权衡正邪偏颇，认为正虚于内为其根本病机，然发心悸多因水饮过盛凌射心阳，此为主导病机，故治当先祛除邪气，方能缓图治本补虚。方中茯苓淡渗利水，桂枝辛温通阳，两药合用可温阳化水以消荫翳；白术健脾燥湿，甘草和中益气，两药相协可培土制水，补益脾阳以助阴水消散；甘松气香能振心阳、止悸动；车前子利水消肿，合鬼箭羽增活血通痹之效；牛蒡子、蝉蜕一降一升，可疏风清热；辅以苦参清热燥湿，且现代药理研究其有抗心律失常之效；明党参益气和胃，合白扁豆健中培土，使脾健以运化水湿。全方针对主导病机，温阳化饮，宁心定悸，故二诊患者病情改善，唯偶有心悸、水肿，结合舌脉瘀阻之象，故守方加泽兰以利水消肿，活血化瘀。三诊时，患者上症已息，邪实已去，正虚尚未能复，为夏暑所伤，暑性耗气伤津，故患者出现夜间潮热、盗汗，伴大便质偏干等一派气阴亏虚表现，遂改清心莲子饮加减益气养阴以治本补虚。四诊时患者已无诉不适，结合时令节气，予加生地黄清热养阴生津，以巩固疗效。

第三节
哮喘频发因伏痰，理郁宣肺防未然

哮病，是以喉中哮鸣有声，呼吸困难，甚则喘息不能平卧为主要表现的肺系疾病，常在清晨或者夜间发作或加重，具有反复发作性，现代医学之喘息性支气管炎、支气管哮喘等均可归属此病以论治。中医认为，哮病，小儿抑或是成人，其发作皆有内外两因，内因责之脏腑先天不足或是后天亏虚，肺、脾、肾布散、运化、蒸腾水液功能失职，水液凝集成痰，而肺为贮痰之器，故痰最易伏藏于肺；外因责之于感受外邪、接触异物、饮食不节、情志不遂、劳倦内伤等触动内伏之痰，痰气交阻，肺失宣降，肺气上逆而发哮病，如《证治汇补》谓："因内有壅塞之气，外有非时之感，膈有胶固之痰，三者相合，闭拒气道，搏击有声，发为哮病。"

哮病治疗上当宗朱丹溪所言"未发以扶正气为主，既发以攻邪气为急"，哮病总属本虚标实、虚实夹杂之病，痰浊为邪实，脏腑亏虚为本。发作时以邪实为主，痰浊阻肺为标，故此期当首重祛邪治标，兼顾扶正，且逐邪务尽，否则易致邪气伏留，疾病再发；缓解期时以正虚为主，当以扶正固本贯穿始终，兼以祛除内伏之顽痰，减少复发。

验案举隅

林某，男，13岁，2019年7月20日来诊。素有哮喘病史，来诊前1周不慎外感后出现喉中哮鸣有声，喘息气促，伴咳嗽、咳痰等症状，就诊于某医院，诊断为"过敏性哮喘"，住院期间予"孟鲁司特、依巴斯汀片"等对症治疗，后症状缓解出院。今为求中医善后调理，故来求诊。辰下：鼻塞流涕，涕色黄，量中，质黏，无喘息气促、喉中哮鸣、咳嗽咳痰等不适，口中和，纳寐可，小便色偏黄，大便调。舌红苔黄腻，脉数。中医诊断：哮病（痰热郁肺证）。治以清热化痰，宣畅肺气。处方以上焦宣痹汤合鸡苏散加减，射干12g，牛蒡子15g，蝉蜕6g，枇杷叶15g，郁金12g，淡豆豉6g，通草3g，炒栀子6g，甘草3g，连翘15g，滑石12g（先煎），薄荷6g（后入）。14剂，早晚分服。嘱患者西药续服，注意避免接触过敏原。

二诊：2019年8月17日。已无鼻塞流涕，但汗多，烦热，余无不适，舌淡红苔薄白，脉数。予上方加香薷3g，明党参12g，续服14剂。

三诊：2019年8月30日。诉药后诸症平复，喘促未再发，平素喜运动，口干，饮水多，汗多，纳差，余无殊不适，舌淡红苔薄白，脉浮。予改升阳益胃汤加减调理，后随访哮喘未再发作。

按语：患者素有哮喘病史，症见喉中哮鸣有声，喘息气促，伴咳嗽、咳痰等，当属祖国医学"哮病"范畴。《时方妙用》有言"哮喘之病，寒邪伏于肺俞，痰窠结于肺膜，内外相应，一遇风寒暑湿燥火六气之伤即发、伤酒伤食亦发、动怒动气亦发、劳役房劳亦发"，患者痼疾日久，先天禀赋不足、形气未充，肺、脾、肾三脏气化不足，津液滞息则生伏痰，元气失充，故正气势小，今不慎外感暑湿之邪，进而诱发内伏之痰饮，致使内忧外患，新邪不解，痼疾加重，壅阻气机，气逆而上，发为哮喘。涕出于鼻，鼻为肺之外窍，肺脏受邪，宣发不利，则鼻塞、流涕，暑性炎热，与内伏之痰湿胶着郁肺，故见涕色黄质黏；小便色黄、舌红苔黄腻，脉数皆为痰热互结之象。此证治应清热利湿化痰，宣肺止咳平喘，故拟上焦宣痹汤合鸡苏散加减，方中射干长于消痰并清胸膈之痰浊，合通草可宣通肺络、清热利湿；枇杷叶、淡豆豉辛开肺气，清热而不碍湿；郁金气味芳香以开上焦痰阻；牛蒡子、蝉蜕宣肺清热祛痰；炒栀子、连翘、薄荷、甘草清宣上焦郁热，薄荷、甘草合用滑石为鸡苏散，尤擅清利湿热。且诸药量轻以达华盖，上焦宣通，肺气得畅，湿热痰浊得化，其症自减。二诊，时值盛夏，患者汗多烦热，故酌加香薷助以清暑祛湿，辅以明党参益气生津。三诊时患者诸症皆平，年少喜动，加之夏暑，予改升阳益胃汤调运中土，以防哮喘复发，并嘱患者避免接触易感物质。此后多次随访未有哮病再发。

第四节
风毒客上生喉痹，轻清宣肺巧施治

急喉痹，是以发病急骤，咽喉红肿疼痛，有灼热感为主要特征的一类疾病，相当于西医的急性咽炎。急喉痹多由起居不慎，感受外邪，亦或是嗜食辛辣等致使咽部邪热搏结，蒸灼咽喉而发。历代医家对急喉痹有很多独到见解，并提出了行之有效的治疗方法。如《诸病源候论》云"脾胃有热，热气上冲，则咽喉肿痛"，亦云"风毒客于喉间，气结蕴积而生热，致喉肿塞而痹痛"等，认为治疗本病可以"发散""取痰"为法;《医学入门》提出"种种咽喉总是火……种类虽繁,同归于火",并采用清火、降火等法来治疗本病;现今有些医家主张针刺结合放血疗法来治疗急喉痹;亦有主张清解肺胃热毒之法;还有主张从瘀论治等。虽诸位医家对急喉痹的认识不尽一致,治疗亦有所差异,但总以清解热毒为治疗大法。

阮诗玮教授指出清阳出上窍,"头面诸窍皆清阳游行之所",因此治疗此类头面疾患当用轻清之品,取其质轻而达病所;其次药用不得过于寒凉,否则容易伤及脾胃,反增腹满、溏泻之疾。正如《重纂包氏喉证家宝》所言"凡喉证不可纯用凉药,取效目前,上热未降,下寒复起"。因此急喉痹虽多为风热毒邪致病,应升之、散之,取轻清透邪之品,以达病所,药性不宜过用苦寒,以防戕伤阳气,得不偿失。

验案举隅

刘某,女,34岁,2019年1月5日来诊,诉反复咽喉疼痛20余天。20余天前不慎外感后出现咽喉红肿疼痛,伴咳黄痰,痰量中质稠,口干口苦,余无不适,就诊当地医院,予口服"头孢克肟"后症状缓解,但见咽喉肿痛,未有缓解,故来求诊。辰下:咽喉肿痛,口干,伴咳嗽、咳痰,痰色黄量少质黏稠,易咳出,夜寐欠佳,纳可,小便色黄,大便每日1次,质干硬成形,舌红苔黄厚,脉沉细。查体示咽红,扁桃体Ⅰ度肿大,咽后壁有淋巴滤泡增生。中医诊断:急喉痹(上焦热盛证)。治以宣肺透邪,清热利咽。处方:翘荷汤加减,连翘15g,荷叶6g,薄荷6g,生甘草3g,炒栀子6g,桔梗6g,赤小豆15g,牛蒡子15g,蝉蜕6g,积雪草15g,射干15g。7剂,日一剂,早晚分服。

二诊:2019年1月26日。诉药后咽喉肿痛缓解,但伴口干,吞咽不适,自行重方服用至今。辰下:咽喉稍有不适,烦躁,口干,口苦，寐欠，舌红苔薄白稍腻，脉弦数。守上方加夏枯草15g、柴胡6g、明党参15g，14剂。

三诊：2019年3月16日。诉药后无咽喉肿痛，然1天前因饮食辛辣而致咽痛复作。辰下：咽痛，咽干，偶有口苦，小便可，大便质黏，纳寐可，舌淡红苔黄腻，脉数。处方：银翘马勃散，金银花15g，连翘15g，马勃6g，射干15g，牛蒡子15g，蝉蜕6g，桔梗6g，甘草3g，荷叶6g，积雪草15g，共14剂。此后因他病就诊，告知咽痛无再发。

按语：该患者来诊前20余天不慎外感风热，咽喉为肺之门户，外邪入侵首犯咽喉，故外感后邪气痹阻肺之门户，发为急喉痹。经抗生素对症处理后，热虽去，风未尽，余邪留滞，郁而化火，火势微著，独困于喉，故见咽喉红肿疼痛，扁桃体Ⅰ度肿大，咽后壁有淋巴滤泡增生；风热犯于肺卫，宣降失司，津液失布，故见咳嗽，痰色黄量少质黏稠；郁热伤津，故见口干，小便色黄，大便质干；热邪内扰，咽痛咳嗽，久作不舒，故见寐欠安。拟方以翘荷汤加减，翘荷汤出自《温病条辨·上焦篇》，本为燥气化火，清窍不利而设。方中连翘、薄荷为轻清之品，功能清热兼以宣开肺气；栀子泻火清热，炒制可缓其苦寒之性，以顺应寒冬天气；三者合用，清宣上焦之郁热。桔梗、生甘草宣肺利咽；荷叶、赤小豆、积雪草能利湿浊；牛蒡子、蝉蜕加强利咽之效，缓解咽肿之痛；酌加射干消痰利咽。诸药合用，共奏清热宣肺、开喉利咽之功，如此则郁热得清，津液得复。二诊时诉诸症缓解，然患者情志不遂，伴见口干苦，寐欠佳，舌红苔薄白，脉弦数等一派肝郁化热之象，故予加夏枯草、柴胡以清肝泻火、疏肝解郁，明党参辅以养阴益气。三诊时患者药后已无不适，但因饮食辛辣刺激之品，诱使咽喉再发肿痛，就诊时患者湿热痹阻咽喉之象明显，故改予银翘马勃散加减以清轻宣开、清热利咽。后因他病来诊，已无咽喉不适。

第五节
胃痛伏火似寒烟，透热解郁立效验

胃痛，又名胃脘痛，为临床常见之疾患。自《黄帝内经》起始，历代医籍皆有所载，医家医论众多，然论又多将胃脘痛与心痛概念模糊，混为一谈，不分病位痛性；至明清时，诸家对其概念方渐明晰，认知趋同一致，明确定义胃脘近心窝处疼痛乃称为胃痛，并提出其病因病机可概括为"不通则痛，不荣则痛"之八字法则。"不通"多因外感六淫、饮食、情志、内生病理产物等多种因素影响，如《素问》云"寒气客于肠胃之间，膜原之下……故痛"、《东垣试效方》云"皆因劳役过甚，饮食失节，中气不足，寒邪乘虚而入客"等相关论述，言明诸因素皆可影响气机升降之枢纽脾胃，致脾气不升，胃气不降，气机郁滞，或是血行失畅，致不通则痛。"不荣"多由禀赋不足、先后天失养等因素，致使脾胃气血生化乏源，五脏六腑不得濡养，胃络失养，不荣则痛。若未加及时治愈，此病可反复发作，转为慢性。

胃痛之治，现今多为：热者主以清热，寒者当以散寒，寒热错杂者清温并用；实者祛邪利导，虚者补虚和胃，虚实夹杂者消补兼顾；气滞者理气，血瘀者活血，气滞血瘀者气血两治等，诸法皆不离"通"之一字，故"通"法为治疗胃痛的基本治法。阮诗玮教授临证遇此疾，亦多以"通"为法，结合闽地湿热特性，认为胃痛因郁热者极为常见，或是邪实侵袭，外邪入内化热，壮热充斥，汗出溱溱，胃脘灼热而痛，则治以宣通清热、和胃止痛之法；或是正虚于内，湿浊难化，阻滞气血，气血郁滞，久则伏火化热，内火郁遏，往往多见怕冷、畏风等"假性"寒象，此时当以寒因寒用，治以解郁透热、理气和血之法，药中病机，方能疗效显著。

验案举隅

郑某，女，68岁，既往有慢性肾小球肾炎病史18年余，慢性浅表性胃炎病史5年。2020年9月12日因胃脘不适求诊阮诗玮教授，诉反复胃脘不适5年余，伴精神紧张，口干，每逢夏秋季节喜口含冰棒，含冰棒后口干可缓解，但含而不欲咽，咽下则胃脘部不适，平素胃脘部怕冷畏风，遇阴雨潮湿天气时易发胃脘疼痛，伴腹泻，每日3~4次，泻下急迫，便质先硬后溏，泻后痛解。纳可，小便调，夜尿1~2次。舌暗淡苔浊腻微黄，脉沉弦有力。中医诊断：胃痛（脾胃伏火证）。治法：清泄伏火，疏肝健脾。处方：泻黄散合痛泻要方加减，藿香10g，防风10g，石膏15g，炒栀子6g，生甘草3g，蒺藜15g，白术10g，泽泻15g，陈皮10g，炒白芍15g，炙甘草6g，茯苓30g。7剂，每日一剂，早晚餐后内服。

二诊：2020年9月19日。诉药后口含冰棒次数减少，现仍偶感口干，怕冷，遇冷风后易感胃脘疼痛，伴腹泻，性质同前。舌暗苔白厚腻，脉细数有力。处以上方加淮山药30g。7剂，每日一剂，早晚餐后内服。

三诊：2020年10月10日。诉自行复上方至今，现口中和，胃脘不适少发，余无特殊不适。

按语: 本案患者素有胃脘不适，古语常言，久病多虚，观乎其证，除胃脘不适，尤伴腹泻，遇风冷即发，确有虚象。然其人反有口干喜冷，但含而不欲咽之矛盾症状，结合舌暗淡苔浊腻微黄，脉沉弦有力，实乃虚中有实。细思患者本已脾土虚弱，加之平素情志不畅，肝气郁滞，疏泄失职，则肝木倍克脾土，形成肝强脾弱之象，故见易胃痛、腹泻，便前腹痛，泻后痛解，如《医考方》言："泻责之脾，痛责之肝；肝责之实，脾责之虚，脾虚肝实，故令痛泻。"脾开窍于口，榕城夏秋季节湿热氤氲，水湿浊阴阻滞中脘，致使脾胃升降失调，则津不上承，且湿浊郁久、肝气久郁皆可酿热使脾胃伏火，故可出现一派"上实"热象，即口干喜含冰棒。辨证考虑为脾胃伏火、肝郁脾虚，治以清透解郁为主，佐以补虚之法。处方以泻黄散合痛泻要方加减。其中防风疏肝理脾胜湿，合藿香能升散郁火，使邪有出路；石膏、生甘草、炒栀子清热透邪，栀子炒用增强凉血降火之效；蒺藜平肝解郁，白术燥湿补脾，陈皮理气健脾；炙甘草补中，合炒白芍取芍药甘草汤缓急止痛之意；茯苓、泽泻健脾渗湿，水湿化而泻自止。诸药配伍，奏以清泄伏火、疏肝健脾之功。二诊药后诸症改善，考虑其患病日久，且此方行之有效，使肝脾同调，升降得顺，郁热自消，津液自充，故口含冰棒次数减少。续予原方加淮山药补中生津液，徐徐图之，后来诊未再诉胃脘明显不适。

第六节
火与元气不两立，升阳散火胃痛息

李杲云："火与元气不两立，一胜则一负。"此"火"为阴火，不同于阳热之火，此火生于虚也。概因元气虽为先天之气，然需有后天脾胃之气不断充养，方能生生不息。若因长期饮食不慎，过饱过饥，情志异常等因素致使脾胃有所伤，水谷纳运失常，精微无从生，元气不得充。若升清降浊功能失司，清阳无从升，反而下降，气机郁滞，阴火内生，乘虚而入，横行弥散，灼伤元气，疾病由生。

恰如《脾胃论》云："脾胃气虚，则下流于肾，阴火得以乘其土位。"故可认为脾胃虚弱、元气不足是阴火产生的病理基础。

在临床上，阮诗玮教授认为阴火是导致脾胃病产生的重要病理因素。比如胃痛一病，多以脾胃亏虚、元气不足为本，以阴火炽盛为标，属本虚标实之证。阮诗玮教授认为，东南之地，毗邻江海，湿气有余，加之喜食海鲜等阴寒之品，脾胃亏虚者比比皆是，脾胃虚损，元气不足，阴火自生，治疗上当以益脾胃、补元气、升清阳为主，清制阴火为辅，《脾胃虚实传变论》有云"元气之充足，皆由脾胃之气无所伤，而后能滋养元气"，若脾胃之气健，则元气自复，清阳上升，阴火自消。另需注意，治阴火为病，"唯当以辛甘温之剂补其中而生其阳，甘寒以泻其火则愈矣"，临证不可妄投苦寒之品，否则脾胃更伤，元气难复。治疗当辨因求本，运用李杲甘温补中升阳之法，方用补中益气、升阳益胃之辈，方能切中病机，效如桴鼓。

验案举隅

林某，男，53 岁，平素喜食海鲜，既往慢性肾衰竭病史，2020 年 4 月 25 日来诊。诉 11 天前无明显诱因出现上腹痛，空腹时尤甚，进食后可缓解，伴呕吐咖啡色样胃内容物、排黑便数次，具体量、色、质不详。就诊某县级医院，查电子胃镜示十二指肠球部溃疡（A1）；血常规示红细胞 $2.14×10^{12}$/L，血红蛋白 66g/L。住院期间予雷贝拉唑钠肠溶片抑酸护胃、纠正贫血及营养支持等治疗后症状改善出院，出院诊断为十二指肠球部溃疡出血。其间未再排黑便及呕吐咖啡色样物，但空腹疼痛时有反复，半流质饮食，近期体重下降 5kg。辰下：上腹疼痛，空腹为甚，进食后可缓解，伴恶心欲呕，疲乏，口干，稍活动则觉心慌，无呕吐、胸闷痛等不适，小便可，大便 1 次/日，质软成形，夜寐可，半流质饮食。舌淡红苔黄腻，脉弦。中医诊断：胃痛（脾胃气虚，气血失调证）。治以健运脾胃，调和气血，旨在升清阳而降阴火。处方：升阳益胃汤加减，党参15g，生黄芪15g，三棱6g，莪术6g，当归6g，白术6g，姜半夏6g，陈皮6g，黄连6g，茯苓15g，车前子15g（布包），大黄6g，六月雪15g，赤芍15g，白芍15g，甘草3g，柴胡6g，生姜3片，大枣3枚。28剂，日一剂，早晚饭后温服。

二诊：2020年6月13日。诉症状较前明显改善。辰下：偶有空腹时疼痛，进食后可缓解，口干改善，无恶心呕吐，稍畏寒，添衣可解，胃纳一般，寐可，小便如常，大便1~2次/日，偶溏薄。舌淡红苔白，舌根苔厚，脉沉。方药：守上方加枸杞子15g。续服28剂，日一剂，早晚分服。

三诊：2020年7月11日。诉药后空腹疼痛未再发，偶觉乏力欲呕，未呕吐，二便可，纳寐可，舌淡红苔薄黄，脉沉。处方：上方去枸杞子，加山药30g。续服28剂。

按语： 患者就诊时正逢春季阳升之时，本应脏腑阳气升发顺应自然之气，然患者年过半百，脏腑虚弱，加之平素喜食阴寒之品，脾胃损伤，致脾气当升不升，胃气当降不降，清阳不升浊阴不降，阴火内生。且脾胃为气血生化之源，脾胃虚弱，纳食减少则气血生化乏源，元气不得精微物质充养，元气虚弱，不得制约阴火，阴火蒸灼阴液，故见口干，气血运行失畅可内生瘀血，加之脾胃统摄血液功能失职，故血不循经而外溢，故呕吐咖啡色样胃内容物及排黑便；血溢脉外，气随血脱，故脾胃气血愈加虚弱，可见乏力、活动后心慌，且空腹时气血之化源不足，胃失荣养而出现空腹挛急之痛，进食后则气血生化有源，故腹痛缓解；脾胃气机升降失常，浊阴不降反而上逆故见恶心欲呕；舌淡红、苔黄腻、脉弦皆为脾胃气虚、阴火内炽之象。处以升阳益胃汤加减治疗，方中用党参、生黄芪、甘草主以补中益气；白术、姜半夏、茯苓、车前草、陈皮益胃健脾、化湿降浊，使湿从中焦而化则阳气得以升发；同时大黄、六月雪合用使湿热从下焦而泄，使邪有出路；赤芍、白芍与当归同用，既能活血补血，又能滋阴降阴火，合苦寒泻火之黄连同用可退阴火；柴胡升举清阳之气；少佐血中气药之三棱，气中血药之莪术，气血双治以活血行气止痛；同时加以生姜、大枣和胃降逆。二诊时诸症改善，考虑处方切中病机，故续予守上方以稳固药效，另加用枸杞子滋肾填精。三诊时空腹疼痛未再发，去枸杞子，加平和之山药续以健脾补肾。此后随访未再诉胃痛不适。

第七节
烦渴腹泻病缠绵，柔木实土缩脾痉

泄泻，是指因感受外邪，或情志失调，或饮食损伤，或禀赋不足，或脏腑亏虚等原因，以致排便次数增多，粪质稀薄或者完谷不化为主症的疾病。《景岳全书·泄泻》有曰"泄泻之本，无不由脾胃"，明言泄泻与脾胃关系最为密切。此外，尚有"风木者，五脏之贼，百病之长""春伤于风，夏生飧泄"之类论述，亦可推知泄泻的发生与肝脏密切相关。肝主疏泄，喜条达，若见生气、恼怒、抑郁等则导致情志不畅，肝失条达，木气横逆，进而乘克脾土，脾胃升降失司，纳运失常，清阳不升反降，在下发为泄泻，"见肝之病，知肝传脾"原意在此。故泄泻一病，当注重从肝脾入手。

临证见肝脾相关之泄泻，多以肝郁脾虚论为常见，盖因肝木克脾土为顺，木能疏土，以助土运，若情志不遂，肝失疏泄，木郁于内，此时木为犯逆之贼，非克为乘，脾土不受则为弱，故见泄泻，治疗上常以疏肝健脾为法，投四逆散之辈，以期疏肝有节，"木得土而达之"，气机畅达，升降相因，则泄泻自止。阮诗玮教授指出，调和肝脾临证又存一法，不得不知，若泄泻日久不愈，耗伤阴液，而成肝阴不足、脾虚湿困之局，临床亦非鲜见，但却往往易被忽视，此因肝阴不足，肝木失养，失于调畅，致情绪不宁，复累及脾，泄泻则反复难愈，此当以养阴柔肝，益气健脾为法，阮诗玮教授临证常用缩脾饮合痛泻要方加减，养肝阴而不寒凉，理脾气而不燥烈，用之得当，疗效显著。

验案举隅

高某，女，46岁，福州人。既往 IgA 肾病 7 年余，浅表性胃炎 4 年余。2021 年 3 月 20 日来诊，诉"腹泻 1 月余"。1 月余前受凉后出现腹泻，每日排便 3~4 次，量少质稀，色味如常，无伴黏液，伴肠鸣音活跃，矢气频发，便前腹痛，便后痛减，其间因家庭琐事倍感精神烦躁，就诊当地诊所，予"肠炎宁胶囊"等（具体不详）治疗后，诸症稍有好转，但仍反复腹泻。辰下：精神烦躁，每日排便 2~3 次，性质及伴症同前，口干、口苦、口臭，小便色黄，尿量可，夜尿 1~2 次。纳可，寐欠佳，入睡困难。舌淡红苔薄白（自行刮苔），脉沉滑。月经史：末次月经时间为 2021 年 2 月 13 日，平素月经周期 22 天左右，经期 4~5 天，色稍暗量少夹血块，无痛经。中医诊断：泄泻（阴虚肝旺，脾虚湿盛证）。治法：养阴柔肝，健脾止泻。处方：缩脾饮加减，葛根 15g，白扁豆 15g，乌梅 6g，明党参 15g，赤芍 15g，白芍 15g，草果 6g，黄连 6g，广木香 6g（后下），甘草 3g，砂仁 6g（后入），赤小豆 15g，马齿苋 15g。14 剂，每日一剂，早晚饭后内服。

二诊：2021 年 4 月 17 日。诉服上方 14 剂后腹泻已止。现大便每日 1 次，质软成形，量色如常，无伴腹痛，肠鸣音及矢气较前明显减少。偶感口干、口苦、咽干，饮水可解，小便调，纳寐可，舌淡苔薄黄，花剥苔，脉沉。月经史：末期月经时间为 2021 年 4 月 8 日，经期 5 天，量中夹少许血块。续予益气养阴之法以固其本。

按语： 患者久病肾疾，精微下泻，阴分有损，又以受寒后出现久泻，情绪烦闷，徒增内损，则营阴更显不足。因此月事时少、口干、烦躁、难眠，均为肝木阴血失养，神魂不宁之象，就诊时仍有便溏、口苦、脉沉滑，此为脾虚湿盛，日久蕴热所致。因病机上阴伤、湿浊并见，存在治疗矛盾，须仔细权衡，养肝柔肝不得助湿，健脾化湿不可过燥，清泄郁热警惕过寒伤阳。阮诗玮教授处以缩脾饮加减，选入葛根生津又可升阳止泻，白扁豆化湿且具滋脾之用，乌梅养肝柔肝并有收涩之效，明党参益气养阴而不滋腻，赤芍、白芍养血柔肝缓急，上药均为甘平酸收之品，药用无滋腻助湿、寒凉伤中之虞；因湿盛于中，故予砂仁、草果芳香健脾燥湿，赤小豆性善下行，使水湿从三焦而去，湿去泄自止；黄连燥湿泄热除烦，与广木香同用取香连丸之意以调气行滞而除痛泻；马齿苋清消郁热，除烦止泻；甘草调和诸药。二诊患者药后泄泻已止，考虑久泻伤津耗液，气阴亏虚，故改予益气养阴之品善后调复。

第八节
暴怒伤肝祸连连，柔肝达木痞证蠲

胃痞，亦称"痞满"，是指自觉心下痞塞，触之无形，按之柔软，压之无痛为主要表现的一种临床常见的消化系统疾病。现代医学的慢性浅表性胃炎、慢性萎缩性胃炎、胃下垂、功能性消化不良等皆可归属于此病范畴。中医认为，痞证病因繁异，多以先天脾胃不足、饮食起居不慎、情志不遂、邪气外侵内生、久坐少动等为常见。胃痞临床辨治当分虚实两端，素体脾胃亏虚，气血化源受阻，发为痞证；饮食劳倦，纳运失常，久则成虚，发为痞证；寒湿停聚，损伤中阳，发为痞证，此等为本虚。亦有饮食肥甘厚腻，积滞难化，发为痞证；情志不遂，肝失疏泄，中气久郁，或可乘脾犯胃，发为痞证；静而少动，气行不畅，郁于中焦，发为痞证，此等为标实。另需注意，实痞日久，耗伤正气，亦可转化为虚证，或为虚实夹杂，而无论外感抑或是内伤病理因素，病机总归于中焦气机不利，脾胃升降失常而发为胃痞。

阮诗玮教授临证中指出痞证的治疗，尤其要重视疏发肝气、调达情志。《金匮要略》有云"见肝之病，知肝传脾"，肝与脾之间关系密切，而情志调节又赖于肝之疏泄，肝气条达，人则心情舒畅，若肝失疏泄，气机横逆犯胃，致使脾胃之气郁滞，纳运升降失常则发为痞证。阮诗玮教授认为，"治病必求于本"，治痞证切不可见脾唯治脾，见肝仅治肝，而应审证求因，详辨病情之标本，通过畅达肝之气机，进而理顺疏通脾胃之气机，则痞满自消，此即治痞不唯脾，尤治肝也。临证通过调和肝脾来治疗痞证，确有更佳疗效。

验案举隅

俞某，女，65岁，2019年6月1日来诊。平素精神烦躁，来诊诉反复胃脘胀满5月余。5月余前与家人吵架后出现胃脘胀满不舒，伴反酸、嗳气，就诊当地医院行电子胃镜检查示慢性萎缩性胃炎，予"雷贝拉唑钠肠溶片每日2次"口服后反酸、嗳气缓解，然胃胀时有，情志不舒及饱食时尤易再发。1周前饱食后再次出现胃脘胀满，予服用雷贝拉唑钠肠溶片后未见明显改善，故来求诊。辰下：胃脘胀满不适，伴嗳气，无反酸、胃痛，心烦易怒，口干，二便调，夜寐欠佳，舌红苔白厚腻，脉弦滑。查体：腹部平软，无压痛及反跳痛。中医诊断：胃痞（肝火犯胃证）。治以清热泻火，疏肝和胃。处方：化肝煎合翘荷汤加减，青皮6g，陈皮6g，炒栀子6g，赤芍15g，白芍15g，连翘15g，荷叶6g，桔梗6g，赤小豆15g，生甘草3g，大腹皮6g，泽泻12g，神曲6g，山楂12g，明党参15g。7剂，水煎服，早晚饭后分服。

二诊：2019年6月29日。诉药后腹胀、嗳气改善，发作次数亦较前减少，遂自行复上方服用。辰下：偶有腹胀，无嗳气，口干苦，饮水可解，寐欠佳，醒后不易复睡，纳可，小便可，大便2日一行，质干，舌红苔薄白，脉弦。处方以上方加石斛15g，14剂。

三诊：2019年7月20日。诉药后再无腹胀，偶觉口干，无口苦，纳寐可，二便如常。舌淡红苔薄白，脉弦。予改柴芍六君汤加减调理，后随访未再诉胃脘胀满不适。

按语： 患者来诊时症见胃脘胀满，反酸嗳气，心烦易怒，结合舌脉，当辨为祖国医学"胃痞"范畴，属"肝火犯胃证"。患者年过六旬，《黄帝内经》谓"年六十，阴痿，气大衰，九窍不利，下虚上实"，此年岁本已脏腑功能衰退，气机健运失调，加之患者平素性情急躁，肝郁气滞，久则气郁化火，疏泄失职，气机失其条达畅通之性，横逆脾胃，脾失升清，胃不降浊，浊阴不化，壅滞中焦发为胀满，如《黄帝内经·素问》谓"浊气在上，则生䐜胀"。肝气冲逆，胃失和降，故见嗳气、反酸；肝气郁久而化火，火性上炎，一则蒸灼津液，故见口干；二则上扰心神，则见心烦易怒、夜寐欠佳。处方以化肝煎合翘荷汤加减，化肝煎由青皮、陈皮、牡丹皮、栀子、浙贝母、芍药、泽泻七味药组成，为治疗怒气伤肝，因而气逆动火所致诸症，善解肝气之郁，平气逆而散郁火；翘荷汤由薄荷、连翘、生甘草、栀子、桔梗、绿豆皮六味药组成，为燥气化火，清窍不利而设。两者相合，既调理肝脾，又通利清窍，恰与本案相符，方药对证。方中青皮、陈皮疏肝破滞以清解郁怒；炒栀子、赤芍入血分以泻肝热，合泽泻、大腹皮降化逆气浊阴以清脾胃伏火；白芍与赤芍同用，既能柔肝缓急，又能养血活血以助气血生化，滋助脾胃升清降浊功能恢复正常；连翘、荷叶、赤小豆、生甘草能清热解毒，并清宣上焦，使清窍通利；桔梗宣肺，以肺之宣降特性助肝胃气机得利，中焦浊阴得化；佐以神曲、山楂消食和胃，明党参益气养阴以防清泄太过而耗气伤阴。方药切中病机，使浊阴化则气机畅，气机畅则诸症缓，故药后效果甚佳；然化肝煎为清泄之剂，过用则耗气伤津，患者自行重方半月，服药日久，故二诊时来诉口干苦、寐欠佳、大便质干、舌红苔薄白脉弦等一系津亏之象，故在原方基础上酌加石斛以养阴生津，清退虚热。三诊时患者诸症皆平，故改柴芍六君汤加减调理善后。

第九节
胁痛所治非独肝，补肾调中是良言

胁痛主要由情志不遂、饮食不节、外邪入侵、跌扑损伤、久病体虚等因素所致，是以一侧或两侧胁肋部痛为主要症状的疾病。胁痛病位多责肝胆，其基本病机为肝络失和，可概括为"不通则痛"和"不荣则痛"。胁痛一病，最早曾记载于《黄帝内经》中，其中明确指出胁痛的发生主要与肝胆有关。如《素问·脏气法时论》云

"肝病者，两胁下痛引少腹"、《灵枢·经脉》云"胆，足少阳之脉，是动则病口苦，善太息，心胁痛，不能转侧"。后世医家对胁痛病因病机等的认识在此基础上又有进一步的发挥，《诸病源候论·胸胁痛候》指出胁痛的发生主要与肝、胆、肾有关，曰"胸胁痛者，由胆与肝及肾之支脉虚，为寒所乘故……此三经之支脉并循行胸胁，邪气乘于胸胁，故伤其经脉。邪气之与正气交击，故令胸胁相引而急痛也"，《济生方·胁痛评治》指出胁痛病因主要是由情志不遂所致，如"夫胁痛之病……多因疲极嗔怒，悲哀烦恼，谋虑惊扰，致伤肝脏。肝脏既伤，积气攻注，攻于左，则左胁痛，攻于右，则右胁痛，移逆两胁，则两胁俱痛"。延至明清，胁痛的病因病机与治则治法已基本完善。《景岳全书·胁痛》有曰"胁痛有内伤外感之辨……然必有寒热表证者方是外感，如无表证，悉属内伤。但内伤胁痛者十居八九，外感胁痛则间有之耳"，张景岳指出胁痛的病因主要与情志、饮食、房劳等关系最为紧切，并将胁痛病因分为外感、内伤两大类。李用粹的《证治汇补·胁痛》对胁痛的治疗原则进行归纳"治宜伐肝泻火为要，不可骤用补气之剂，虽因于气虚者，亦宜补泻兼施……故凡木郁不舒，而气无所泄，火无所越，胀甚惧按者，又当疏散升发以达之，不可过用降气，致木愈郁而痛愈甚也"。

　　阮诗玮教授提出临证见胁痛者临床表现多样复杂。因胁肋部位特殊，往前近胃腑，往后近腰背，经脉相连，故常受胃痛或腰痛波及影响，因此胁痛病位不唯肝胆，而与脾胃、肾密切相关，诊治时要特别注意询问患者具体部位及相关病史，治当四诊合参，注意鉴别。胁痛主要是一侧或两侧胁肋部疼痛为主，具体部位在侧胸部及腋下至第十二肋骨处，常常伴有口苦等肝胆系病症；而胃痛主要以上腹胃脘部近心窝处疼痛为主，每有胃脘不适、恶心呕吐、嗳气泛酸等，多与饮食有关，其中胃痛属肝气犯胃者可导致攻痛连胁，但其仍以胃脘部疼痛为主要症状；而腰痛部位主要是以腰脊或脊旁部位疼痛为主，常常伴有感邪、姿势不当或跌扑损伤等病史。故阮诗玮教授认为胁痛的病机以气滞、血瘀、湿热蕴结致肝胆疏泄失职或肝血不能养络为主，但因中气亏虚、肾元虚馁而致肝络失和也不少见。因此在治疗上，当辨清虚实，注重整体调节，厘清木土不和、肾虚肝损等情况，万不可拘于"胁痛唯治肝"也。

验案举隅

李某，女，51岁，2017年5月6日来诊。患者被确诊为胆汁反流性胃病10余年，既往慢性肾炎病史。10年来反复两胁疼痛，与饮食无明显相关。现症：左侧胁下疼痛，呈阵发性，伴口干，偶有口苦，咽中有痰阻感，纳寐可，二便尚调，舌暗红苔薄黄腻，脉弦。月经量稀少，色暗，无血块，无痛经。尿蛋白（++）。中医诊断：胁痛（肝肾亏虚，湿热内蕴证）。治宜补益肝肾，清利止痛。处方：膏淋汤加减，太子参15g，淮山药15g，生地黄15g，芡实15g，龙骨20g，牡蛎20g，赤芍15g，白芍15g，甘草3g，瞿麦15g，萹蓄15g，川楝子15g，麦冬15g，天花粉15g，绿萼梅12g。水煎服，14剂。

二诊：2017年5月20日。左胁疼痛已愈，咽中仍有痰阻感。改予上焦宣痹汤合六和汤加减，后随访诸症皆平，未有反复。

按语：本案患者年过半百，久病肾炎，肾气不固，尿中精微下泄；今又病胁痛，肝胆疏泄失职，胆汁排泄不畅，肝气不疏，湿热困阻少阳，故见左侧胁下疼痛，口干、口苦；观其舌脉，舌暗红苔薄黄腻，脉弦，是为肝肾亏虚、肝经湿热之证。选方以膏淋汤加减。方中山药、芡实两药合用固肾摄精，兼收涩之功；太子参益气养阴，生地黄、芍药、麦冬、天花粉以滋阴养血柔肝；川楝子、绿萼梅疏肝泄肝，平肝胆之火，调畅气机；瞿麦、萹蓄、车前子以清热利湿；龙骨、牡蛎以固下元，且兼有化滞之用；甘草调和诸药，全方共奏补肾柔肝、清利止痛之功，是药中病机，故患者二诊时诉胁痛得愈。

第三章　诊疾之道

第十节
石淋虽言膀胱热，阳气流行诸涩通

　　淋证是以小便频数，淋沥涩痛，小腹拘急为基本特征的临床常见疾病。按其病因和症状特点不同，常分为热淋、气淋、血淋、膏淋、石淋、劳淋六证。主要病机为湿热蕴结下焦，肾与膀胱气化不利。病理性质初病多实，久则转虚，或虚实夹杂。阮诗玮教授在淋证的治疗中重视"正邪辨证"，正气辨证需了解正气的虚实、体质寒热；辨邪气当分析邪气衰盛、性质归属、病情轻重，以预估病情发展趋势、权衡用药的分量。阮诗玮教授认为辨治淋证时，对于正气不足者，当辨清脾肾强弱和气阴盈亏之偏颇，到疾病后期每有伤阳之虞，不可不知。而邪气盛者，又须分清湿热、瘀热之不同，万不可以为膀胱热即是一派湿热矣。如此把握正虚邪实两端，或分而治之，或兼而治之，据证取舍。此恰如徐灵胎所言"治淋之法，有通有塞，要当分别"，而《景岳全书》提及"治淋之大法……凡热者宜清，涩者宜利，下陷者宜升，虚者宜补，阳虚者宜温补命门"。临证时，辨清虚实，权衡莫失，或通或补，不失偏颇，方能取得疗效。

　　阮诗玮教授在临床上将石淋大抵归为湿热壅滞、气滞血瘀、脾肾气虚、肾元不足4个证型。湿热壅滞型多用石韦、车前子、瞿麦等利湿通淋类中药；气滞血瘀型多用三棱、莪术、香附、王不留行、川牛膝等活血祛瘀之品；脾肾气虚型多用太子参、山药、沙苑子、菟丝子等补虚之品；肾阳不足型在用补虚之品同时，加肉桂、附子、茴香等。阮诗玮教授在临证时，亦重视气血之别。在石淋发病过程中，气机不利是重要的发病因素，气机不遂，血行迟滞，又可引起瘀血内停。砂石与瘀血"沆瀣一气"，难以排出，可引起三焦壅滞，气机不畅，出现尿路梗阻、并发感染、急性肾衰竭等，而导致逆证丛生，故而往往在益肾利石通淋的基础上，加入疏肝理气之品，以促进气血通调。临床上，常可见部分石淋患者治以清利排石、理气活血等常法后，无明显改善者，阮诗玮教授于方中适当佐入当归、附子、桃仁、肉桂等辛温通络之品，屡获奇效。因结石日久者，其体弱正虚，肾气虚惫，气化乏力，肾失开阖蒸化之权，清浊泌别失司，湿浊不能下注而沉积为石，故治疗施以温补肾阳之药，以补代通，以温肾益阳，充足肾气，健全其分清泌浊功能，调畅气血，通利水道，从而推动尿石排出。

验案举隅

邹某，男，66岁，2017年3月4日来诊。诉右腰酸痛、小便不畅6年余。缘于6年前体检发现"右肾盏、输尿管交界结石"，于某市级医院行"开放性手术"成功取石，复查未见结石影；2年前因排尿不畅再次就诊于某市级医院，查肾彩超示"右肾结石（2.0cm×1.8cm），左肾未见结石"，行"体外碎石术"后出现排尿中断，遂再行"尿道取石术"，术后恢复良好。3天前于某省级医院体检，查肾脏彩超示："①双肾结石（左肾中盏0.4cm×0.3cm，右肾下盏0.29cm×0.31cm）；②右侧输尿管上段扩张，右肾轻度积水；③双肾血流稍稀疏；④前列腺结石"。肾功能检查示血肌酐115μmol/L，尿素氮9.10mmol/L，特前来求诊。现症见乏力，双下肢轻度水肿，腰腿酸痛，纳尚可，嗳气、反酸，寐欠安，眠浅易醒，醒后不易复睡，小便稍不畅，见少量泡沫，大便3~4日一行，舌淡红苔黄腻，脉沉弦。中医诊断：石淋（肾阳不足，湿热蕴结证）。

治宜清热通淋排石。处方：已金排石汤加减，金钱草 15g，海金沙 15g，鸡内金 6g，郁金 15g，赤芍 15g，白芍 15g，甘草 3g，牛膝 15g，王不留行 15g，知母 6g，桂枝 6g，通草 3g，六月雪 15g，大黄 6g。水煎服，35 剂。维生素 B_6 20mg，每日 3 次。

二诊：2017 年 6 月 3 日。自行重方 1 月余，3 天前排出零散细沙样石子。现排尿畅快，偶有腰部酸痛，乏力，纳寐可，大便 2 日一行，舌淡胖苔薄黄脉弦滑。复查泌尿系统彩超示右肾结石伴局部肾盂轻度分离。继前方加桑寄生 15g、葛根 15g。水煎服，14 剂。

三诊：2017 年 6 月 17 日。诸症平复，复查泌尿系统彩超未见结石影。续守前方 10 剂，两日一剂，巩固疗效。

按语：患者年过半百，肾阳虚损，膀胱气化不利，湿热蕴结下焦，煎熬尿液成石；肾阳不煦，水液失运，周身水停，故见水肿；腰为肾之府，肾气虚则腰膝不健，故而酸软；舌淡红苔黄腻脉沉弦均为肾阳不足、湿热蕴结之象，治疗当以温通清利、通淋排石为法。方拟已金排石汤加减，方中以金钱草、海金沙、鸡内金、郁金、通草清热通淋排石；辅以牛膝利水通淋，引走下焦；桂枝温通化气，助行三焦；知母清热滋阴；当归、赤芍、白芍活血安络止痛；王不留行化瘀行气；六月雪、大黄祛瘀泻下；甘草调和诸药。配以维生素 B_6 抑制草酸钙结晶形成。二诊患者排出细沙样石子，排尿较前舒畅，复查泌尿系统彩超亦较前好转，知药中病机，效不更方，续守前法，患者偶有腰部酸痛，故予前方加桑寄生补肝肾，强筋骨；葛根生津舒经通络。三诊诸症平复，复查彩超已无结石，是邪去正复，复予前方间断服用，以期巩固。

第十一节
激素利病亦伤人，中西并重求其本

肾病综合征是肾科常见病，糖皮质激素可以抑制免疫反应和炎症状态，进而改善肾小球的滤过屏障而发挥减少蛋白尿、延缓肾病进展的作用，因而常用于该病的治疗，目前激素也是治疗肾病综合征的一线药物。从 20 世纪 50 年代起泼尼松和泼尼松龙问世以后，肾病的治疗发生了很大的变革，肾病的治愈率明显增高，死亡率也相应降低。但是激素起治疗作用的同时，也带来不少副作用和并发症，如肥胖、满月脸、水牛背、骨质疏松、消化道出血等，也容易发生感染、水钠潴留、钾丧失、血糖升高等并发症。并且在长期使用激素骤然停用时，会出现肾上腺皮质功能不足的情况，发生反跳现象，使原有病情加剧，出现皮质激素撤减综合征。

现代医学研究发现，中药联合激素治疗肾病综合征可有效减少激素副作用、增强激素作用，同时巩固激素疗效，防止病情反复。阮诗玮教授认为激素副作用主要是因为激素的阳热之性，故常见阴虚火旺证、气阴两虚证、肝胃郁热证、肝肾阴虚证等。若见阴虚火旺者，常予六味地黄丸加减滋阴降火；若见气阴两虚者，常予生脉散加减益气养阴，其中气虚较甚者加四君子汤以健脾益气；若见肝胃郁热者，常予化肝煎合左金丸加减清肝胃之火；若见肝肾阴虚者，常予知柏地黄汤滋补肝肾。除了结合辨证外，又结合激素不同用药阶段进行论治。在初始治疗阶段，对于存在精神亢奋、面红目赤、五心烦热等症状者，多予知柏地黄汤、沙参麦冬汤等滋阴降火，常用墨旱莲、女贞子、山药、生地黄、黄柏、地骨皮等。在减量阶段常见腰膝酸软、头晕耳鸣、倦怠乏力等反跳现象或皮质激素撤减综合征，治宜阴阳双补法，在滋补肾阴的同时加用温补肾阳药物，如仙茅、淫羊藿、补骨脂、菟丝子、鹿角胶等。在维持治疗阶段，因长期激素维持治疗，会使患者原本缺钙现象加重，出现手足抽筋等症状，治以滋补肝肾为主，方予大补元煎加减，常用生地黄、熟地黄、白芍、川芎、当归、木瓜、珍珠母等，同时注重配合运用活血化瘀通络药物，如地龙、桃仁等。在激素治疗过程中，多数患者出现免疫力低下、易发感冒等症状，严重者可出现反复感染，常予玉屏风散化裁益气固表。对于激素依赖型的患者，在减量的过程中，可根据患者情况加用一些温补肾阳的中药，可予金匮肾气丸加减，或用补益气血之剂，予八珍汤加减，有利于激素的减量，防止病情的反复。

验案举隅

陈某，男，28岁，2019年11月23日以"面部反复痤疮、小便灼热半月余"为主诉来诊。患者8年余前因眼睑、双下肢水肿，就诊于某省级医院，诊断为"肾病综合征"，予激素等治疗后，症状反复发作，目前仍有口服泼尼松2片维持治疗。现症见两颊痤疮，热痛伴流脓，口干，纳可，寐欠，入睡困难，小便灼热，大便尚调，舌淡红苔黄腻，脉滑数。查尿糖（++），尿蛋白微量，隐血微量。本病证属热毒内蕴，湿热下注。治宜清热解毒，利尿通淋。处方：解毒健肾汤加减，鱼腥草15g，鹿衔草15g，白花蛇舌草15g，益母草15g，太子参15g，赤芍15g，白芍15g，甘草3g，瞿麦15g，萹蓄15g，车前草15g，麦冬15g，栀子6g，牡丹皮10g，生地黄15g。水煎服，21剂。

二诊：2019年12月14日。两颊痤疮减少，小便灼热感较前减轻，晨尿见少量泡沫，舌红苔黄厚，脉弦数。继前方加牛膝15g，14剂。

三诊：2021年1月11日。两颊痤疮皆平，脓消色淡，小便如常，无灼热感，偶见少量泡沫，舌红苔薄黄，脉弦，复查尿常规皆转阴。续前方加黑大豆15g，14剂。三月余后以他病来诊，小便畅快，痤疮未再发。

按语：患者素有痼疾，肾元亏虚，又因长期服用激素，热毒内蕴，循经上行，发为面部痤疮；热灼阴液，则口干；下焦水热互结，湿热蕴毒，故尿感灼热，气化失司，无以泌清别浊，精微下漏，则尿浊，检验示尿蛋白阳性。阮诗玮教授处方经验方解毒健肾汤，治以清热解毒、活血祛瘀、益气养阴。全方由鱼腥草、鹿衔草、益母草、白花蛇舌草、金银花、半枝莲、楮实子、汉防己、太子参、麦冬、沙苑子、枸杞子组成，临床随证加减。本案中予鱼腥草、白花蛇舌草清热解毒；太子参、麦冬、生地黄益气养阴；鹿衔草补益肝肾；益母草、车前草清热活血利水；赤、白芍活血养血安络；瞿麦、萹蓄清热利水通淋；栀子、牡丹皮清热泻火；甘草调和诸药。全方清补兼施，气血同调，诸药合用祛邪不伤正，扶正不留邪，标本兼治。患者二诊时诉面部痤疮、小便灼热感较前减轻，故知药证相合，效不更方，但舌红苔黄厚脉弦数，可见湿热之邪仍甚，故原方加牛膝引火下行，利尿通淋。三诊时患者诸症好转，辅助检查结果亦转阴，考虑久病体虚，故守前方加黑大豆滋肾养阴以固其本。

第十二节
紫癜肾疾竟缠绵，从暑而治得良验

暑为火热之邪，为夏季主气，主要见于夏秋之际，其具有耗气伤阴、燔灼炎上、易兼夹湿邪的特点。临床上慢性肾脏病患者多因正气不足，极易感受外邪，常内外合邪，而使病情加重。慢性肾脏病患者外感暑热邪气后，可因热盛伤及膀胱或肾络而出现尿血；或暑湿蕴热结于下焦而发为淋证；或暑热耗伤气阴而出现身热汗多，乏力，心烦，口渴喜饮；或暑热夹湿困脾，导致三焦失于决渎，水湿漫延，浸渍肌肤，而加重水肿等症状；暑湿困脾，精微失于布散，而出现蛋白尿；湿邪着于肾府，则见腰部酸痛；更有甚者，暑湿蕴毒，壅滞三焦而导致血肌酐、尿素氮等指标升高，甚者出现关格、癃闭等凶险之症。现代医学亦认为，在夏季暑热天气环境下，肾病患者容易因体液失衡、并发感染而加重病情。

年月季节、昼夜晨昏等时间因素既可以影响自然界不同的气候特点，同时对人体的生理活动与病理变化具有一定的影响。所以阮诗玮教授在慢性肾脏病治疗中十分重视节气与肾病的发病关系，临证根据气候特点遣方用药。阮诗玮教授在暑月治疗慢性肾脏病多以翘荷汤、新加香薷饮、清络饮、王氏及李氏清暑益气汤等为基础方。对于暑热犯肺者，常用翘荷汤加减；对于暑令感寒夹湿之证者，常用香薷饮加减；对于暑温兼湿者，常用新加香薷饮加减；对于暑热伤津，邪阻气分之轻证者，常用清络饮加减；对于夏季暑湿感冒者，常用藿香正气散加减；对于暑伤气阴夹湿邪者，常用李氏清暑益气汤加减；对于气阴耗伤甚者，常用王氏清暑益气汤加减。其中兼见水肿者常加木瓜、车前草；腰痛属湿热者常加苍术、黄柏、桑寄生、刘寄奴；四肢酸楚属湿热者常加桑枝、忍冬藤，或合当归拈痛汤加减；血肌酐高者常加六月雪、大黄、丹参；血尿明显者常加茜草、紫草、六角仙、马鞭草、鬼箭羽、上巳菜、藕节等；身痒属湿热者常加白鲜皮、地肤子；咽干、咽痛属热毒者常加龙舌草、射干、马勃、牛蒡子、鱼腥草、玄参；恶心欲呕属湿邪困脾者常加木香、砂仁、神曲、竹茹，或合温胆汤加减。

验案举隅

吕某，男，5岁，2017年8月5日以"发现尿蛋白阳性2月余"为主诉来诊。患者2月余前因腹痛、皮疹就诊于某市级医院，查见尿蛋白（+），诊断为"腹泻病、过敏性紫癜、肺炎支原体感染"，予抗感染、抗过敏、补液等治疗好转后出院。1月余前于某省级医院复查尿常规示隐血（+++），尿蛋白（+），诊断为"紫癜性肾炎"，予口服"双嘧达莫25mg，每日3次；槐杞黄颗粒1/2包，每日2次；盐酸贝那普利片1/3片，每晚1次"，此后规律复查尿常规，尿隐血波动于（+）~（+++++），尿蛋白稳定（+）。3天前自行停用盐酸贝那普利片，复查尿常规示尿蛋白（++），隐血（+++），红细胞计数129.1个 μL。辰下：偶有咽痛、咽干，纳寐可，小便见泡沫，大便调，舌淡红苔薄黄，脉弦细，扁桃体Ⅰ度肿大。本病证属肺肾不足，暑热蕴结证。考虑急则治标，治宜清暑解表，利湿泄热。处方：翘荷汤合鸡苏散加减，连翘12g，荷叶6g，炒栀子3g，桔梗6g，赤小豆12g，积雪草12g，鬼箭羽12g，紫草10g，茜草炭10g，薄荷3g，滑石10g，甘草3g。水煎服，14剂。

二诊：2017年8月19日。近来无咽痛咽干，小便少见泡沫，舌淡红苔薄白，脉弦数，扁桃体稍肿大，复查尿常规示：尿蛋白（+），尿隐血（+）。守前方加荷叶增量至12g，14剂。

三诊：2018年7月28日。去年二诊药后，复查尿常规已无尿蛋白、尿隐血，自行重方月余后停药至今，无特殊不适，复查尿常规亦未见异常。

按语：本案患者为小儿，时至大暑，外感六淫邪气，肺卫受邪，肺属金为母，肾属水为子，母病及子，肾虚不能固摄，精微外泄，故见蛋白尿；肺热下迫于肾，损伤血络，故见尿血；舌淡红苔薄黄、脉弦细为肺肾不足，暑热蕴结之象，治宜清暑解表，利湿泄热。方予翘荷汤合鸡苏散加减，方药中连翘、薄荷、桔梗开宣肺气兼可解表；栀子、赤小豆清热利湿；荷叶、积雪草、紫草、茜草炭凉血止血；鬼箭羽活血化瘀；鸡苏散由薄荷、滑石、甘草组成，祛暑清热利湿，兼能解表。二诊时肺卫表证已然大去，湿热之邪十去七八，但考虑闽地暑季，仍守前方加荷叶化湿利气。而后年余未诊，自行重方，次年来告诸症和缓，尿检亦复正常，是药中病机，收获良效也。

第十三节
热伏经年成紫癜，透邪出表有效验

　　过敏性紫癜，临床表现可见肾脏损伤（如蛋白尿、血尿等）、皮肤紫癜、关节痛、胃肠道症状等，尤以皮肤紫癜为多见。紫癜发病原因繁多，但总以外感、内伤立论。外感立论以风热邪气侵入营血，火热熏灼，迫血妄行或热灼津亏，血熬成瘀，瘀阻血溢而见皮肤紫癜者；内伤一说有脾肾亏虚，失于固摄，而致血溢脉外者。此外，另有伏邪致病一论，亦广为医家共识。伏邪，源自《黄帝内经·素问》"冬伤于寒，春必温病……秋伤于湿，冬生咳嗽"，意即藏于体内而不立即发病的病邪，阮诗玮教授经多年临证，认为伏邪亦分外感、内伤两端，与紫癜发病关系密切。外感伏邪者，以六淫邪气及疫疠之气为主，倘若除疾遗类，未能完全祛除邪气，病邪深潜体内，遇外邪再发，则病情迁延不愈；内伤伏邪者，因于伤食、胎毒、瘀热、湿热之邪，盖"邪之所凑，其气必虚"，若正本不足，祛邪不尽，伏热于血分，可致紫癜反复发作。

故阮诗玮教授提出在辨证施治上，当注重因势利导，祛除伏邪。外感者可追溯发病之源，祛除外因；内伤者施以清热之法，宗病源之异，而治以清热消食、清热解毒、清热化瘀、清热祛湿等法，但需注意，处方施药不可凉遏气机，应注重透邪解表，给邪出路，令邪无所藏，疾病自愈。

验案举隅

患者，女，9岁，福州人，以发现紫癜性肾炎2年余求诊。患者2年余前因受寒后出现双下肢皮肤瘀点，色红，不突出于皮面，呈对称分布，伴腹痛，呕吐，呕吐物中夹少许血丝，尿检中可见蛋白及隐血异常，经西医抗过敏、抗炎等治疗后好转，但时有反复，其间辗转多地多院诊疗，皆不瘥。肾穿刺活检示符合过敏性紫癜肾炎（局灶增生型），尿蛋白波动于（－）~（＋＋），尿隐血波动于（－）~（＋＋＋）。辰下：双下肢皮肤瘀斑瘀点满布，不突出于皮面，呈对称分布，压之不退色，触之不碍手，纳寐可，二便调，舌红可见点刺，苔薄黄，脉数。尿常规示隐血（＋＋＋），蛋白（－）。阮诗玮教授辨证为瘀热内郁，迫血妄行证，治以清热凉血，透热解郁。处方：紫茜宁血汤加减，紫草10g，茜草10g，当归6g，生地黄10g，川芎5g，赤芍10g，白芍10g，炒荆芥5g，蒺藜10g，车前草10g，牛蒡子10g，黄芩5g，甘草3g。日一剂，水煎服。配合服用保肾口服液。2周后诉双下肢瘀斑瘀点明显消退，但近2日外感，可见流黄涕，咽部红痛，舌脉同前，余无不适。尿常规示隐血（＋），蛋白（－）。因患者兼有外感风热，故法从急则治其标，改以清热除湿，宣透表邪。处方：麻黄连翘赤小豆汤化裁，麻黄3g，连翘12g，赤小豆12g，杏仁3g，桑白皮6g，甘草3g，薄荷5g，炒栀子3g，桔梗3g，牛蒡子10g，蝉蜕5g。服7剂后外感已愈，双下肢仍散在瘀斑，舌脉同前，再予上方加紫草6g、茜草6g，续服保肾口服液。2周后复诊诉瘀斑、瘀点已消退，尿常规未见明显异常。

按语：此案初诊时患者瘀斑色红、满布成片，结合舌脉，辨证为血热兼血瘀迫血妄行证。患儿年幼，禀赋不足，体质虚弱难以抗御病邪，且久居闽地易受湿热邪气侵袭，热邪伏于肺胃而暗耗阴精，日久成瘀，叶天士指出"初病在气，久病在血"，内伏瘀热毒邪阻滞经络，受外感引动伤营动血，迫血妄行，血溢脉外而发紫癜，表现为瘀斑瘀点为主兼一派热象。故予紫茜宁血汤清热凉血，透热解郁，其中紫草咸寒可清热凉血、活血解毒，配合茜草化瘀止血，当归、生地黄、川芎、赤芍、白芍合用养血活血，使脉管荣润扩充，血行不致瘀。荆芥炒用入血分止血，又可透邪出表，合蒺藜、牛蒡子疏风清热、宣肺解毒，车前草导热从小便而出，使邪有出路，甘草调和诸药，全方活血不伤正，养血不敛邪。复诊患儿瘀斑较前消散，但恰逢外感，外邪引动伏邪而紫癜迁延难愈，此时以外感为急，故改方以麻黄连翘赤小豆汤清热除湿，宣透表邪为先。后外感已愈，因血热未去，皮疹仍在，故守方续加紫草、茜草加强解毒消斑透疹之力。以后患儿斑疹消散，尿常规转阴，而收效。

第十四节
阴虚兼水勿忽视，虚实不分病难瘥

今论水肿发病，大抵归为肺失通调、脾失转输、肾失开阖以及三焦气化不利四端。其病因有风邪袭表、疮毒内犯、外感水湿、饮食不节及禀赋不足、久病劳倦，病位在肺、脾、肾。治疗上，阳水应发汗、利水或攻逐，以祛邪为主，同时配合清热解毒、健脾理气等法；阴水当温肾健脾，以扶正为主，同时配以利水、养阴、活血、祛瘀等法；对于虚实夹杂者，或先攻后补，或攻补兼施。

水肿的发病自古以来多有记载，但大抵以邪实或阳虚为主，未提及阴虚致水肿一说，更无阴虚水肿这一证型。阮诗玮教授发现阴虚致肿在临床上并不少见，故特提出阴虚水肿，治以滋阴利水之法。阴虚型水肿可分为两类，其一为阴虚特质者，其二为病情进展过程中出现的各种阴液损伤。对于阴虚水肿，应辨清水湿与阴伤的严重偏颇，方才决定治疗是偏于养阴或是重在利水。对于阴虚，一辨津液耗伤，若津液耗伤，此时于利尿之品中，可适当佐入石斛、芦根、葛根生津止渴；二辨营血亏虚，若营血亏弱，此时当用补血养营之品，常用当归、黄芪、白芍之类；三辨肾虚阴精馁弱，若肾精虚损，当用血肉有情之品，如鹿角胶、阿胶、淡菜之属，填补肾精，滋阴和阳。病水湿者，首先辨病位，"腰以下肿，当利其小便，腰以上肿，当发汗乃愈"；其次再辨清寒热，寒湿水肿治当温化寒湿；湿热水肿治当以清利。病阴虚水肿者，阴液已伤，治宜淡渗利水。阮诗玮教授临证时，视具体病位而判处方药。心肺阴虚者，可选用生脉散加减；脾胃阴虚，可用益胃汤或沙参麦冬汤加减；肝阴亏虚者，选用一贯煎化裁；肾阴亏虚者，可用六味地黄丸化裁，至肾病后期，阴精亏耗者，亦可选用左归丸，适当佐入滋阴填精之品。

阮诗玮教授提出，在运用滋阴利水法时需注意以下几点：①若水湿内盛或脾胃虚弱者，选入养阴之品不宜过于滋腻，药量不宜过大，以免助长内湿，有碍脾胃运化，使湿气更甚；运用温阳利水之品，应注意防止温燥伤阴，须时时照顾津液。因阴液已伤，利小便应避免使用峻下攻逐之品，利水当中病即止，不可过用，以免犯虚虚实实之戒；②对于阴虚水肿，运用滋阴利水法，又当审其有无兼证及他邪。若兼见瘀血伏于肾络者，宜祛瘀通络；或浊邪上泛，又须降浊解毒；兼见气虚者，当益气养阴；阴损及阳者，又当滋阴和阳；③临证须辨气虚津液失于输布、阳虚津液不化与阴虚失于濡润三者之别，以免误诊。阳虚或气虚未见津液受损者，不可一见口干，即予养阴之品，以免见阳攻阴，复虚其里；④阴虚型肾性水肿者，应注意守方治疗。肾性水肿属急性者，由热毒内陷伴有阴津损伤，治当兼顾养阴生津。急性水肿，起病快，消退亦迅速，但尤须注意疾病后期的调护，倘余热未清，仍有可能复燃，并暗耗津液，故治当益气生津，清其余热。而久病伤阴或阴虚体质者，须时时兼顾养阴，待阴液回复。

验案举隅

叶某，男，57 岁，宁德人，2020 年 7 月 18 日来诊，患者被确诊为 II 期膜性肾病 2 年余。2 年来反复肢体水肿，以下肢肿甚，24h 尿蛋白定量水平波动于 15~18g，后一直服用激素联合免疫抑制剂治疗，病症稳定。然 2 月前双下肢水肿加重，伴无力行走，就诊西医乏效，故来求治。辰下：双下肢重度凹陷性水肿，颜面水肿，神疲乏力，偶有口苦，口干欲饮温，纳寐可，小便量少，伴泡沫多，大便尚调，舌淡红苔白厚，舌中裂纹，脉细。查尿蛋白（++），血肌酐 105μmol/L，尿素氮 9.71mmol/L，尿酸 674μmol/L。证属气阴两虚，兼夹湿热。治宜益气养阴，清利湿热。处方：清心莲子饮加减，石莲子 15g（杵），太子参 30g，地骨皮 10g，北柴胡 6g，茯苓 15g，黄芪 30g，麦冬 15g，车前子 15g（布包），六月雪 15g，陈皮 6g，滑石 12g，广藿香 6g，黄芩 6g，甘草 3g。水煎服，14 剂。

二诊：2020 年 8 月 1 日。水肿、乏力较前减轻，但小便灼热感，伴口干、口苦，舌红苔黄腻，脉细数。仍守原法，前方加鱼腥草 15g，水煎服，21 剂。

三诊：2020年9月12日。水肿明显减轻，小便已无灼热，口干苦较前缓解，近来发现手指关节出现晨僵，疼痛，肿胀，舌脉如前。复查尿蛋白（＋），血肌酐92μmol/L，尿素氮8.5mmol/L，尿酸477μmol/L。证属湿热内蕴，兼有气阴亏虚，正邪易位，故改治以清利湿热，兼益气养阴。处方：鱼腥草15g，白花蛇舌草15g，益母草15g，鹿衔草15g，赤芍15g，白芍15g，太子参15g，麦冬15g，枸杞子15g，山药30g，僵蚕6g，马齿苋15g，黄柏6g。水煎服，28剂。

2020年12月26日，服上方后，患者双下肢及颜面水肿消失，尿常规转阴，嘱其注意饮食，寒温得适。随访至今，未再发作。

按语：本案患者年过半百，久病三焦俱损，时处初伏不久，夏令炎暑，心中烦躁，湿多从热，舌淡红苔白厚，舌中有裂纹，脉细，为气阴两虚夹湿之象。故予石莲子清上焦邪热而下交于肾，既可安神又能固摄精微，太子参、黄芪益气，麦冬生津养阴，配以柴胡、黄芩、地骨皮疏散郁热，车前子、六月雪、茯苓、滑石清利膀胱湿热，辅以陈皮、广藿香加强理气化湿之效，甘草调和诸药。患者二诊时诉双下肢水肿较前减轻，故知药证相合，效不更方，但小便有灼热感，舌红苔黄腻，可见湿郁日久生热，故原方加鱼腥草清热利湿。三诊患者手指关节出现晨僵，疼痛，肿胀，考虑乃因湿热蕴结，关节痹阻而痛，故予鱼腥草、白花蛇舌草、鹿衔草清热解毒利湿，益母草祛瘀生新，赤芍与白芍同用入血分，活血利水，辅以太子参、山药益气健脾，麦冬、枸杞子生津养阴，僵蚕祛风止痛，马齿苋、黄柏清热利尿。终获痊愈。

第十五节
癃闭本是地道塞，补虚化滞莫偏废

癃闭是老年男性的常见疾病之一，临床特点以尿频、夜尿次数增多、排尿困难为主，严重者可发生尿潴留或尿失禁，甚至出现肾功能受损。究其病因，多由年老肾元亏虚，膀胱气化无力，加之瘀血、败精、湿热等瘀阻下焦，乃成癃闭。肾虚血瘀水阻、膀胱气化失司是癃闭之基本病机，本虚标实是其病机特点。关于癃闭，最早可追溯至春秋战国时期，《黄帝内经》中曾有"闭癃"病名，如《素问·五常政大论》曰"其病癃闭，邪伤肾也"，《素问·宣明五气》云"膀胱不利为癃，不约为遗溺"，《素问·标本病传论》谓"膀胱病，小便闭"，《灵枢·本输》称"实则闭癃，虚则遗溺"，《灵枢·五味》曰"酸走筋，多食之，令人癃"。东汉时期，张仲景在《金匮要略》有关淋证和小便不利的记载中含有癃闭的内容，认为与膀胱气化不利、水湿互结、瘀血夹热及脾肾两虚有关，创制了五苓散、猪苓汤、蒲灰散、滑石白鱼散、茯苓戎盐汤等方剂。隋唐以后，中医对癃闭病机、治法的认识逐渐丰富。孙思邈在《备急千金要方》中载有治小便不通方剂13首，并有世界上最早关于导尿术的记载。王焘在《外台秘要》中有用盐及艾灸等外治法治疗癃闭。明代，张介宾率先将癃闭与淋证分开论治，把癃闭的病因病机归纳为热结膀胱，热闭气化，热居肝肾；败精槁血，阻塞水道；真阳下竭，气虚不化；肝强气逆，气实而闭等4个方面。

阮诗玮教授认为癃闭初起以湿热为多，属实证，宜清热利湿；病久则脾肾亏虚，宜培补脾肾，固摄下元；病程中常见虚实夹杂者，应标本兼顾。本病的核心病机为"三焦气化不利",临床常用苦辛开泄法调节三焦气机升降,使气顺水行、闭塞自通;但对于虚损者,塞因塞用方是活法,通补兼施,功效更优。癃闭病在上焦者多为外邪犯肺,水之上源闭塞不通,肺气滞塞,不能通调水道,而影响气机升降,导致水液代谢不利,其治疗关键在于开宣上焦气闭以通调水道,运用轻苦微辛法,当选用气味薄而质轻浮之品,如麻黄、杏仁、枇杷叶、郁金、连翘、桑叶、栀子、淡豆豉之类等配伍化合,使其味薄轻清走上焦,轻苦以降之,微辛以开之,调理肺气,畅达上焦气机以通利水道。病在中焦者,常为中焦脾胃虚衰、枢机不利、升清降浊失司、膀胱气化不及而致水液潴留不通。中焦脾胃为气机升降之枢纽,斡旋上焦与下焦之气机,亦为气血生化之源,故气虚则全身之气皆失以充养,而气机升降亦随之失调,故治疗要法全在健运脾胃。运用辛开苦降法,对于虚证可选用寒热平调或甘温补中以和中焦之气,如黄芪、人参、白术、炙甘草、干姜、陈皮、当归、升麻之类。若因水湿壅滞中焦气化不利者,可选用气味具厚入中焦之药,如干姜、半夏、吴茱萸、荜澄茄、青皮、香附、厚朴等辛温之类,配伍黄连、黄芩、枳实、栀子等苦寒之味。癃闭病在下焦者,当辨虚实并责之肝、肾与膀胱。实者有因湿热、气结、瘀血、败精、结石等阻滞下焦气机,当以祛邪疏通为主。在选方用药治疗实证中,尤以苦降辛通法疏通下焦气机为主,而非一味通利。运用苦降辛通法,可选用如茯苓、泽泻、滑石等淡渗之类与黄柏、知母、大黄等味厚入下焦之品,通过气薄味厚药物的组合配伍增强其通降之力。而辛热药物以"气厚者浮,甘热、辛热之药是也",因病在下焦可选用附子、肉桂、乌药、沉香、茴香之类。

验案举隅

潘某,男,67岁,2018年1月20日以"夜尿次数增多3年"

为主诉来诊。患者 3 年余前因夜尿频多，淋漓不尽，排尿时间长，就诊于某市级医院，查 B 超示前列腺钙化灶，治疗予舒肝益阳胶囊、前列通瘀胶囊、盐酸坦索罗辛胶囊后症状缓解，停药后反症状加剧。辰下：夜尿 4 次，尿不尽感，排尿中断，排尿时间长，无尿痛，伴腰酸，口中和，纳可，寐欠佳，大便尚调，舌淡红苔黄腻脉沉弱。本病证属脾肾亏虚，湿热瘀阻。治宜健脾补肾，收涩化滞。处方：膏淋汤加减，太子参 15g，淮山药 30g，生地黄 15g，芡实 15g，赤芍 15g，白芍 15g，甘草 3g，车前子 15g（布包），瞿麦 15g，萹蓄 15g，路路通 15g，王不留行 15g。7 剂，早晚温服。

二诊：2018 年 1 月 27 日。腰酸较前缓解，小便情况大致如前，舌淡红苔黄腻，脉弦缓。继前方加枇杷叶 15g、煅龙骨 20g、煅牡蛎 20g，7 剂。

三诊：2018 年 2 月 10 日。夜尿次数减少，偶有排尿灼热感、排尿中断，舌红苔薄微黄，脉弦。继前方加白花蛇舌草 15g，14 剂。后以他病来诊，诉夜尿次数减少，小便畅快。

按语：本案患者表现为夜尿次数增加及排尿费力等症状，属于中医学"癃闭"范畴。患者年逾六旬，夜尿频多，尿不尽感，排尿中断，排尿时间长，且见腰部酸软，皆为脾肾亏虚之象，观其舌脉，舌淡红苔黄腻，脉沉弱，是为脾肾亏虚夹湿夹瘀之证，故治以膏淋汤加减健脾补肾。方中山药健脾补肺、固肾摄精，芡实补脾祛湿、益肾固精，两药合用补脾肾之虚，兼收涩之功；太子参益气补元，增益培补之功；生地黄、二芍以养阴缓急；瞿麦、萹蓄、车前子以清热利湿，配以路路通、王不留行化滞消瘀，甘草调和诸药。患者二诊时腰酸较前缓解，然小便情况大致同前，继续原方加枇杷叶宣通肺气，起到提壶揭盖、通调水道之用，龙骨、牡蛎以固其脱，且兼有化滞之用。三诊患者诉夜尿次数减少，故知药证相合，效不更方，但排尿偶有灼热感，考虑乃因湿郁日久生热，故原方加白花蛇舌草清热利尿，疗效满意。

第十六节
肾周血肿痛难忍，澄源复旧培本元

　　肾周血肿，为肾脏周围出现血液凝固而成肿块，中医对于此类疾病未明确提出相关病名，常以症状表现腰痛、血尿或虚劳等命名。肾脏血肿的来源，从病因学说出发，可分为内、外二因，一为外因，最常见如外伤所损，因外力冲击，导致肾周血溢脉外留滞而成。二为内因，与气血关系最为密切，气虚不摄血液，导致血行于脉外；气滞不行血，无以推动血液运行而成；血热迫血行于脉外而成；甚则血寒，寒性凝滞，入血脉则运行不畅，脉络凝滞，血不循经，此类诊治则注重去除外界诱导因素，必要时采取现代手术疗法。在慢性肾性血肿诊治中，应认识到血肿的产生非一时一日，其主要治疗原则在于把握"澄源""复旧""培本"，所谓澄源，意指针对诱导瘀血形成病因病机展开论治，分别运用补气、行气、凉血、温阳推动等治法，血肿的病理产物为瘀血，因此在治疗全过程可配合活血化瘀法。肾脏内含一身元阴元阳，血肿结聚于肾，有碍肾司其令，其内生者，乃因禀赋失常，肾气不足；脾为气血之源，又主统血，因此自发出血又与脾虚相关；而肝主藏血，若肝气疏泄有度，则血运不失其常，因而临证辨治肾血肿多从肝、脾、肾入手。治疗时健脾气以生化有源，使统摄有度；疏肝气以调血脉而周流不止；培补肾元，使肾之阴阳充足，精血化生无碍。如此气血充足，运行调畅，则足以使血肿消散。兹附临床验案如下：

验案举隅

汤某，男，6岁，2019年6月1日初诊，以"外伤后腹痛、尿血1月余"为主诉。缘于1月前于楼梯扶手滑落坠梯，随后出现腹痛，肉眼血尿，左侧腰部出现一瘀斑3cm×3cm，遂就诊于外院，急查泌尿系统CT平扫＋增强示左肾破裂伴腹腔积血，肾功能：尿酸230.8μmol/L，尿素3.84mmol/L，肌酐45.4μmol/L，炎症指标提示存在感染，住院治疗病情稳定后出院，出院后复查肾脏彩超提示肾脏血肿未进一步增大。双肾彩超（2019年5月30日某县级医院）：左肾上极混合性血块，左肾外伤后大小约63mm×39mm，血块大小24mm×12mm。辰下：腰部阵发疼痛，夜间为重，甚者不能平卧，纳可，夜寐不安，磨牙，无口干苦，小便淡黄，大便干结，舌暗红苔黄腻，脉细数。处方：柴胡6g，天花粉15g，当归6g，地龙6g，桃仁6g，红花2g，酒大黄3g，甘草3g，女贞子12g，7剂。

二诊：2019年6月29日。药后平顺，自行重方近月余，复查左肾混合型血块较前稍减小；肾脏彩超（2019年6月27日某县级医院）：肾上腺混合型血块，大小20mm×15mm。尿常规阴性。辰下：腰痛次数较前减少，可睡卧，盗汗，磨牙，汗出后疲乏，小便淡黄，大便质软，舌暗红苔黄厚，脉弦细。方药：当归5g，生地黄10g，桃仁5g，枳壳3g，赤芍10g，川牛膝10g，桔梗3g，柴胡3g，红花2g，甘草3g，川芎3g，明党参10g，三七3g，14剂。

三诊：2019年8月3日。药后效佳，彩超提示血块消失。肾脏彩超（2019年7月31日某县级医院）：左肾稍小于右肾；余未见明显异常。辰下：口干，纳差食少，夜寐盗汗，汗出后身疲，小便淡黄，大便调，舌尖红，苔厚微黄，脉弦数。方药：藿香3g，川厚朴3g，陈皮3g，茯苓10g，神曲6g，麦芽10g，谷芽10g，鸡内金3g，石斛12g，明党参12g，白扁豆10g，泽兰6g，7剂。

继以六和汤调理脾胃半年余，症状皆去，彩超示双肾大小正常。

按语：患者汤某，男性，6岁，据病史描述可明确，该患儿血肿非自发性血肿，是为外伤导致，结合患者年龄及症状表现，排除因肿瘤相关性导致的自发性血肿；外伤性血肿之诊治，其血肿成因非机体气血阴阳失调导致，而是因外力损伤导致，机体多处于气滞血瘀、气血亏损状态，在治疗上虽仍以通为主，同时需要加以补气行气补血之药，补气血使得机体生化有源，有助于损伤处恢复，活血药用于散去血肿，行气药使得补而不滞，循环通畅，同时根据患者个体差异性不同而针对性辨证论治，故此，该患儿首诊时，主要表现以肾脏彩超显示血肿为主，已无血尿，可见此时已无活动性出血，结合患者为小儿，处于生长发育状态，故在治疗上，当以活血化瘀，促进机体恢复为主，投以复元活血汤加减，药用桃仁、红花、穿山甲活血化瘀，另加当归活血补血，以女贞子补养肾阴平和阴阳；患儿磨牙，以天花粉清胃热，大便不通加酒大黄活血兼以通便，调节机体机能，使得气血和畅，恢复有源。二诊时，腰痛缓解，血肿亦吸收，但寐欠、盗汗，结合舌脉，考虑乃瘀血内阻，阴阳失交，予血府逐瘀汤加减，桃仁、红花、赤芍、三七、牛膝活血为主，因患儿夜寐盗汗，气阴两虚则不摄汗，气津血同源，故以明党参生津补气，桔梗宣提肺气，生地黄清热养阴，当归补血活血；以枳壳、川芎加强行气之效，血行则不滞。三诊复查彩超显示血肿已消失，但左肾稍小于右肾，考虑因外伤后导致肾脏受损所致，此时后期治疗则当以培补肾之元阴元阳，从根本上复旧培元，恢复机体生长发育。因患儿近期纳差食少，舌尖红苔厚微黄，乃湿热困脾之表现，脾为后天之本，为恢复机体强健之关键，因此，治疗上先以健脾补气、清化湿热为主，投以一加减正气散祛湿清热，调节气机。方证相合，患儿返告疗效甚佳，继以调理脾胃半年余，人自平和，症状皆去，彩超示双肾大小正常。

第十七节
肾脏病非独补肾，理三焦正邪分治

慢性肾脏病是由肾脏本身发病或他脏病累及引起的慢性、渐进性的临床综合征，常见水肿、蛋白尿、血尿、高血压和肾功能异常等临床表现，故一般认为其属于祖国医学"水肿""癃闭""关格"等范畴。该病多因先天不足、后天外感邪气疫毒、内伤饮食、结石内阻或劳逸无度等致病，其病机为本虚标实之证，正虚为本，邪实为标，虚实夹杂，病程缠绵。该病主要病位在肾，同时与脾、肺、心、肝密切相关。在本病的早期，各种慢性疾患失治误治，损伤脾肾，脾虚运化失职，则食少纳呆；气血乏源，则倦怠乏力、气短懒言；肾虚腰膝失养，则腰膝酸软。因此，脾肾气虚证是慢性肾脏病的早期病机；气虚进一步发展，脾肾阳气受伤，则畏寒肢冷，表现为脾肾阳虚之证；脾不升清，则水谷精微不能输布全身，肾失气化，则阴精化源不足，从而出现口干咽燥，五心烦热，而为气阴两虚之证；肾藏精属水，肝藏血属木，母病及子，或淋证伤阴，或因过用温燥清利之品，均可导致肝肾阴虚而见头晕头痛，五心烦热。若阴损及阳，或阳损及阴，必致阴阳两虚，阳虚失于温煦，阴虚滋生内热，则畏寒肢冷，五心烦热并见。在标实证方面，常因患者体质的不同，而兼见湿浊证、湿热证、水气证、浊毒证和瘀血证。若脾肾衰败，小便不利，水津不化，则湿浊内生；湿浊不泄，郁而化热，久则酿为湿毒，而成湿热、浊毒之证；脾不运化水湿，肾失蒸腾气化，水液内停，泛溢肌肤，则为水气证；水湿浊毒阻滞经脉，或因气机阻滞，血行不畅，终致虚与浊、瘀、毒、水气之邪相互交结，便形成了慢性肾脏病本虚标实，虚实夹杂的病理机制。治疗上当以审证求因，扶正祛邪为大法。

　　阮诗玮教授在治疗慢性肾脏病中，创立了以病理（机）为基础，以证候为先导，根据体质之不同、时令之变化、运气之顺逆，辨病与辨证中西医结合的肾脏病周期诊疗体系。该病病情复杂，病机繁芜，临床上阮诗玮教授辨治慢性肾脏病以三焦辨证为主轴，结合正邪辨证法，以辨清病因、病位、病性、病势以推导出疾病的主导病机。须知肾病发病部位虽然以下焦为中心，但常涉及上、中、下三焦，该病大体上符合三焦传变形式：始于上焦、传于中焦、终于下焦。

　　上焦证多见肾病初发阶段或者已有肾病复感外邪，此阶段元气尚充，病邪尚未深入。肺为水之上源，宣降通调水道，邪客于肺，肺失宣肃，上焦不利，下窍亦为之闭塞，水湿泛滥则见颜面、四肢水肿，可伴发热恶风、咽痛等症。上焦为病，重在宣肺通调水道。常选用枇杷叶、麻黄、连翘、杏仁、鱼腥草、益母草、瓜蒌皮、桑白皮、牛蒡子、板蓝根、蝉蜕、柿叶等宣肺气、清热毒、利膀胱之品，常用方主要有上焦宣痹汤、翘荷汤、麻黄连翘赤小豆汤、三拗汤、泻白散、越婢加术汤等。

　　病情发展至中焦证，元气渐亏，正邪交争而出现正邪胶着状态，故分为以正虚为主和以邪实为主两种状态。在临床中，阮诗玮教授注重培养后天脾胃以养先天肾脏。脾胃居中焦，为人体气机升降枢纽。脾胃受损，升降失常，一则清气不升，精微不能归藏下泄，而见蛋白尿；一则水液泛滥而为肿。对于脾胃虚弱，元气不升，浊气下流者，可用升阳益胃汤以升发阳气；夏季脾虚夹湿者，可用李氏清暑益气汤清热益气，祛暑化湿；若见中焦湿浊内蕴者，常以六和汤、加减正气散化裁健脾祛湿，升清降浊以复中焦升降。

下焦证以肾元亏虚为主，邪实亦盛，兼有多种病理产物。若是肾阴虚，辨为阴虚火旺、瘀浊内阻证者，可用益肾清浊汤；肾气虚弱、阴血亏虚、脉络瘀阻证者，则用益肾降浊汤；下消者，用益肾降糖饮；狼疮肾病证见热毒炽盛者，用解毒健肾汤滋补肾阴、清解热毒。若累及肾阳，常用济生肾气丸、真武汤温补肾阳，散寒化饮；若阴阳俱虚于下而致虚火上炎之肾炎、尿路感染、高血压病者，则投二仙汤以治之；气阴两虚之尿路感染、肾炎、IgA 肾病等，加减膏淋汤、参芪地黄汤主之。下焦之证，常见脏腑相兼为病，若心肾不交，可用清心莲子饮，益元气，泻阴火，交通心肾；若肾虚兼肝郁，可用滋水清肝饮或一贯煎滋阴养血，清热疏肝。

验案举隅

那某，男，43 岁，2021 年 7 月 17 日以"发现肌酐、尿蛋白升高半年余"为主诉来诊。半年前患者因"脑梗死"于福州市某三甲医院住院治疗，发现肌酐、尿蛋白等指标升高（具体不详），曾于多家医院就诊，经保护肾功能、利尿、降压、控制血糖等中西医治疗后，症状稍缓解，但肌酐、尿蛋白指标仍较高。因病情反复，为进一步治疗来就诊。辰下：易乏力，偶有头晕，双足麻木疼痛，口干，偶有口苦，纳欠佳，夜尿 2~3 次，小便伴见泡沫，大便每日 6 次以上，不成形。舌淡红苔黄腻，边有齿痕，脉沉滑。查体：左下肢轻中度凹陷性水肿。既往史：高血压、糖尿病病史 10 余年，规律服用药物，未规律监测血压、血糖水平。肾功能（2021 年 7 月 8 日福州某医院）：尿素氮 23.0mmol/L，肌酐 300μmol/L。血常规：红细胞计数 $3.14×10^{12}$/L，血红蛋白93g/L。证属脾肾气虚兼夹暑湿证。治宜补肾健脾，清暑祛湿。处方：李氏清暑益气汤加减，西党参15g，黄芪30g，当归6g，麦冬15g，五味子3g，青皮6g，陈皮6g，神曲6g，黄柏6g，葛根15g，苍术6g，白术6g，升麻6g，车前子15g（布包），六月雪15g，滑石12g，甘草3g。水煎服，21剂。

二诊：2021年8月7日。诉双足麻木疼痛较前缓解，但偶有腰酸，自觉畏寒，头颈部汗出，自测空腹血糖波动于10~11mmol/L，大便日1~2次，难解、质偏干，余症状大致同前，舌淡苔黄腻，边有齿痕，脉沉滑。查体：左下肢轻度凹陷性水肿。复查生化：钾5.6mmol/L，尿素氮17.5mmol/L，血肌酐272μmol/L。血常规：血红蛋白98g/L。尿常规：尿蛋白（++），隐血（++），红细胞55.3个/μl，镜下红细胞9.9个/HP。继予前方黄芪改为60g，加大黄3g（后入），木瓜15g。水煎服，21剂。益肾降糖饮30ml，每日3次。

三诊：2021年8月28日。诉口干，左下肢水肿、头颈部汗出等症状缓解，自测空腹血糖波动于8~9mmol/L，大便1~2次/日，成形，舌淡红苔中黄厚，脉滑。复查肾功能：尿素氮24.2mmol/L，血肌酐274μmol/L。改处方：王氏清暑益气汤加减，太子参30g，黄连6g，竹叶6g，麦冬30g，知母10g，石斛15g，荷叶10g，甘草3g，车前子15g，黄芪60g，大黄5g（后入），六月雪15g。水煎服，21剂。益肾降糖饮30ml，每日3次。

四诊：2021年10月30日。诉1月前脑梗死再发，现偶有头晕胸闷，时有短气，左侧肢体乏力，双下肢麻木疼痛，饮水易呛咳，纳差，嗜睡，小便泡沫多，大便一日1~2次，质黏，舌淡红苔黄厚，脉濡数。查体：双下肢轻度凹陷性水肿。复查肾功能：尿素氮17.9mmol/L，血肌酐191μmol/L。血常规：血红蛋白96g/L。尿常规：尿蛋白（++），隐血微量，红细胞26.8个/μl，镜下红细胞4.8个/HP。改处方：李氏清暑益气汤加减，太子参30g，黄芪60g，当归

6g，麦冬 15g，五味子 3g，青皮 6g，陈皮 6g，神曲 6g，黄柏 6g，葛根 12g，苍术 6g，白术 6g，升麻 3g，车前子 15g（布包），六月雪 15g，甘草 3g。水煎服，21 剂。

五诊：2021 年 12 月 18 日。诉左侧肢体乏力、麻木大致同前，饮水易呛咳，易汗出，咳嗽咳痰色白清稀，腰酸，纳欠，余症状较前稍好转，小便泡沫稍多，夜尿 2~3 次，大便日 1 次，质干稍难排，舌淡苔黄腻，脉沉细稍数。复查肾功能：尿素氮 15.1mmol/L，血肌酐 183μmol/L。血常规：血红蛋白 105g/L。尿常规：隐血微量，红细胞 28.4 个 /μl，镜下红细胞 5.1 个 /HP。予前方去神曲、苍术，五味子改为 6g，甘草改为 6g，加茯苓 15g，猪苓 15g，桂枝 6g，赤芍 15g，白芍 15g，生姜 3 片，红枣 3 枚。水煎服，21 剂。

六诊：2022 年 1 月 8 日。诉症状均较前好转，舌淡苔黄腻，脉沉稍数。复查肾功能：尿素氮 14.5mmol/L，血肌酐 175μmol/L。嘱其继服上方，门诊随访。

2022 年 5 月电话随访，患者诉症状较前明显好转，无肢体麻木、腰酸等不适，重上方至今，其间多次复查肾功能：尿素氮波动于 11~13mmol/L，血肌酐波动于 130~140μmol/L。血常规：血红蛋白波动于 100~110g/L。

按语：阮诗玮教授诊病有六看，一看天，本案患者就诊时，恰逢夏季暑热时节；二论地，患者久居闽地，沿海之地湿邪偏盛；三审时，暑热耗伤气阴故见易乏力、头晕、口干、汗多，脾气不足，中土不运则纳欠佳，暑易夹湿故见苔黄腻，边有齿痕，脉沉滑；四观人，患者易乏力，且体型偏胖，双下肢水肿，考虑属倦㿠体质；五察病，患者旧有痼疾，耗伤正气，素体虚弱，脾肾不足；六辨证，四诊合参证属脾肾气虚兼夹暑湿。结合三焦正邪辨证，患属正虚邪实，病性属虚实夹杂，病位主要在中下焦，辨为脾肾气虚兼夹暑湿，故治以补肾健脾，清暑祛湿。方予李氏清暑益气汤。方中党参、黄芪、葛根、升麻益气健脾；白术、苍术除湿健脾；黄芪配当归益气生血；佐以青皮、陈皮、神曲化湿消壅滞；因暑热伤津故佐入麦冬、五味子、六一散清暑生津；黄柏燥湿坚阴；车前草、六月雪为治疗肾衰竭患者临证常用药对，合入本方可加强降浊解毒之功。

二诊时患者症状及血肌酐、尿素氮等指标较前好转，故守原法，考虑暑邪易耗气伤津，加之患者糖尿病既往史，血糖水平控制不佳，予配合院内制剂益肾降糖饮养阴清热、补肾益气，气虚则见头颈部汗出，因汗出多肌腠疏松则见畏寒，遂黄芪加量以补气固表止汗，对症予木瓜以舒筋活络、和胃化湿，大黄清热泻下。

三诊时患者症状缓解，因患者出现口干，考虑津伤，故改治以清暑益气，养阴生津，方予王氏清暑益气汤加减，方中予太子参补气养阴而不留邪，荷叶清热解暑，石斛、麦冬助太子参养阴生津，黄芪益气固表止汗，黄连、知母、竹叶清热祛暑滋阴，车前子清热利尿，大黄、六月雪通利泻下解毒，降低血肌酐、血尿素氮，甘草调和诸药。配合以益肾降糖饮养阴清热、补肾益气。

四诊时患者血肌酐、血尿素氮指标较前明显改善，然患者正气未复，中风复使正气更虚，气虚推动乏力，故见短气、嗜睡；气阴亏虚，筋脉失养，故见肢体乏力、麻木疼痛；中焦脾气虚弱，运化无力，故见纳差；下焦肾气不固，故见小便泡沫多；脾肾不足，气化失司，水溢肌肤，故见双下肢凹陷性水肿；舌淡红苔黄厚，脉濡数为脾肾两虚兼夹湿热之征。故改予李氏清暑益气汤加减，此次方中将党参改为太子参以增强益气养阴之效。

五诊时患者症状及指标较前好转，故知方证相对，乃守方加减。患者左侧肢体乏力、麻木大致同前，故加桂枝温通经脉，赤芍、白芍合用养血敛阴，缓急止痛；去神曲、苍术，加性平之茯苓、猪苓利水渗湿；五味子、甘草加量以祛痰止嗽安肺；生姜、红枣健脾益气补血。

六诊时症状及指标较前明显好转，乃知药证相合，故嘱患者继服上方。经治后血尿素氮及血肌酐指标明显下降，血红蛋白亦明显上升，嘱其注意饮食，门诊随诊。

第十八节
阳痿病由每多端，清补封藏法共襄

《灵枢·经脉》中言"足厥阴之脉起于大指丛毛之际……过阴器；足厥阴之别……结于茎"；《诸病源候论》中曰"肾开窍于阴，若劳伤于肾……故萎弱也……故阳不起"。中医从脏腑辨证论治，认为阳痿与肝肾关系最为密切。近代学者通过对《中医方剂大辞典》中治疗阳痿的方药进行统计分析，得出了中医古籍治疗阳痿方药主要以补益肝肾、活血通络为主，延至今时，不少医家亦从肝郁论治阳痿，然对于阳痿论治，疾病病因存在复杂多样性，如可有情志、功能性、外因或他脏影响等因素，因此需进一步追溯疾病病由，从根本出发辨证立法选方，方可达到治疗之效。

《黄帝内经》有云"男子二八，肾气盛，天癸至，精气溢泻，阴阳和，故能有子"，天癸的成熟与肾之阴阳密切相关，肝肾同源，足厥阴肝经绕阴器，主疏泄，调节生殖功能，因而男子生殖功能与肝肾关系最为密切。阮诗玮教授指出肝多实证，肾多虚证，肾为肝之母，子母为病可相传，故在治疗大法上应围绕疏肝、填精、封藏三法并举，相互兼顾。疾病发生发展过程，疾病病因、体质、情志因素等客观条件不同，疾病病机各异，则治法需灵活变通。如先天肾之阴阳不足，肾精亏虚，治法则以补益肝肾为主，佐以疏肝可助于气机调畅。情志病导致的阳痿，如肝郁气滞或肝火亢盛者，不应一味补益，当以疏肝泄热为主，佐以补益，协同肝肾之间关系，达到清补并用，藏泄有度，相得益彰。

验案举隅

雷某，男，31岁，2017年6月3日初诊。性功能下降半年余，近半年无明显诱因出现同房时阴茎中途痿软，尚能勃起，无早泄等不适，平素易急躁，心烦，偶有胸闷不适，无腰酸腰痛、自汗盗汗等不适，就诊于某医院予"还原固精丸、他达拉非片"等药物治疗，自述服药后阳痿症状稍好转，但停药后症状反复。辰下：阳痿不振，心烦，口苦口干，纳可，夜寐差，难以入睡，夜尿频，大便调，舌淡红，苔白厚，脉弦数。处方：三才封髓丹加减，生地黄15g，天冬15g，麦冬15g，黄柏6g，甘草3g，砂仁6g，龙胆草6g，赤芍15g，白芍15g，锁阳10g，太子参15g，14剂。

二诊：2017年6月24日。诉服上方后同房时阴茎痿软较前改善，但仍硬度不强，自觉疲乏，急躁。辰下：腰部酸软不适，夜尿频多，夜寐欠安，不易入眠，纳可，大便质黏腻，舌淡红，苔根黄厚腻，脉滑数，方药：守上方改龙胆草15g，加合欢皮15g，21剂。

三诊：2017年7月22日。诉阳痿较前好转，硬度、时长均较前增加。辰下：口干，无口苦，平素饮水少，疲乏，多汗，纳寐尚可，大便稀，小便可，舌淡红，苔白腻，脉细滑，方药：守上方去龙胆草，加淮山药30g、五味子3g，14剂。药尽来诊，阳痿大有改善，夫妻同房和睦，纳寐可，后续予守方调理。

按语： 患者正值壮年却见阳事不振，察其脉色未见明显正虚之象，反有心烦、口苦、寐差，苔白厚，脉滑数等邪实之征，足厥阴肝经绕阴器，此应是肝经为湿热所困失其疏泄之职，宗筋失其充养，故见阳事痿软，然阳痿之病多为本虚标实之证，此时虽以标实为主导，但切不可一味攻伐伤其根本，且其已见夜尿频多等肾气疲惫之象，故祛邪应防伤正，当投标本兼施之平剂，予三才封髓丹加减，以天地人兼顾补虚泻实，加龙胆草清泻肝经湿热且有引经之效，赤、白芍药柔肝养阴且活其血，少佐锁阳温肾助阳以期少火生气，清补并行。二诊湿热仍胜，宗筋缓短，龙胆草加至15g增强其清泻肝经湿热之力，并加合欢皮疏肝解郁安神。三诊，诉阳事好转，而见疲乏、多汗、脉细滑等症状，考虑邪气已衰，故守方去龙胆草，加淮山药平补脾肾固本，同时佐五味子收敛精气。四诊，药后阳事已振，后续予守方加减善后。

第十九节
经量过少调冲任，理脾养血取效神

月经过少，中医又称经水涩少、经量过少，是指月经周期基本正常，经量明显减少，如经量少于平时经量的1/2，或行经时间不足2天，或一次行经不足20mL，甚或点滴即净，并且连续出现两个月经周期以上，本病常为闭经的前驱表现。中医认为经量过少有虚实之分，实证可见于痰湿、血瘀、寒凝，虚证见于精血亏虚，脏腑亏虚或冲任血海不足，临床多以肝、脾、肾三脏论治，治疗以补益肝肾、调理冲任为大法。阮诗玮教授认为，肾为先天之本，天癸的成熟源于肾精充足，肝肾同源，女子以肝为用，通于冲任，因而对于女子月事的调畅，肝肾两脏发挥关键性作用，但在诊治过程当应仔细辨证分析。《万氏妇人科·调经章》提及"瘦人经水来少者，责其血虚少也""肥人经水来少者，责其痰碍经隧也"。月经量少在临床固有思维容易误认为血虚之证，需明血虚乃为月经过少其一证型，可伴面色苍白、气短乏力等症状表现，有助于分型。痰湿型见于月经量少，经质黏如痰，色淡，舌淡，苔白腻，脉滑等表现；血瘀型可伴经色暗红，夹有血块，经来不畅，小腹刺痛，经后痛减，舌暗，脉涩等表现；血寒型为精血凝结于胞宫不下，可见形寒肢冷，小腹冷痛，得温则减等伴随症状；针对实证的月经量少，应标本同治，标为祛实邪，以化痰湿、活血化瘀、温胞宫为先导，待实邪尽去再续以调理肝肾冲任等生化功能。

针对虚证类别月经过少，在治疗过程中不应一味补益，脏腑功能本就处于虚态，过补易滋腻，腻阻气机也可进一步转为实证，故在治疗时可配伍理气调畅之药，重视调运脾胃，脾胃为后天之本，后天精血精微生化之源，脾胃健运则调达而生气血，又可载药促进药物运化，故而从整体意义上把握，调节肝、脾、肾三脏关系，从根本上恢复女子月事，是纠正病态月经量少的主要辨治策略。

验案举隅

叶某，女，41岁，2017年5月20日来诊，以"月经量减少10余年"为主诉。缘于10余年前无明显诱因出现月经量较前减少，周期30日，经期2~10日不等，色黑，无血块，无痛经，平素头晕，四肢无力，未予治疗。1年前头晕较前明显，查血常规示血红蛋白94g/L，未予重视。辰下：末次月经5月8~18日，月经量少，色黑，神疲乏力，头晕，四肢无力，偶有心悸，纳差，寐差，无口干口苦，舌红苔薄白，脉弦。处方：①四物汤加减。当归10g，生地黄15g，川芎6g，赤芍15g，白芍15g，柏子仁15g，酸枣仁10g，女贞子15g，墨旱莲12g，黄精15g，生黄芪15g，蒺藜15g，麦芽

15g，谷芽 15g，山楂 15g，14 剂。②通经方加减。当归 10g，赤芍 15g，白芍 15g，川芎 6g，白术 6g，泽泻 12g，生黄芪 15g，柴胡 6g，陈皮 6g，太子参 15g，茯苓 15g，甘草 3g，合欢皮 15g，3 剂（经前服用）。

二诊：2017 年 6 月 24 日。患者诉服上方后月经量增多，自行停药 2 周后月经量减少，经期 2 日，经色偏黑，无腹痛，无腰痛腰酸，纳寐一般，二便调，舌淡红苔中腻，脉沉。方药：守上①方，14 剂。经至前再服通经方 3 剂，以此循环，此后自行重方年余，诉月经量较前增多，行经通畅。

按语：患者年过四旬，月经已过少 10 年。此 10 年虽其正处于女性生命状态由盛转衰之 10 年，但尚未至天癸竭、地道不通之际，详查其四诊见经血虽黑而无血块、痛经等邪气阻滞胞宫之象，却有神疲乏力、纳少、头晕、心悸等正虚之象，故知其气血亏虚，无源行经，因脾胃气虚故四肢无力，纳少，心血亏虚不荣头面诸窍而见心悸头晕，故予四物汤补血和血，但中焦脾胃虚弱且有形之血不能速生，单补其血恐难补其虚，而脾胃为后天之本，气血津液无不由水谷精微充养，且其已显露脾胃亏虚之象，故需急补脾胃之气，望中焦脾胃健运，开其源而灌四旁，予黄芪补气生血，黄精补脾益阴，山楂、麦芽、谷芽健脾消食助运；《素问·上古天真论篇》提及"肾者主水，受五脏六腑之精而藏之，故五脏盛乃能泻"，肾藏精而主生殖，乃元阴元阳之宅，含先天肾气，王冰注《素问》提到"任脉冲脉皆奇脉，肾气全盛，冲任流通，经血渐盈，故应时而下"，由此可见肾与月经有着密不可分的关系，因而补血同时当配伍补肾之品，故佐二至丸补肾滋阴；患者诉心悸寐差，故入酸枣仁、柏子仁助其养心安神之力。处方②为通经方，于妇女经前期使用，使经血应时而下，有祛瘀生新之效，经期是月经周期变化的重要转折点，故拟通经方助其气血通其经。二诊，其经量较前增加，但因未坚持服用，故经量复少，嘱患者守①方继续服用，经至前再服通经方。两方配合共奏补益脾肾、调理冲任之效，待其脾胃渐复，肾精得充，冲任血旺而经血自足。

第二十节
经水不利痛难痊，疏肝不忘理脾肾

痛经，又称"经行腹痛"，首见于《金匮要略·妇人杂病脉证并治》中"带下经水不利，少腹满痛"；张景岳《景岳全书·妇人归》提出，多指女性正值经期或经行前后出现周期性小腹疼痛，或痛引腰骶，甚至出现剧痛晕厥；肝主疏泄，可调节女子月经生殖，肾为先天之本，主藏精，天癸至乃月事下，冲脉为血脉，任脉调节月经，促进女子生殖及妊养，精气血为一身物质基础，故而女子月事的调畅，多与肝脾肾、冲任带脉及精气血失调相关。从病因分析，可有内外因之分，内因多是由于本身体质偏颇相关，如气血虚型、痰湿型、瘀滞型体质对于痛经有易感性；外因多与情志因素，饮食习惯、地域环境及感受外邪相关。传统医学提出"不通则痛，不荣则痛"，由此可见，痛经在临证表现中有虚实之分。

阮诗玮教授认为，痛经虽与肝脾肾、冲任及气血相关，但性质不同，其治法也不同，因而首当分清虚实。虚证痛经，一般属精血亏虚，胞宫失养，乃因经期血愈亏，胞宫愈不荣，则可见于疼痛隐隐，多喜温、喜按揉。此类患者多素体本虚，可分为先天禀赋不足或后天失养，如气血亏虚、肾气亏虚、阳虚内寒等，气血亏虚可用圣愈汤补养气血，气虚明显可加太子参、黄芪等补气；血虚明显可加当归、熟地黄、芍药、阿胶等；肾元不足者，当以补肾为主，投以益肾调经汤；若阳虚内寒，则需温阳祛寒为主，可予温经汤加减，此为虚证痛经辨治。实证痛经，常表现为经前疼痛，待经血通畅，其痛乃渐减，究其病机，认为多是由于受寒、湿、热等邪气影响，导致气血运行不畅，引起气血瘀阻，寒邪循经而入则寒凝脉络，湿热下注蕴结于胞宫等，均可表现为不通则痛。在治疗上，针对寒邪客脉致瘀，可予少腹逐瘀汤等加减，若寒邪凝滞者可加肉桂、细辛、小茴香等温药，冲任虚寒者加吴茱萸、鹿角霜、杜仲；若瘀血表现明显者则加桃仁、红花、丹参等活血；对于湿热瘀阻胞宫者，当以清热利湿为法，代表方如清热调血汤、二妙散加败酱草、薏苡仁、红藤等药物；气滞血瘀者，以行气活血为治法，方以丹参饮、失笑散等加减，气滞者加郁金、三棱、莪术，此为实证痛经辨治。其次，无论是虚证或实证痛经，在临床辨证选方中，根据脏腑辨证加减用药，因痛经多与肝、脾、肾、冲任二脉相关密切，可酌情选择引经药，如为祛下焦湿热，黄柏走下焦祛湿热；女子以肝为用，肝主疏泄，主女子月经，在治疗痛经的方面，还可加入部分疏肝理气之药，如合欢皮、香附；在邪气已祛的前提下，均应注重疏肝健脾补肾之法调节月事，调理脏腑，从根本上达到调经止痛的目的。临床验案如下：

验案举隅

患者，女，24岁，2017年3月18日初诊。因反复痛经来诊，每遇月事，疼痛明显，小腹连至肛门处疼痛，痛感8分，无规律性发作，痛时易出冷汗，得温痛减，喜揉喜按，月经量适中，色偏暗，伴血块，常伴腰酸痛，遇寒及过劳后腰部酸痛加剧，手足不温，纳可，寐安，小便调，大便质稀不成形，舌淡红，苔黄腻，脉滑弦数。处方：砂仁 6g，黄芩 6g，白术 6g，杜仲 15g，明党参 15g，甘草 3g，川续断 15g，7 剂。

二诊：2021 年 5 月 1 日。患者自诉其间多次痛经自行服上方后疼痛减轻，此次欲进一步巩固疗效。辰下：纳可，口干，偶伴口臭，无口苦，平素较怕冷，无明显自汗盗汗，寐一般，寐时多梦，二便调，舌暗红苔薄黄，脉弦细。方药：①通经方。当归 6g，赤芍 15g，白芍 15g，川芎 6g，生地黄 15g，夏枯草 15g，桃仁 6g，红花 3g，益母草 15g，牛膝 15g，香附 6g。②当归芍药散。当归 10g，赤芍 15g，白芍 15g，川芎 6g，白术 6g，泽泻 12g，生黄芪 15g，柴胡 6g，陈皮 6g，太子参 15g，茯苓 15g，甘草 3g，合欢皮 15g，14 剂。

按语： 患者女性，痛经发作无规律，得温则减，喜揉喜按，可辨为虚证，腰为肾之外候，腰部不适，乃为肾脏病变之体现，结合患者月经疼痛时伴腰酸，且劳后加重，为肾虚，肝肾同源，故在治疗上同补肝肾为主，以杜仲补益肝肾，续断补肝肾兼活血；脾主运化，脾虚不运，清阳下陷则可见大便质稀不成形，脾虚日久易夹湿，湿易蕴热，上承于舌则可见舌苔偏黄腻，脉弦滑数，予砂仁温脾化湿，黄芩去湿热，白术健脾，党参补气，脾为后天之本，脾运则湿不聚，本方注重补肾健脾，兼顾祛邪，标本同治，故而患者每遇痛经服此方均疗效明显。二诊时，患者无明显肾虚症状，患者间断服上方后痛经虽减，但无连续性整体调理，现痛经仍间断性发作，口苦可见患者肝气不舒，夹胆气上逆；肝藏血，肝经气血充足才可溢于奇脉，方濡润胞宫，疏泄有度则胆气调畅，而脾为后天之本，需生化有源，脾气调畅运达有助于一身轻清健运，故此次巩固疗效治疗当以养血调肝，健脾利湿为法，如张仲景在《金匮要略》中有言"妇人怀妊，腹中痛，当归芍药散主之"。在经未至及至后可用该方调理脏腑；因久病多瘀，不通则痛，故在经前一周，当以通经方，以通为要，疏肝化瘀，使得经血来时有路可出，通过上两方交替调理，患者回馈效果良好。

第二十一节
产后咳嗽重气阴，诸病辨体不可轻

　　中医体质学说是研究不同个体在形质、功能、心理等方面的特殊性，以此分析机体对疾病的抵抗能力、对致病因素的易感性及疾病病理状态的性质与发展趋向，进而指导疾病预防、治疗的一门学说。中医认为，"阴平阳秘，精神乃治"是健康之态，一旦致病因素作用于人体，阴阳失衡，疾病即生，其中体质在疾病过程中具有重要作用，大致可分为以下几点：一为体质影响机体对某些致病因素的易感性、耐受性。体质是个体差异性的显著体现，映射了人体自身寒热阴阳的盛衰偏颇，正所谓"同气相求"，这种偏颇状态决定了机体对外界刺激因素的易感性和耐受性不同，如《医理辑要·锦囊觉后编》所说"要知易风为病者，表气素虚；易寒为病者，阳气素弱；易热为病者，阴气素衰；易伤食者，脾胃必亏；易伤劳者，中气必损"。二是体质与疾病的发生、发展及预后有密切关系。如《灵枢》曰"邪之所凑，其气必虚"，体质强弱决定机体发病与否，体强正盛，不易发病，或者病情轻浅，预后良好；体弱正虚，邪气易侵，内外合病，或者病情深重，缠绵难愈，预后欠佳。三是体质决定疾病的证候类型及治疗。同一致病因素，因体质不同，证候不同，即"同病异证"，如感受寒邪，有人正气不虚表现为"太阳伤寒证"，有人正气不盈表现为"太阳中风证"等，治疗上亦有"同病异治"之法；不同致病因素，遇相似体质，常可见相似之证，即"异病同证"，如阳热体质者，遇热邪必见热证，遇寒邪可化热，亦见热证，治以"异病同治"之法。因此，将体质学说应用到中医辨治中，能提高临床辨证的准确性，从而提高疗效。

产后妇女多因孕时血聚胞宫以养胎，致阴血亏虚，加之产后血去精伤，元气受损，而多见气阴亏虚之象。此期，机体内的气血阴阳寒热偏颇可因产后亡血伤津而改变，体质状态出现变化，结合产妇抗病能力下降，易发产后病。产后咳嗽，是产后的常见症状，多以咳而有声，或伴有咳痰为主症。在产后气阴亏虚的基础上，或兼四季之变、六淫之祸，或兼内伤之害、脏腑不和，致使肺气宣降失常，气机上逆而发病。临证可分诸多证型，但病因病机皆不离乎外感与内伤两端，正如《景岳全书》言："咳嗽之要，止唯二证……一曰外感，一曰内伤，而尽之矣。"在治疗上，外感咳嗽法当治肺，治以外驱邪气，宣利肺气为主；至于内伤咳嗽，"五脏六腑皆令人咳，非独肺也"，应当五脏六腑辨治而论。其中值得注意的是，产后咳嗽病应秉持"勿拘于产后，勿忘于产后"的原则，辨清病情及体质，适当配合益气阴、和气机之法。

验案举隅

郭某，女，29岁，产后10月余，哺乳期，2018年5月12日初诊。诉平素体弱，2月余前受凉后出现咳嗽，伴咳痰，痰色黄、量中、质黏稠，无伴异味，自服"橘红颗粒"等药后症状缓解，但时有反复，故来求诊。辰下：咳嗽，晨起咳痰，痰色黄、量少、质稠，伴口干、鼻塞，无发热、恶寒，无流涕，无头痛、头晕等不适。纳可，寐欠佳，二便调，舌红苔薄白干，脉细数。中医辨证：咳嗽（气阴亏虚证）。处方：沙参麦冬汤加减，北沙参 15g，麦冬 15g，玉竹 15g，甘草 3g，天花粉 15g，白扁豆 15g，桑叶 15g，芦根 15g，枇杷叶 15g，鱼腥草 15g，黄芩 6g。14 剂，日一剂，早晚分服。

二诊。2018 年 5 月 26 日。诉药后咳嗽明显改善，小便灼热，无尿频、尿急、尿痛，余无特殊不适，舌淡红苔薄白，脉细数。查尿常规示白细胞（+），白细胞 144.5 个 /μl，镜下白细胞 26 个 /HP。处方：清心莲子饮加减，石莲子 15g，太子参 15g，地骨皮 10g，银柴胡 6g，茯苓 15g，黄芪 15g，麦冬 15g，车前草 15g，甘草 3g，白花蛇舌草 15g，黄芩 6g，鱼腥草 15g。7 剂，日一剂，早晚分服。

三诊：2018 年 6 月 2 日。诉咳嗽已愈，复查尿常规未见白细胞异常。续守上方稳固疗效。

按语： 本例患者病于产后 10 月余，平素体弱，加之产后气血阴液亏耗，而致气阴亏损，且春三月风阳渐升，气候转温，患者不慎感触风邪，与内虚相合郁而化热，正气不胜，故肺失宣降而上逆发为咳嗽，咳痰。其间治不得法，调治失当，迁延不愈，来诊时仍见咳嗽，咳痰，痰色黄、量少、质稠，伴鼻塞；阴虚不能纳阳，阴阳失和，故见寐欠佳；虚火内灼，故见口干、舌红、脉细数，此为肺气阴亏虚之象，故治当以益气养阴，润肺止咳。沙参麦冬汤出自《温病条辨》，为温病后期燥伤肺胃阴分而创立，今拟该方加减以益肺气、养肺阴、清燥热、止痰嗽。处方中北沙参甘寒滋阴，合麦冬、玉竹、天花粉以养阴润肺，清热止咳；甘草、白扁豆益气健脾胃，起到培土生金之用；桑叶、枇杷叶、芦根轻清之品上行以清热润燥、化痰止咳；鱼腥草、黄芩清泄肺火。诸药合用具有肺胃同治、益气滋阴、降火宁嗽之功。二诊时患者诸症改善，此时正逢夏初之际，闽地湿热氤氲，患者不慎感触湿热，故见小便灼热，尿常规示白细胞异常升高等表现，故改予清心莲子饮益气养阴、清热祛湿，酌加白花蛇舌草、鱼腥草等苦寒之品清热利尿通淋，使祛邪不伤正、扶正不敛邪。复诊时已无咳嗽，尿常规亦恢复正常，因虚体非一时能复，故续予益气养阴为法，巩固后效。

第二十二节
口疮频发因浮火，滋水宣郁功效卓

口腔溃疡，属中医"口疮"范畴，是以口腔黏膜、舌及齿龈等处出现淡黄色或灰白色溃疡，局部灼热疼痛为主要表现的口腔疾病。口疮病名最早见于《素问》："岁金不及，炎火乃行……民病口疮……"纵观历代医家之论述，多认为口疮因风热外袭或脏腑内生火热为患，如《素问》有言"诸痛痒疮，皆属于热"；《太平圣惠方》言"腑有热，乘于心脾，气冲于口与舌，故令口舌生疮也"；朱丹溪言口疮是由上焦热壅所致。随着医学发展，中医对口疮的认识经历了由浅入深，逐渐完善的过程，众多医家提出，口疮非仅有实证，而是有虚实之别，如薛己《口齿类要》谓"口疮，上焦实热，中焦虚寒，下焦阴火"；《外科正宗》提出"口破者，有虚火、实火之分，色淡、色红之别"；戴元礼云"下虚上盛，致口舌生疮"等。因此，尽管口疮多见为实火热毒之证，但因虚火浮越而致病者亦不少见。实者多因外感风热，客于肺胃，或饮食辛辣肥甘厚腻，脾胃郁热，或情志不遂，疏泄失职，肝火上炎所致口疮；虚者多因肾阴肾阳虚损，阴虚则虚火内生，阳虚则无根之火上浮或脾胃亏虚，气机郁滞化热，上炎口舌，犯为口疮。

阮诗玮教授指出，传统治疗口疮以清热泻实火为主，然若因实致虚、本虚标实之口疮，单纯苦寒清泻热毒乏效，往往久治不愈，病情反复，何故？盖因反复口疮，热灼阴伤，阴虚结热化火，瘀结不散，若仅投以苦寒，则克伐中阳，反令虚火无以依附，更加横行肆虐，疾病迁延不愈，故口疮见热像反久治难愈者，治当滋阴透热，宣散血分，方能取效。

验案举隅

周某，男，38岁，2020年12月19日来诊，既往患有系膜增生性肾小球病变10余年。自诉反复口腔溃疡2月余，伴齿龈肿痛，口苦，口干，晨起口气臭秽，偶有手足心热而汗出，纳食多，寐可，食辛辣刺激之品易复发。自服"连花清瘟胶囊"等后稍有改善，但症状时有反复。今为进一步系统诊疗，求诊阮诗玮教授。辰下：偶有鼻塞、咳嗽，左侧口腔及舌尖可见一如米粒大小的黄白色溃疡，晨起口气臭秽，口干、口苦，无咳痰、咽痛，易饥食多，寐欠佳，小便色偏黄，伴泡沫，大便1次/日，质干成形。舌暗红苔薄黄，脉细数。中医诊断：口疮（上焦郁痹，阴虚伏火证）。治以宣肺解郁，滋阴透热。处方：玉竹15g、淡豆豉6g、青蒿6g、甘草3g、桔梗6g、薄荷6g、牛蒡子15g、蝉蜕6g、苦杏仁6g、黄芩6g、芦根15g。7剂，日一剂，水煎服，早晚分服。

二诊：（2021年2月6日）。诉自重上方服用至今。药后口腔溃疡较前明显改善，但平素饮食不节，仍常溃疡。辰下：左侧口腔可见一如米粒大小的淡白色溃疡，伴口干，饮不解渴，口气臭秽。纳如前，寐欠佳，入睡不易，小便色淡黄，伴泡沫，夜尿1次，大便1次/日。舌红苔薄黄腻，脉滑数。处方：守上方加生地黄15g、竹叶6g。14剂，日1剂。嘱其清淡饮食2周后复诊。

三诊：2021年2月27日。诉节制饮食，并服药后口腔溃疡平复，然刷牙时齿龈易出血，量少色暗红，口中和，纳寐可，小便同前，大便调。舌暗红苔薄白，脉滑。处方：守上方加赤芍15g，牡丹皮10g。14剂，日1剂。后因他病复诊，诉口腔溃疡未再发。

按语： 患者口疮迁延不愈2月余，平素喜食辛辣刺激之品，食热内蓄，积于心脾，郁久化火，脾开窍于口，心开窍于舌，故可循心脾之气上炎而灼伤口舌，且患者来诊时复因外感风热而内外合邪，致使口腔内膜损伤再发口舌疮疡；心脾积热，热盛肉腐，灼伤津液，故出现口干苦、口气臭秽，小便色黄；热扰心神则寐欠佳，脾胃火盛则易饥多食，表现出一派上中实热证。然患者虽正值壮年，但患慢性肾病日久，脾肾日益见亏，尤以气阴亏损，下元不足为主，故而阴虚生内热，虚火内炽，上炎熏灼口舌故见口疮无伴肿痛，反复发作、迁延不愈；肾阴内损，虚热内蒸，则手足心热而汗出，封藏失司，精微物质外泄而见泡沫尿，且舌暗红苔薄黄脉细数，均为阴虚火旺之虚热征象。故此患者病情虚实相兼，上实下虚。自拟方药以宣肺解郁，滋阴透热。方中桔梗、苦杏仁宣降肺气以开郁痹、通鼻窍、制气逆；牛蒡子和蝉蜕同为疏散风热宣肺之品，配伍使用可外散风热之邪；淡豆豉透热发越陈腐之气，黄芩善清上焦之热，与轻清之薄荷配伍能清利口舌火热之邪；玉竹主以清热补虚，生津止渴，加芦根增强清热生津之力，合青蒿滋阴退虚热；甘草平和脾胃，诸药配伍应用，外以疏散风热，内以清泄郁火、滋养阴津。二诊时患者来诉药后溃疡改善，然饮食不节，溃疡常发，伴口干，饮不解渴，故予原方加生地黄、竹叶助以清热养阴，生津止渴，并节制饮食。三诊时症状明显改善，未诉口干，考虑药中病机，结合刷牙时齿龈出血，故续予原方酌加赤芍、牡丹皮等凉血化瘀之品。后随访口疮未再发。

第二十三节
口中异味责于里，见病知源巧推移

《素问·金匮真言论》提到"东方青色，入通于肝……其病发惊骇，其味酸……"，《灵枢·四时气篇》曰"胆液泄，则口苦"，《素问·奇病论》记载"有病口甘者……此五气之溢也，名曰脾瘅"，《素问·金匮真言论》曰"西方白色，入通于肺……其味辛"，《通俗伤寒论》记载"口咸吐白沫者，肾水上泛"。五脏、五味归属五行，虽脾开窍于口，心连于舌根，然五脏六腑相互表里，皆可通过经络与舌相连，阴阳平衡则口无味，阴阳失衡，脏腑功能失调则可表现为口酸、苦、甘、辛、咸、淡及臭等异味上承，因而在口中异味疾病中，非独倾向辨于脾胃致病，需明五脏六腑皆可致异味。现代医学研究中，口酸多是胃酸分泌过多导致的，常见于胃炎、十二指肠溃疡等症；口苦多是由于肝胆系统疾病导致，如胆囊炎、胆结石、肝细胞受损等，但临床中大部分患者非为消化系统疾病也可见于口酸、口苦等症状，对此现代医学暂无明确的诊断和治疗方案，概称为神经官能症，而从中医药理论出发，调理脏腑，调和五味，可有明显疗效。

阮诗玮教授认为，在口中异味诊治中，需抓住五脏盛衰情况，明辨虚实之味。五行学说中五行木火土金水，五脏肝心脾肺肾，五味酸苦甘辛咸分别一一对应，在临床诊治中，对于口中异味的表现，其味首先联想于对应五脏相关，但不宜局限于五脏，可根据脏腑生克理论进行分析，如其味酸，木生肝，肝生酸，肝何以生酸？木火过旺可生酸；肝火素旺，母病及子，引动心火可致口苦，苦为辛之味，但与胆密切相关；临床上尚有心包火气、胃火上冲、脾气虚湿盛等证候可导致口苦；肝气不足，则脾土反相侮，可为味甘。相生太过以肾水泛肝木味可为咸味；相乘太过以金克木为辛味，辛为肺之味，表现为口中辛辣麻木之感；以此类推分析，然临床表现多为兼夹症表现，如肝郁脾虚、肝火犯胃导致的酸甘并存，脾肾亏虚导致的甘咸味等；再如口臭异味的辨证，胃者水谷之海以通为用，其传输水谷功能失职，饮食糟粕存于胃中，或脾胃热盛，胃火薰蒸，或脾胃虚极，无法运化饮食，均可夹食气上行日久腐臭，表现为异味伴口臭等症状。在临床诊治过程中应当随症推移，明确口中异味的实际病机，从而立法选方。兹举一医案如下：

验案举隅

张某，女，34 岁，2018 年 9 月 7 日来诊。诉口臭 1 年，伴腰痛，目内眦干痛及脱皮，曾就诊于国医堂以中药内服、膏药涂擦目内眦、艾灸等治疗后腰痛、目内眦干痛及脱皮症状缓解，但口中臭味如前状，遂来诊。辰下：口臭，口苦，口干，饮水可稍缓解，口腔溃疡，自觉咽喉有痰，不易咳出，偶胸闷，头晕，腰酸，纳可，寐欠佳，小便色偏黄，味重，大便 1~3 次 / 日，质偏稀不成形，便前伴腹痛，便后可缓解，舌淡红苔黄腻，脉滑。中医诊断：口臭（湿热内蕴证）。处方：泻黄散加减，栀子 6g，藿香 6g，防风 10g，石膏 15g，甘草 3g，龙胆草 6g，佩兰 6g，桑寄生 15g，地榆 15g，玫瑰花 15g，桑白皮 10g，女贞子 15g，共 7 剂。

二诊：2018 年 9 月 15 日。服上方后口中异味较前改善，近 2 日便后伴肛门口瘙痒、疼痛，无便血，自诉上火后可出现右眼角痒痛，揉搓后皮肤皲裂。辰下：口中异味较前改善，口干，偶有口苦，咽中异物感，咳之不出，腰部酸痛，纳一般，寐较前稍改善，仍入睡困难，小便偏黄，大便后肛门处瘙痒、疼痛，舌暗红苔薄白，脉沉滑。辨为肝胆实热证，处方：龙胆泻肝汤加减，龙胆草6g，栀子6g，黄芩6g，柴胡6g，生地黄15g，车前子15g，当归6g，槟榔6g，地榆15g，玫瑰花15g，甘草3g，地骨皮6g，川牛膝12g，共7剂。服药尽剂，诸症平复。

按语： 胃乃水谷之海，主腐熟水谷，其气以降为顺，胃气为积食所伤，或为湿热所困，传输功能失职，饮食糟粕存于胃中，日久腐臭上熏而为口臭。一诊，患者口臭熏蒸而苔黄腻，上见口疮、胸闷头晕有痰，下见大便溏、腹痛，小便赤，此为三焦均为湿热所侵，加之阳明胃腐熟水谷失常，饮食不化酿成湿热，终致口中秽气，故予泻黄散清泻中焦湿热，加桑白皮入上焦清肺化痰，龙胆草清下焦湿热，佩兰芳香醒脾以助化湿之功，地榆清热凉血解毒，玫瑰花行气散瘀疗腹痛，少佐桑寄生、女贞子补肝肾强筋骨。二诊，口臭缓解，舌苔转薄白，此为脾胃三焦之湿热已化，但仍见眼角痒痛、皲裂、口苦、寐差、肛门瘙痒、疼痛，舌质暗红、脉沉滑等症，此为肝胆热盛，火热伤及肝之外窍而见双目不适，肝不养魂故见寐差，肝热及胆故见口苦，肛门瘙痒疼痛为下焦湿热之见证，故拟龙胆泻肝汤加减，清泻肝胆及下焦之湿热，地骨皮易桑白皮以清热养阴、清肺降火，并佐金平木，而当前患者舌苔转薄，舌质转暗红，仍有腰酸、排便有肛门疼痛等症，考虑湿热已去但下焦气血瘀滞，故加槟榔行气血以止疼痛，去桑寄生、女贞子，加川牛膝于补肝肾，逐血痹，除酸痛。

第二十四节
虫毒所害成睑废，补虚通络祛浊邪

西医中的格林-巴利综合征、重症肌无力、运动神经元疾病、脊髓病变、肌肉病变、周期性瘫痪等均属于中医痿证的范畴。其病因以感受温毒、湿热浸淫、饮食毒物所伤、久病房劳、跌仆瘀阻等为主。病机以肺燥、脾虚、湿盛、湿热、阴亏、瘀阻互为因果立论。病位在肌肉、筋脉，与肝、肾、肺、脾胃密切相关。痿证以虚为本，或虚实错杂。"痿"最早见于《素问·痿论》，其阐述了痿证的病名、病因病机、病证分类及治疗原则；主要病机是"肺热叶焦"，肺燥不能输精于五脏，因而五体失养，肢体痿软；将其细分为皮、脉、筋、骨、肉五类，以示病情的浅深轻重与五脏的关系。病因上，有"热伤五脏""思想无穷""焦虑太过""有渐于湿"及远行劳倦、房事太过等；治疗上提倡"治痿者独取阳明"。

阮诗玮教授治痿不拘于阳明，并提出以"正邪辨证"为纲，细分病证虚实缓急，不泥某一治法，应求于患者现实状态、邪正盛衰，具体辨治。痿者，虚多也，有常见阳虚致痿，筋废不能；有阴虚致痿，强而不用；有气血津液虚损致痿，肌肉干枯，瘦削不举。实证者，气血津液病偏阻而废痿。然见痿者，多病久而虚，故临证常以本虚标实论治。阮诗玮教授治疗痿证注重扶正益元补虚，兼顾化浊解毒通络。虚证者宜注重调养脏腑、补益气血阴阳，如脾胃虚弱者，宜健脾升清；肝肾亏损者，宜滋养肝肾。实证者宜祛邪通络，如肺热伤津者，宜清热润燥通络；湿热浸淫者，宜清热利湿通脉；脉络瘀阻者，宜活血行瘀通络。治法方药应证而变，谨守正邪之纲，则无失病机，兹例举一案以说明。

验案举隅

林某，女，3岁，2020年7月18日来诊。家属代诉患儿3月余前左眼睑处不慎被蚊虫叮咬，后在叮咬处周围发现两处细小红疹，局部未见红肿，伴有左眼睑明显下垂，右眼睑正常。为求诊治，遂至某医院就诊，诊断为重症肌无力（眼肌型），先后运用人免疫球蛋白、新斯的明、甲钴胺片等治疗，左眼睑下垂、上睑红疹未见明显改善。辰下：左眼睑下垂，可见细小红疹，局部无红肿，未诉疼痛、瘙痒等不适，夜寐呓语，平素易哭闹，好动，胃纳可，二便尚调。舌淡红，苔薄白而润，脉沉细。乙酰胆碱受体抗体（2020年4月7日福建医科大学协和医院）1.26mmol/L。生化全套检查：低密度脂蛋白胆固醇4.16mmol/L，血肌酐29μmol/L，乳酸脱氢酶356U/L，无机磷酸盐1.98mmol/L；血常规：中性粒细胞比例31.80%，淋巴细胞比例58.8%；肌电图：重复电刺激未见明显异常；免疫五项：免疫球蛋白0.43g/L，补体C4 0.12g/L。中医诊断：痿证（脾胃气虚，清阳不升证）。治宜健脾益气。处方：益气聪明汤加减，蔓荆子12g，黄芪12g，太子参15g，升麻5g，葛根12g，黄柏3g，赤芍10g，白芍10g，炙甘草3g，茺蔚子10g，枸杞子12g，野菊花10g，荷叶5g，柴胡3g。水煎服，早晚餐后内服，共14剂。

二诊：2020年8月1日。家属代诉患儿服上药后大便次数增多，每日达2~3次，便质稀溏，便前腹痛，便后缓解。左上睑仍下垂，皮疹消退，多汗，夜寐呓语减少，舌淡红苔薄白，脉沉略有滑象。予守上方加生姜3片、大枣3枚，改野菊花6g，共14剂。

三诊：2020年8月15日。左上睑可抬起睁眼，但开合不利，大小不如右眼。大便形质、次数恢复正常，多动呓语较前相仿，舌淡红苔薄白，脉沉细。遂守上方去野菊花，加沙苑子10g，水煎服，早晚餐后内服，共14剂。

四诊：2020年9月5日。家属补充患儿左上睑下垂原为晨轻暮重，现服药后眼睑睁闭已大为改善，清晨可如正常，至傍晚又半闭。大便成形，味重气臭，口中似有秽浊臭气，多汗、呓语已较前改善，舌脉同前。处方：益气聪明汤加减，蔓荆子12g，升麻6g，葛根12g，黄芪15g，柴胡3g，黄柏3g，赤芍12g，白芍12g，生甘草5g，菊花12g，枸杞子10g，路路通6g，蚤休10g，土茯苓10g，茯神10g，水煎服，早晚餐后内服，共14剂。

五诊：2020年10月10日。未诊期间，自行重方。左上睑下垂明显改善，开合自如，唯睁闭大小欠佳。近日不慎外感，时鼻塞流清涕，稍有咳嗽，痰少，咽痒则咳嗽剧烈，大便质软不成形。舌淡红，苔中黄白相间，脉浮滑。守上方改重楼3g，升麻3g，薄荷3g，牛蒡子6g，紫苏叶3g，蝉蜕3g，生姜3片，大枣3枚，共14剂。此后随访，患儿左上睑下垂未再加重，渐如右眼。

按语： 本例患儿重症肌无力诊断明确，表现为左上眼睑下垂。初看患儿，神情疲倦，少气懒言，当属倦㿠质无疑。观其病位属上睑，眼睑为肉轮，归脾胃所司统。脾胃气虚，清阳不升，故见上睑下垂。病在头面，机在脾胃，故选用李杲益气聪明汤健脾益气，升举清阳，以矫枉扶正。上睑局部可见皮疹，为无名蚊虫叮咬，故稍佐野菊花清解热毒；患儿平素好动，乃肝体不足于内，肝用过亢于外，故加茺蔚子、枸杞子补秘肝体，柔缓肝急；加柴胡、荷叶，自可轻灵转动枢机，以助中焦脾胃运化有常。二诊，患儿药后出现大便次数增多，似与证机病情不符，为矫枉失衡之象。然仔细分析患儿药后脾胃健旺，自能排邪外出以畅达血气，以脾家实，腐秽去故也。故守上方加生姜、大枣以调和营卫，运转脾机。少佐野菊花甘凉辛泄，以防小儿阳旺之躯内热郁滞。三诊，患儿内热已平，故去野菊花以防伤正，加沙苑子固肾培本。四诊，患儿大便气味重，口臭，此秽浊邪气有外达之趋势，当一鼓作气，续守前方，加强排邪外出之力，故去太子参，加土茯苓利湿泄浊，茯神宁神以助眠，路路通搜剔络脉浊邪，重楼为清热解毒之圣物，用之针对无名虫毒咬伤，为特效药。久未来诊，诉上方服用效佳，自行重方。五诊，患儿眼睑睁如常人，因外感求诊，鼻塞流涕，加之干咳少痰，咽痒稍干，故守前方加紫苏叶、薄荷疏散外邪，牛蒡子、蝉蜕清热利咽，生姜、大枣固护营卫，助正以驱邪外出。

纵观此案，患儿气虚之质，却恰为阳旺之龄，故症状表现上呈虚实错杂之征象。然阮诗玮教授诊治此病，一不为无名蚊虫叮咬之病因所扰，二不为患儿诸种郁热之征象所惑，抓住患儿体质为倦㿠质之根本特点，健脾益气，升举清阳，兼祛浊毒，守方守法，贯穿整个治疗过程。

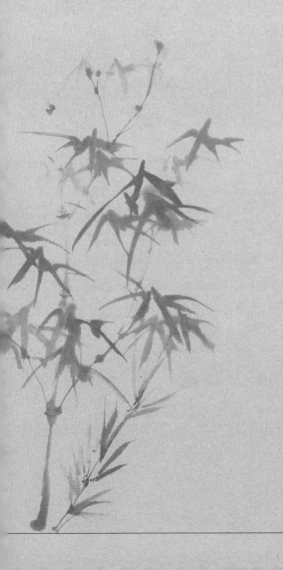

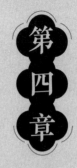

第四章

医路琐谈

第一节
闽山学派的源流与核心思想

阮诗玮教授在 2021 年 9 月与门下弟子共庆教师节时讲述闽山学派的传承核心，整理、记载如下。

阮诗玮年轻时曾跟诊于林上卿、陈荫南、黄农、汪济美、肖熙、范德荣六位老中医，他们学识渊博、医术精湛、医德高尚，积极为患者排忧解难，同时勤于总结临床经验，在中医学术上造诣颇深。跟诊学习名医经验让阮诗玮获益匪浅，同时也为闽山学派的创立奠定了临床经验基础和学术思想基础。因此，在创立闽山学派时，阮诗玮尊他们为恩师，并作为第一代，而阮诗玮是第二代，阮诗玮的学生则是第三代，学生的学生则作为第四代，目前闽山学派传承至四代约有 170 多人的阵容。

为什么名叫闽山学派呢？首先是因为我们学派根植于福建"八山一水一分田"，其次是仁者乐山，仁医是一个医者的最高要求，常言道"仁者乐山，智者乐水"。正如我们学派派徽上有山有水一样，医者不仅要有高尚的医德，同时还要有高超的医术，仁智兼备，山水交融，方能治病达效。

那么，闽山学派的核心思想是什么呢？阮诗玮在闽东医院实习期间，闲暇之余游历了福安天马山，自天马山俯视福安可见龟山、鹤山等，富春溪蜿蜒穿流而过，周围群山环绕，如此一块海边的大盆地，湿热氤氲，夏季暑湿尤盛。曾请教陈荫南先生，他说福安暑湿很重，所以他就创造了一个方叫做六和汤，由六味药组成（香薷或藿香、白扁豆、茯苓、明党参、厚朴、半夏）。阮诗玮在福安也跟随过陈荫南先生的女儿一两个月的门诊，她临床上大多用六和汤来治疗患者，在夏季暑湿盛行之际，则多以香薷易藿香；通过对这六味药的灵活加减运用，她把福安很多患者都治好了，甚至一个上午的门诊时间可以看一百多个患者，临床效果很好，很多患者服药后感觉非常舒服。我们中医有三因制宜，有辨证论治，有整体观念，有天人相应等。阮诗玮认为中医应该要做到什么才能开好一张处方？一看天（天气情况、五运六气），二看地（地理环境、水土方宜），三看时（时令季节、日月周期），四看人（体质禀赋、心理状况）；因为三因制宜涵盖有体质方面，而体质与人的病证关系密切，阮诗玮当时刚好看见匡调元教授在杂志上发表了与体质相关的文章，结合他对心理学里面的一些体质有所涉猎，因此，阮诗玮在临床上将体质基本按照匡调元教授的 6 种分类法（正常质、晦涩质、腻滞质、燥红质、迟冷质、倦㿠质）来应用。五看病（中医的病、西医的病），每个病都包括基本病机跟主导病机。然后六看证，证就是四诊合参，包括"十问歌"收集的临床资料，与西医的理化检查、影像检查甚至是病理检查等这些内容。所以根据这六方面，阮诗玮提出了"六看"思想的初步内涵，并在脑海中勾勒出大体轮廓。

实习即将结束时，福建中医学院教务处的副处长带着老师来考核学生，问阮诗玮，通过一年的实习有哪些心得？有哪些体会？阮诗玮回答说，通过中医理论学习，再加上近一年的实习生活，体会到要开好中医的一张处方，必须要看（天、地、时、人、病、证）这六个方面，思虑周全，才能够开好一个高质量的处方，才能够产生更好的疗效。总结来说，奠定了闽山学派学术思想基础的就是"六看"。

除了"六看"思想，闽山学派还有另一学术支柱——《寒湿论治》。阮诗玮在福鼎跟随林上卿老先生学习的时候，跟他说，周宁人经常讲寒湿，每当身上酸痛或有不适时，用寒草（周宁方言还叫"龙牙头"等）熬煮服用，喝完就非常舒服了，所以寒湿重时用些青草药效果很好。在大学期间，阮诗玮非常重视寒湿邪，通过查阅文献，发现《伤寒杂病论》、吴鞠通《温病条辨》皆有较多关于寒湿的内容记载。阮诗玮跟林上卿老先生说，伤寒有著书，温病也有，关于温热病的系统记载可见于诸多医籍，包括吴又可的《温热论》、叶天士《临证指南医案》、薛生白《湿热病篇》、吴鞠通《温病条辨》等。而寒湿这么常见的中医疾病，历代医家却没有系统整理归纳，因此阮诗玮觉得要著书去阐明寒湿，厘清寒湿的辨治思路，进而提高临床疗效，这一想法得到林上卿老先生的赞成与支持。因福鼎这一带寒湿较重，林上卿老先生既往有不少关于诊治寒湿的典型医案。由于群众对"七七级"那几届的大学生非常信任，当时阮诗玮读书时就有很多患者来找他诊治，而寒湿这个疾病用中医来治疗疗效不错，从那时开始至毕业后，阮诗玮收集到不少寒湿的案例，最终著成《寒湿论治》这一本书。在写《寒湿论治》时，阮诗玮想到在校学习期间，《黄帝内经》书上有言"正气存内，邪不可干；邪之所凑，其气必虚"。授课老师也常有强调，扶正祛邪是中医的根本大法。阮诗玮想：那为什么会没有正邪辨证呢？实际上我们每个中医在开处方时，肯定是要考虑患者正邪偏颇，邪气来源，邪气种类及性质等方面，所以他在写《寒湿论治》的时候就提出了"正邪辨证"思想；实际上在脏腑辨证、三焦辨证、卫气营血四层辨证当中，医者的诊疗思维都要考虑到正邪两个方面，广大中医日用而不觉，所以阮诗玮将"正邪辨证"也写入《寒湿论治》这本书中，这可谓是一种普遍应用的辨证论治方法，同时也是寒湿论治当中的一个亮点。这本书不仅系统地阐述了寒湿的病因病机、临床证治及一系列的病案，同时"正邪辨证"与"六看"的思维贯穿始终，是寒湿论治的核心思想。

在阮诗玮早期行医时，当时医保条件有限，大部分农民、居民和工人（劳保医疗在许多地方名存实亡）都没有医保，很多患者都是病情较为危急或者拖到病重才来就医，所以在大的医院，尤其是中医医院，中医医生都要掌握中西医两套诊疗模式。阮诗玮根据中西医的一些思考，提出"矫枉平衡"是常见的生理现象，"矫枉失衡"是疾病的基本病理状态与病机现象。阮诗玮年轻时，曾拜读过中国台湾陈立夫先生发表的《中医之理论基础》一文，并就文中提出的"安内攘外"论与陈立夫先生辩驳，阮诗玮认为"安内攘外和攘外安内，谁先谁次"需辨证看待，要抓住疾病的主要矛盾进行辨证施治，根据具体的情形来考虑攘外为先或是安内为首。在争辩之时阮诗玮就提出了"矫枉平衡、矫枉失衡"的一些思考及相关问题，而后进一步系统论述，并在《医学与哲学》杂志上发表了《论矫枉平衡与矫枉失衡》这篇论文。这两篇论文主要提出了中西医结合的基本生理现象与基本病机或者病理状态，即"矫枉平衡"与"矫枉失衡"理论。

第二节
当前中医存在的一些问题与《福建省中医药条例》的制定

新中国成立以来，我国高度重视中医药事业发展，根据中医药事业发展形势多次完善中医药法规，2003~2009 年，国务院先后颁布实施《中华人民共和国中医药条例》《关于扶持和促进中医药事业发展的若干意见》，逐步形成了相对完善的中医药政策体系。中国共产党第十八次全国代表大会和十八届五中全会提出"坚持中西医并重""扶持中医药和民族医药事业发展",象征着中医药事业进入新的历史发展时期。2016 年,国家颁布《中华人民共和国中医药法》和《中医药发展战略规划纲要（2016—2030 年）》,为中医药事业发展提供了良好的政策环境和法制保障,并提出了一系列振兴中医药发展、服务健康中国建设的任务和举措。福建省十三届人大五次会议以来,省人大代表紧紧围绕中央重大决策部署及省委工作要求,针对传承和弘扬中医药,保障和促进中医药事业发展方面,田毅欣等 10 名代表提出的"关于制定《福建省中医药条例》的议案",建议以法规形式明确福建省的中医药服务、中药保护与发展、中医药人才培养与科学研究、中医药传承与文化传播等工作,促进福建省中医药事业传承创新发展。《福建省中医药条例（草案修改二稿）》已初步定稿,草案修改稿对中医药服务体系、中药保护与传承发展、中医药传承与文化传播等内容作出了具体规定。但中医药发展仍存在一些社会性问题,阮诗玮教授在福建省十三届人大有关座谈会上陈述问题如下。

一、中医不是慢郎中

现代发展中医药产业,多是注重预防保健、慢性病管理方面,基于中医体质理论的治未病体系已被纳入国家公共卫生服务体系。但是在医院、社区危急重症的治疗中,中医却被排除在外,存在参与率低、应用范围小、有效率差等问题。纵观历史,中医药治疗急症已早有记载,如在《史记》中已记载,名医扁鹊治好了虢国太子的"尸厥"病。《伤寒论》中也有很多急症的救治方法,如"发汗不解,腹满痛者,急下之,宜大承气汤"等。《金匮要略》中记载了对自缢窒息的患者采取人工呼吸术救治的方法,比英国生物学家虎克的动物人工呼吸实验要早 1400 多年。我国诺贝尔奖获得者屠呦呦研究员就是从中医的急救书《肘后备急方》中得到了启发，提取了青蒿素。

2003 年的"非典"事件，中医药就发挥了举足轻重的作用。参与制订"SARS"中医药治疗预防方案的首都医科大学附属北京中医医院院长刘清泉，从事中医急诊工作近 30 年，在多次采访中，他强调，中医擅长的不仅是大家熟知的"治未病"保健养生，还有更重要的对急重症的治疗，中医能担"急先锋"。在新冠肺炎疫情中亦然，中医药已然成为治疗新冠肺炎的主要手段，经各省统计，中医药参与率均达 90% 以上，对轻症、无症状感染者采取中医药预防、调理可以明显改善患者症状，缩短转阴时间；对危重症患者除了应用生命监测维护设备与抢救药物外，配合服用中医药汤剂与外治法，亦可达到转危为安的效果。

中医救治急症的病例不胜枚举。急症对中药的需求也很大，中医急救典范"凉开三宝"（安宫牛黄丸、紫雪丹和至宝丹）、速效救心丸、复方丹参滴丸等，在急症中都发挥了重要作用，还有治疗无名肿毒的片仔癀，也成为许多家庭必备药。

故而在治疗应用上，看似越急越重的病，中医在辨证准确、用药精当的前提下，起效也会越迅速，犹桴鼓之相应也，中医绝不是民众印象中的慢郎中。

二、现代科学教育与中医药文化

中医药学是植根于中国传统文化，集医、易、儒、道、佛、哲学、数术等思想于一体，蕴含着丰富的人文精神的学科。现代教育的授课以实用性科目数、理、化、生为主（当然无可厚非），忽略了传统文化背景知识的介绍，导致科学教育与人文文化教育处于一种失衡状态，以至于现代教育出来的学子对中医药感到陌生，包括中医院校的学生，经过十多年的科学教育，进入大学后，对西医具象化的理解，远比中医更亲切，中医讲究意象思维，不是具体的物质，是以宏观思辨解决微观问题，这一点就难倒了许多中医学子，其主要原因就是缺乏传统文化底蕴。

习近平总书记多次在重要场合明确提出"中医药是中华民族的伟大创造，是中国古代科学的瑰宝，是打开中华文明宝库的钥匙"，因为只有中医药学全面、系统、完整地保有中华文明的核心理念；只有中医药学在基本观念、实质内容、思路方法、表述方式等方面能够全面、系统、完整地保有中华文明的基因；只有中医药学在凝聚中国古代哲学智慧、健康养生理念、防病治病的理法方药等方面，能够比较全面、系统、完整地保有中国古代科学的成果。中医药学体系是以东方哲学为基础发展起来的文化与应用体系，与西方科学截然不同，是形而上学与形而下学的区别。

邓铁涛前辈曾说过"中医不是落后的，而是太超前了"，中医走的是不同于西医还原论的路子，是在先进的系统理论指导下，通过宏观观察与临床实践得来的，因此在理论高度上，中医不是落后而是先进的。中医说肾开窍于耳，在西医看来，两个不同的系统何以相连？但是在临床中凡是应用抗生素具有肾毒性的，都会导致耳聋，这绝不是偶然。直至近代生理研究表明，肾脏与听神经在胚胎发育过程中是同一胚层的细胞分裂而来，故而在细胞学上二者具有同源性，因此验证了肾与耳相连不再是一个假说，而是具有理论指导意义。诸如此类的实验证明中医真实性的研究还有很多，最终都可得到明确的肯定答案，所以说，中医是真实的，具有超越现代科学的科学性。

三、中药饮片决定中医疗效

医药不分家，现代中医除了针灸之外，主要治疗方式就是内服外用中药，中药饮片的质量决定了中医的临床疗效，若饮片质量不佳，就会影响理想治疗效果，甚至无效。故而重视规范中药饮片的制作和管理，是中医药法规制定的一大着眼点。

一段时间以来，随着工业化的发展，很多森林草原被开发，很大程度上破坏了植被生长环境，随着山地种植面积、放牧面积不断扩大，房地产建设占地等，野生中草药的存量开始大面积缩减，部分稀有的中草药的生长具有地理环境依赖性，一旦破坏很难得到恢复。为此，人工种植中草药开始逐渐扩大，很多地区未曾生长过的某种中草药如黄芪和板蓝根也开始大面积人工种植，据研究表明，许多植被生长之所以具有地理环境限制主要源于气候条件、土壤矿物质含量及土层微生物菌群等因素影响。并且中草药在人工种植过程中由于对地区环境的适应性不如野生植物，容易发生虫害或枯萎，目前主要采用喷洒农药和施肥方式来防治，这种方式又容易导致农药残留及土壤矿物质平衡受到破坏严重影响药效和安全。因此，单纯的人工种植中草药无法保证药效最佳，导致人工种植的中草药从原材料上药效就难以保障，影响了中药饮片的质量。

另外，有许多中草药需要有效加工处理，其主要目的是减少药物毒性，增强药物特定作用或者减少药物保存期间药效成分的降解。但是加工炮制工艺选择不佳也会导致药效成分的降低，如许多中草药根茎中含有一些挥发油，若在浸润期间选择的浸润溶液 pH 不佳容易导致植株中油脂成分降解，而失去有效作用。炮制过程中有很多技术操作标准，如果炮制筛选过程只要有一个标准没有按照传统的方式进行，也会降低药物炮制后的药效。在技术操作上，也有很多关键点，如中药炮制炒法有炒焦、炒黄及炒炭，如果技术操作人员操作不当就会降低药效，一些仪器如果较为老旧也会降低药效。近年来随着现代医学的快速发展，许多新型炮制设备逐渐引进，利用新型炮制设备进行温度和通风等参数监控，以及结合不同处理后的药物成分变化筛选最佳炮制条件成为目前很多企业提高药效成分的关键，而落后的炮制理念和设备很难满足现代种植型中草药炮制后的药效要求，也会间接降低中药饮片的加工质量。

四、游医假医是中医队伍的重大隐患

游医假医是指没有执业医师资格，没有固定行医场所，医疗器械简单，药品单一的非法行医人员。他们具有流动性高、隐蔽性强的行动特点，片面扩大虚张疗效，误导群众，甚至坑蒙拐骗，社会危害性极大，使中医药蒙受阴影。同时这些非法行医者投入成本少，调查取证难，卫生监督执法对这些人员一般都是采用简易程序查处，基本以罚款、没收药品器械等处罚为主，查处后极易"死灰复燃"，无法根除。

江湖游医与网络医骗，尤擅鼓吹"成药膏方贴敷"，戴着传统中医的帽子，动辄几代家传、独门"秘方"，一药一方包打天下。这些非法人员无所顾忌，剑走偏锋，知法犯法，兜售假药，其营销手段从走街串巷发展到网络上买卖，网址几天一换，变化多端，针对老年人、儿童推销保健品；针对妇女推销医美系列；针对男性推销各种壮阳增力药物，无孔不入，防不胜防。他们的行为不仅造成了人民群众经济的损失，而且损害了中医药的名誉口碑，破坏了中医药在人民群众心中的形象。

所以要规范中医队伍，正本清源。随着中医药产业的蓬勃发展，中医队伍采取吸纳学院培养与民间传承等多种形式的中医人才的方式，不拘一格，海纳百川，但在这个过程中，一定要完善进入门槛，不可为了追求数量而放弃质量，导致中医队伍中混入非法分子，假冒中医之名，行不正之事，毁坏了中医的千古英名。千里之堤毁于蚁穴，万万慎重，不可不察！我们要放开一片，为具备中医资质的人员开办中医诊所打开方便之门，让真中医药占领市场，使群众方便看到真中医，有利于挤占"假中医"的市场。

第三节
急危重症是中医的试金石

阮诗玮教授在 2021 年 11 月中医经典临床运用与疫病防控知识培训班（2021 年度国家级中医药继续教育项目、青海大学医学院中医系成立五十周年系列学术讲座）上作讲座，整理如下。

近年来，国家大力支持中医发展、创新，传承中医的热度逐年升高，但是中医在治疗急危重症的阵地却有所萎缩。之所以要建中医院、中西医结合医院，就是要用现代的科学技术设备把中医药阵地武装起来，在此基础上，中医治疗急危重症的宝贵经验才能得到应用。否则，光用三个指头、一个枕头，谁敢找中医看急危重症？百姓不敢来，就把老祖宗治疗急危重症的宝贵经验丢掉了。

当今社会上，大多数人根深蒂固的观念认为中医是"慢郎中"，是调理养生、康复保健的重要途径。显然，这样的认识是片面的、不全面的。在阮诗玮看来，中医学在危急重症的诊治上同样扮演着重要的角色，理应占有一席之地。纵观中医学的发展历史，翻阅浩如烟海的中医典籍，在当时缺乏现代先进仪器和技术的年代，中医大家们用他们精湛的医术谱写着一个又一个传奇的病案。从扁鹊救虢太子起死回生、仲师创四逆汤破阴回阳以疗邪陷三阴、葛洪作我国第一部急救手册《肘后备急方》，叶天士的清营凉血法也是为热入营血之危重症而设，凡此种例子不胜枚举。到如今，全小林院士运用桃核承气汤治疗流行性出血热，中国中医科学院葛又文研究员自拟"清肺排毒汤"投入严峻的新冠肺炎疫情战场，以及林上卿老先生麻杏石甘汤治愈小儿喘憋性肺炎，阮诗玮在宁德地区第二医院儿科以麻杏石甘汤加葶苈大枣泻肺汤治疗小儿肺炎合并心衰，福建省人民医院中医药救治毒蛇咬伤等。

阮诗玮在福建医科大学学西医，实习时用西医的办法治疗患者，后来阮诗玮学了中医以后，结合中医的办法，发现疗效明显提高，很多病可以解决，而单纯靠西医许多病没办法解决。从1982年大学毕业以来，阮诗玮所治危急重症甚多，如心力衰竭等，辨证论治，投之汤药，或中西医结合疗效甚好；急性阑尾炎，西医多建议手术切除，阮诗玮辨证选用大黄牡丹汤或薏苡附子败酱散治疗多例，均避免了手术；有些急腹症，经辨证投以大黄附子汤加味等，每每奏验。非典时期，中医药起了很大作用。2009年我们用中医药治疗H1N1甲流效果极好；2013年和2014年在救治人感染H7N9禽流感上，福建采取中西医结合的办法，死亡率明显下降。当年，时任国家卫计委副主任马晓伟主持了一个"人感染H7N9禽流感专题会"，阮诗玮汇报了福建西医"四抗二平衡"加中医药的救治措施，当时马晓伟副主任提出"要好好总结，推广福建的经验"，国家中医药管理局特地派专家到福建收集研究我们的做法……这些都是序曲，当时的治疗方法奠定了后来中医药抗击新冠肺炎疫情的基础。

第四章　医路琐谈

289

2019 年岁末 2020 年初，新冠疫情发生，正月初一，中央便作出了中西医并重、中西医结合、中西药并用的英明决策。这次新冠肺炎，中医药可以治疗轻型患者，中医药也可以治疗普通型患者，但是危重型的，没有呼吸机、ECMO 等现代医学设备和西医急救措施支持，是没办法用上中药的，有了现代医学支撑基本生命征，再配合上中医药，就显效了，这是中西医结合最精彩的篇章，为社会所乐道。

经过几代人的努力，目前已形成了临床可应用的中西医结合取长补短的诊疗方案，中西医结合理论的研究逐步揭示了一些原理，中西医结合的临床诊疗方案雏形初具，但仍要不断与时俱进地优化。关于如何优化诊疗方案，还需要我们的专家们好好地研究，并且开展多中心的研究、大数据的分析。阮诗玮担任福建省人民医院院长时，福建省人民医院的老一辈专家告诉他，人民医院是 1954 年 12 月 1 号成立，福建省中医研究院是 1957 年成立的——两个牌子、一套人马，两个单位编制合起来用，临床上有中医的、有西医的、有药学方面的、有生物学方面的、有统计学方面的在一起研究，所以五六十年代乃至七十年代福建省的中医、中西医结合研究出了很多成果。现在是信息化的时代，是人工智能的时代，是大数据的时代，应该来说，我们现在更有条件去组织中医、西医、中西医结合专家、生物医学专家、信息技术专家、流行病学专家，一起来以军团作战的办法开展多中心的研究，去揭示一批、总结一批优化的临床诊疗方案。比如，全省的中医、西医、中西医结合的肾脏病专家可以组织起来研究一些问题。通过大数据的分析，我们可以推敲哪一些临床诊疗方案是最优化的临床诊疗方案，对控制蛋白尿、血尿，对延缓慢性肾衰竭能够起到作用，具体到哪一些方剂、哪一些中药对解决这些问题可以起作用。比如说黄芪可以降低蛋白尿，在什么样的情形下它可以起作用，而什么样的情形下它又不能起作用，剂量应该用多少等。再比如，关于慢性肾衰竭的可逆因素，我们通常认为严重的感染、尿路的梗阻、血压控制不佳、水电解质平衡紊乱、血容量不足，还有一些肾毒性药物的不当使用，以及血管紧张素转换酶抑制类（ACEI）或血管紧张素Ⅱ受体阻滞剂类（ARB）药物的不正确使用、过量的蛋白质的摄入，都是造成慢性肾衰竭加剧的可逆因素。这些问题从西医方面怎么解决，从中医方面又怎么解决？阮诗玮认为，这些可逆因素还应该加上中医的阴阳气血是否失衡，如果通过调整阴阳气血、扶正祛邪，那么许多慢性肾衰竭可以延缓病情进展，甚至逆转它的进展。在临床上我们经常看到许多患者通过中医药的燮理阴阳气血的治法，使他们的肾功能得到改善。

我们的诊疗方案也应该是有选择的，而不是包围战。阮诗玮接诊过几个系统性红斑狼疮的患者，看他们的西医治疗方案，除了使用激素、环磷酰胺这种规范的治疗之外，再加上吗替麦考酚酯片、他克莫司、来氟米特、羟氯喹治疗。这种包围战的治疗方案把T淋巴细胞、B淋巴细胞，把体液免疫和细胞免疫等都抑制了。患者经过这样的包围战治疗，免疫力是非常低的，万一感染了怎么办？往往会出大问题。所以我们在治疗一些疾病选择方案的时候，像红斑狼疮，没有必要采用免疫抑制包围战，可以选择激素，或加环磷酰胺治疗，观察一段时间看看。激素是必用的，环磷酰胺使用足疗程后，再考虑用他克莫司等，选择一种药来观察，不要一股脑儿地采用包围战，这样的治疗方案不仅使患者多花钱，而且不利于他的预后，甚至可能导致不良终极事件的发生。

这些战略的问题都值得我们去考虑。对于系统性红斑狼疮，我们往往结合中医的清热解毒、凉血化瘀、益气养阴等治疗，可以使它更好地稳定下来。当然了，也要根据"六看"的诊疗模式，尤其是根据时令季节和患者的体质因素，调整我们辨证论治的方案，采取中西医结合的、动态的、周期性的诊疗措施来处置，这样可能会取得更好的疗效，从而达到我们所追求的"临床疗效好、副作用低、医源性创伤小、康复时间快、患者的生存质量高、医疗费用低"的临床医学目标。

第四节

闽派中医药的发展——寒温一统，包容并蓄

  阮诗玮教授在 2021 年 10 月福建省慢性肾脏病中西医结合诊疗新进展学习班暨福建省名中医阮诗玮学术经验传承交流会（福建省中西医结合学会肾脏病分会第十五次学术会议）上作讲话并整理如下。

  整个中医药的分派，从东汉张仲景的《伤寒论》开始，有伤寒学派；到金元时期的四大医学流派，即金元四大家，刘完素的火热说、张从正的攻邪说、李杲的脾胃说、朱震亨的养阴说；到明末清初，温疫流行猖獗，尤以江浙一带为著，客观上促使江浙诸医家对温热病进行研究，并由此逐渐形成温病学派。伤寒、温病学派对福建中医都有影响，也因为福建三面环山、一面临海的独特地理气候影响，使得福建历代医生对湿的治疗与研究比较深入。同时，也使得福建中医学术流派的寒温分派不很明显，形成了"寒温一统"的学术体系。

  实际上，各中医学术流派的经验我们现代中医都要学，综合大家的思想、精华。阮诗玮青年时期在宁德地区第一医院（现闽东医院）实习，登过一次福安的天马山。在天马山上，他看着蓝天、白云、福安地理，体会到做好一个中医要注意六看，总结出了"六看"诊疗模式，即看天、看地、看时、看人、看病、看证。在临床应用上，以"六看"辨证，福州热病较多，我们可用丹溪先生（朱震亨）养阴的方法，或用刘河间火热派的方法，或用叶天士、薛生白、吴鞠通等温病学家的方法。总的来说，现代中医用的是包容的方法，择善而从、辨证论治。当然有些医生会偏一个学派，比如有的用伤寒论的方法多或有的用温病的方法多，形成一个个分派。

在中医发展的历史长河中，有易水学派、河间学派、新安学派、岭南学派等，有补土派、攻邪派、养阴派等，而福建的中医药学派为何名号？阮诗玮在担任福建省中医药学会会长时，在一次常务理事会上提出把福建的中医学派叫"闽医学派"或闽派中医药。实际上，闽医学派的历史渊源十分悠久。从有文字记载的汉代杏林始祖董奉开始，到宋代苏颂编撰的中药学经典《本草图经》，是李时珍写《本草纲目》很多知识的来源之一；到法医鼻祖宋慈著书《洗冤集录》；到儒医的代表性人物杨士瀛研究《伤寒论》，书写《伤寒类书活人总括》和《仁斋直指方论》等名著；朱端章是良相也是良医，写出了《卫生家宝产科备要》，被称为"产科之荟萃，医家之指南"；清代陈修园著书《南雅堂医书全集》（医书 16 种）等，是为初学之径、业医者之规；清代林作建与陈修园交往甚密，著《壶山医统》等，亦颇具特色。之后民国时期也有一些中医药学专家，如陈恭溥、包识生、吴瑞甫、郑奋扬、力钧、胡友梅、李健颐；近代有萧治安、林如高、盛国荣、赵棻、黄宗勖、陈鳌石、李希贤、严守正、孙朗川、林景堂、陈桐雨等大家，众星璀璨。此外，福建中医药为中西医结合事业做了很大贡献，像林求诚老先生、陈可冀院士都是福建医学院毕业的中西医结合方面大家，脾胃病方面有杨春波，痔疮科方面有陈民藩，等等，这些名家及其学术思想构成了福建的"闽医学派"。

现代的福建中医，和我们近年总结推出的闽医 24 流派，包括阮诗玮所传承创立的闽山肾病学术流派（闽山学派）在内，各有各的特色，可谓"各美其美""美美与共"。

第五节

闽医发展前景辽阔——人才为本，抓好两块，放开一片

闽派中医药文化历史悠久、渊源有自，流派纷呈，著述繁富，名医辈出，代有传人。为了传承精华、存史资政，福州市政协文化文史和学习委于 2021 年 2 月 8 日起开展《叙事——福州中医药文化保护传承的集体记忆》为主题的征编工作，以真实记录福州中医药文化发展历程为目的，向社会各界征稿。阮诗玮教授于闽地业医四十余载，亲历亲闻了福建福州中医药的发展变迁，切身感受到闽医道统在传承保护过程中的事理脉络，接受了邓剑云记者的采访，形成《在"唱和声"的时代，传承医道之精髓》一文，载于《叙事》第 21 至 33 页，今摘录部分内容如下。

福建中医药发展在全国范围来说，中医学派特色更加明显，为全国中医发展在理论、临床诊疗模式、发展方向上已经做出了贡献，也将做出越来越大的贡献。比如，在中医哲学理论体系上，2000年阮诗玮刚担任福建省卫生厅（今为福建省卫生健康委员会）副厅长时，去北京开会，阮诗玮一提出"中医是一门哲学思辨的学术"，

就被认同、被接受，并在全国传播、推广。

福建省中医药发展薄弱项在于阵地丢失、阵地不足，应用空间不够。比如，和西医院相比，中医院都很小，所以应用不够，可以为患者造福的中医药优势没能发挥出来。阮诗玮分管福建省中医工作18年，先后任职福建省卫生厅副厅长15年、正厅长3年多，不断推动中医药事业发展，根据条件不懈努力，做了力所能及应该做到的事情和奋力去实现更好的发展空间。阮诗玮认为，要发展好中医，有两组关系很重要，一个是人才、阵地、应用；一个是人才、平台、机制。对此，阮诗玮提出"以人才为本，抓好两块，放开一片"的发展策略。

"人才为本"，即在中医队伍方面要注重培养中医、中西医结合、民族医3种人才，同时研究型人才、临床骨干人才、普及型人才都要抓。在现代，中医应该与时俱进，前人已走过曲折的道路，总结出好的治病办法，我们要站在前人的肩膀上，学习古代的办法、学习西医精华，才能提高水平，成为当代的好医生。如果西医的诊断都不懂，也当不了纯中医。最好是一个医生既了解西医最新的办法，也掌握中医最好的办法，并且在某一专科领域进行探索，不断总结经验，优化诊疗方案，从而对提高临床疗效做出贡献，这样对患者最有利。在老中医、名中医及其经验的保护与传承方面，近年来，不断在评国医大师、全国名中医、省内名中医、基层名老中医以及指导老师带徒等，同时和现代教育、学位结合起来，这样，工资、职称都能跟上，中医才有地位，培养更多更好的人才，中医才能发展起来。

"抓好两块"：一块是中医院和中西医结合医院，包括中医院、中西医结合医院的仪器设备、设施建设，以及地盘。这是为中医发展提供平台，中医学术才能够得以应用，急危重症的患者才敢治，我们中医古代的治疗急危重症的宝贵经验才能传承下来，否则患者都在西医院西医科室治疗，中医很难或根本插不进手，肯定会把我们传统中医的精华丢掉。阮诗玮刚到卫生厅任职时，当时每个单位都在减员增效，都在缩小规模，他开第一场全省中医药管理会议，脱稿讲了一些话，他提出，土地是不可再生资源，我们中医能占多大的地就占多大的地，我们中医不能减员增效，我们中医院的规模相对还是不够，要发展，要投入资金建中医院！另一块是卫生院（社区卫生服务中心）的中医堂（馆），我们在卫生院（社区卫生服务中心）建中医馆，每个中医馆投入几十万，这样就有平台让中医人才在那里发挥作用；另外还有综合性医院的中医科，福建省立医院等综合性医院都设中医科，这样，患者在西医为主的综合性医院想要用中医药治疗时，也能让中医药发挥作用，西医医生需要中医会诊时，也比较方便。

"放开一片"：既往卫生部门规定，200米之内不能重复开中医诊所。阮诗玮提出，中医诊所全部放开，哪怕面对面开诊所，也全部批准。阮诗玮经常讲"扫叶山庄"和"踏雪斋"的故事，竞争是有好处的，使叶天士和薛生白都成为一代名医，通过市场竞争能发挥出中医药优势。要赚钱必须要有好的技术，开便宜的好药，才会有更多患者找到诊所治病。这些是阮诗玮在中医发展行政管理方面的一些做法，当然，中医发展要有法律、法规、规章、政策作为保障，这很重要，这是中医的"天"。

中国共产党历来重视中医药事业发展，从毛主席在井冈山时期以来，一直都很重视中医药，新中国成立后颁布了一系列政策、规章、法规、法律乃至写入宪法条文。近年来，中医立法不断完善，这是最高层面的政策体系，国家出台了很多政策性文件，在具体操作层面有更多的财政支持、更多的优惠政策。比如，阮诗玮在担任福建省卫生厅副厅长时，在全国率先出台了中医辨证论治费9块钱等，使中医从业人员收入增加，有利于吸引人才到这个行业。如果没有给予这样的利益导向，行业一定是萎缩的，这是实事求是，是客观实际。要让中医有好的收入，至少是有平均的社会收入，不能收入少，又要求他们为人民服务。阮诗玮在担任副厅长时，很希望福建省成为中医药强省，但当时我们的主、客观条件，都还没办法做到。一个因素是，领导层认识水平没到；另一个因素是，福建中医药产业在全省经济比重比较小。但阮诗玮始终认为，福建是有条件建设成中医药强省的。从古代至今，福建有一大批闽派中医药的名家，也有新一代有实力的中医药人才队伍，同时，福建中医药资源丰富，陆地中医药植物品种排在全国第三、海洋药物资源在全国排名第一，如果有产业配合，完全有办法利用好我们的客观条件建设中医药强省。

目前来说，我们还有很大的努力空间，还有很多工作要做。要把《中医法》好好地贯彻执行下去，通过各级领导重视、社会重视、本行业共同努力，前景是光明的。当然，更多的是需要我们医生在急危重症面前和控制慢性病方面发挥中医药的本领，彰显中西医结合的优势，来营造对中医发展有利的社会生态，创造中医药发展的美好空间。

福建是一块中医药的福地，闽派中医药有能力也有潜力发展成为中医药的强劲阵地，故特寄此文铭心，望中医药同道踔厉奋发，笃行不怠，携手并进，传承精华，守正创新，共铸辉煌！

第六节
阮诗玮解答李约瑟难题——传承中华优秀传统文化

　　阮诗玮教授在 2021 年 12 月福建省人民医院"吉祥讲坛"第五期上围绕"中华优秀传统文化"发表了相关讲话如下。

　　中华优秀传统文化的精髓是什么？这里面有许多值得研究的问题，我们知道在宋朝以前全世界的科技发明，中国占了 2/3 以上。一直到了宋朝以后的 16 世纪，中国对世界科技的贡献率还是达到 54%，而后来我们的科技又为什么落后了？这里面有很多原因，有个著名的"李约瑟之问"。李约瑟写了一本《中国科学技术史》，在这本书中提出："尽管中国古代对人类科技发展做出了很多重要贡献，但为什么科学和工业革命没有在近代的中国发生？" 1976 年，美国经济学家肯尼思·博尔丁称之为"李约瑟难题"。2005 年温家宝去探望钱学森的时候，钱学森也问："为什么我们的学校总是培养不出杰出的人才？"这就是著名的"钱学森之问"。

　　大家都知道，我们中华的历史文化博大精深，有着很多意象优美、脍炙人口的诗句，比如"落霞与孤鹜齐飞，秋水共长天一色""飞流直下三千尺，疑是银河落九天"及"窗含西岭千秋雪，门泊东吴万里船"等千古绝句。且中国古代除了四大发明之外，还有许多深通经史百家，学识渊博者，比如苏颂，是我们福建人，他不仅是北宋中期的宰相，在政治上有所作为，还编撰了《本草图经》。在李时珍的《本草纲目》中引用《本草图经》的内容多达 74 处。阮诗玮去参观同安苏颂纪念馆时，看到了苏颂星图，其绘星数是1464颗，比欧洲到14世纪文艺复兴观测的星数还多了422颗。除此，还看到苏颂等人制造的水运仪象台。李约瑟认为水运仪象台"可能是欧洲中世纪天文钟的直接祖先"。我们一直以为钟表是欧洲人发明的，而实际上鼻祖却是苏颂。李约瑟对此评价道："苏颂的时钟是最重要、最令人瞩目的。它的重要性是使人认识到第一个擒纵器是中国发明的，那恰好是在欧洲人知道它以前六百年。"蔡元定是朱熹的学生，二人在各自山顶上建造灯塔，夜间悬灯相望。灯明表示学习正常，灯暗表明学有难处，翌日往来论学解难。蔡元定每到先生处，朱熹必留他数日，二人对榻讲论，经常通宵达旦。他的父亲叫蔡发，在其《天文星象总论》中精确阐述了地球、月球围绕太阳运转的规律，与当今科学的认识完全一致。其"日心说"，不仅在时间上比西方的哥白尼早四百年，且研究深度和广度都达到了一定的水平。还有南北朝时期祖冲之计算出圆周率。因此中国人当时的科技水平是十分发达的；东汉时期，张衡创造地动仪。还有我们中医人都非常清楚的，南宋时期王惟一设计出的针灸铜人，若没有高超的科学技术水平，肯定是无法制作出的。明朝时期郑和下西洋依靠的指南针也是宋朝以前就发现的，指南针的应用开创了航海史的新纪元，也充分证明了我们的航海技术和造船技术都是世界一流的。中华民族在古代为世界的科学技术发展做出了巨大的贡献。因此李约瑟问为什么工业革命现代的科学技术没有发生在中国？这是一个问题，我们一起来探讨。

神农尝百草，日遇七十二毒，得茶而解之，所以有了《神农本草经》，后世医家莫不以此为宗，并逐步发展丰富，形成了如今世界闻名的中医药宝库。《诗》《书》《礼》《易》《乐》《春秋》也是自伏羲以来，经过我们中国人一代又一代的努力，不断完善，发展传承下来的。那我们再看看欧洲在宋朝之后发生了哪些变化？

我们都知道西方神权对于思想的禁锢，相较于中国皇权而言对于百姓的禁锢更为严重，原因便在于西方在很长一段时间内，都是政教一体。从哥白尼等的悲剧中不难看出中世纪的黑暗。阮诗玮在美国学习期间，参加过一个考试，内容是马可·波罗对当时中国的描述，中国人在进房间前要脱鞋，且要每天洗一次澡，在西方的野蛮时代，中国人已经非常文明了。元朝时期，马可·波罗在中国游历，在游记中也记载了福建泉州，繁华富饶且具有深厚的文化底蕴。明朝时期，从马可·波罗游记到哥伦布发现新大陆，欧洲掀起了文艺复兴与研究东方文明。具体表现为一方面从阿拉伯帝国保存的希腊、罗马古籍复兴希腊、罗马文化的同时，另一方面消化吸收了从马可·波罗带回去的中华优秀文化，即中华文明的科技与产业、体制与文艺等成就，从而诞生了近现代科技与工业文明，也推动了全球化地球的文明。1643 年牛顿出生，其提出的地心引力和万有引力等理论奠定了欧洲工业革命的理论基础。1765 年，瓦特蒸汽机的出现与完善，带来了第一次工业革命。19 世纪中期，1831 年法拉第的电磁感应现象，1847 年西门子和哈尔斯克共同建立的电报机制造公司，奠定了第二次工业革命的发生，开启了电气化时代。

然而，这两次工业革命的机会中国都没有赶上。究其原因，一方面，明朝的海禁和清朝的闭关锁国政策，导致古代中国没有及时学习、捕捉世界科技发展的苗头趋势。另一方面，我们古代的科技如此发达，为什么没有得到传承和发扬？阮诗玮认为是古代科举制度的考试内容不够完善，科举考八股文，不是文便是武，而忽略了工科和理科，甚至将医者认为是"下九流"，这也是落后的因素。当然可能还有很多其他方面，如我们的封建制度也是造成发展落后的核心因素，这些都值得深究。冰冻三尺，非一日之寒。欧洲不断发展，中国没有跟上，直到坚船利炮敲开了我们的国门才开始反思。后来张之洞力主废除科举制，虽有积极的一面，但同时也造成了弊端，因为人有生存的欲望、安全的欲望、感情的欲望、成功被尊重和追求卓越的欲望，这就是马斯洛的需求阶梯学说。马斯洛理论把需求分成生理需求、安全需求、爱和归属感、尊重和自我实现5类，在前4种需求都满足之后，便开始追求卓越，而这些欲望就是力量。

毛主席说："人民，只有人民，才是创造世界历史的动力。"认为社会力学研究很有潜力，可以开拓一片社科学术天地。人民群众的需求欲望会汇聚成浩浩荡荡的社会力量，但科举制度一旦废除，力就分散了，大家拉帮结派各立山头，这些青年精英们追求卓越的欲望没有得到满足，社会就会动乱，所以也加快催生了清朝的灭亡（当然，清朝灭亡，我们埋葬了封建制度，对中华民族是幸事）。若是不知如何改革科举制度也不应把它废掉，好的制度废掉了就是失误。若是把理工科加上去，那不是更好吗？因此前一段有人说要废除高考、改革高考制度由学校自主招生，阮诗玮是坚决反对的，这就容易造成社会的不公平，底层的群众和弱势群体没有晋升的空间。"寒门出贵子"，穷人家庭也是会走出人才的。阮诗玮就是在乡镇出生、乡镇长大的，见过很多很贫困的人，他们的小孩也有很多聪明、有塑造潜力的，因此教育公平十分重要。

毛主席说："古为今用，洋为中用"，"百花齐放，推陈出新"。我们经常说传承中华优秀传统文化，那要传承什么呢？中华优秀传统文化的核心精髓是什么？就是我们中医经常所应用的阴阳五行学说、天人相应学说、中庸中和说及修齐治平论，包括大道之行、天下为公、大同世界等。为什么马克思主义会在中国成功，被中国人所接受？就如陈独秀、李大钊，国学底蕴深厚，为什么要接受马克思主义？十月革命的一声炮响把马列主义送入中国，我们这么多的精英阶层就接受了，这是因为我们的文化传统里就有这个基因。正如《礼记》中有言"大道之行也，天下为公，选贤与能，讲信修睦。故人不独亲其亲，不独子其子，使老有所终，壮有所用，幼有所长，鳏、寡、孤、独、废疾者皆有所养，男有分，女有归。货恶其弃于地也，不必藏于己；力恶其不出于身也，不必为己。是故谋闭而不兴，盗窃乱贼而不作，故外户而不闭，是谓大同"。这就与马克思主义的共产主义理想不谋而合，所以我们很早的文化基因就有大同世界的理念。郭沫若有一个很形象的比喻，马克思进文庙的时候，孔子对马克思惊叹："你这个理想社会和我的大同世界竟是不谋而合。"马克思也对孔子惊叹："我不想在 2000 年前，在远远的东方已有了你这样的一个老同志，你我的见解完全是一致的。"所以，郭沫若认为马克思主义是非常符合中国国情的。因此，阮诗玮认为中国人的文化根源就有共产主义，就有天下为公的思想。

优秀传统文化的根本是文化基因。对于阴阳五行，我们中医人都非常清楚，一阴一阳谓之道，"天地人三才之道"。阴阳五行理论在中医应用广泛，西医也是如此。细胞的阴离子与阳离子、交感神经与副交感神经、胰岛素与胰高血糖素等，不胜枚举，都是一对阴阳。所以阮诗玮认为阴阳学说揭示自然规律的同时，也揭示了社会规律。在自然规律中，我们的 DNA 为什么要形成双螺旋的状态，实际上就是太极的"S"，是一种中和状态，是个三维空间，这就是中医所说的"致中和"。"道生一，一生二，二生三，三生万物。"此之谓也。现在物理学理论最前沿的是弦论。自然界的基本单元不是电子、光子和夸克之类的点状粒子，而是很小很小的线状的"弦"构成。弦的不同振动和运动就产生出各种不同的基本粒子，能量与物质是可以转化的，故弦理论并非证明物质不存在。弦论中的弦尺度非常小，有开弦与闭弦，操控它们性质的基本原理预言，存在着几种尺度较大的薄膜状物体，后者被简称为"膜"。整个宇宙也是弦的运动，膜的状态，也符合阴阳学说，所以阴阳学说不是朴素的哲学观，而是非常全面深刻地揭示了我们的自然规律和社会规律，即使是虚拟世界的计算机编程二进制算法中的"0"和"1"，也是一阴一阳。五行学说以五行之间的生克乘侮关系来阐释事物之间的相互联系，也符合现代的哲学观。我们的阴阳平衡、阴阳消长、阴阳转化、阴阳互根互用也全面深刻地揭示了现代的矛盾论，如黑格尔辩证法等。天人相应，经云"人禀天地之气生，四时之法成""春生夏长，秋收冬藏"，这个规律在人体也得以体现。福州人说春捂秋冻，就是说，秋天经过了一个夏天热量的蓄积，从人体到地球聚集了很多的热量，到了秋天和初冬的时候就要释放，所以春夏养阳，秋冬养阴，如果这个时候过用温热的药可能就会出问题了。《礼记·大学》载："格物、致知、诚意、正心、修身、齐家、治国、平天下。"这就是孔子修齐治平说，怎么修身、养性、立德、立行、立言，这些都是处理社会关系的一门哲学。习近平总书记说中医是中华文化的瑰宝，是打开中华文明的钥匙。综上所述，我们中医人应该最知道中华优秀传统文化的精髓在哪里。

第七节
中医辨证思维——治病乃遣将用相之道

一、论中医与兵法

知兵之将，方生民之司命；而知药之师，方愈民之苦痛。正所谓用药如用兵，不知药之善恶者，犹不知兵之利害而不能用之；不知治法遣方者，犹不知战要攻防而不能破之。凡陈兵者，阵前当于账内运谋演划，方能于帐外决胜千里；而为医者，下笔前当于典籍中识病记药，方能于临证时成竹在胸。然治病之要无不若将相之道，诚如兵法之言。将者勇猛，刚烈似阳，战时兵贵神速，机圆活法，相时而变，不动则已，动则侵掠如火；其疾如风，成败系于顷刻，故外感患者当治之如将，去邪务尽，善后务细，以求少受其害。而相者沉稳，难知如阴，战前坐镇从容，默运神机，审时度势，不谋则已，谋则绳矩有章；其徐如林，功过寄于隐忍，故内伤疾患当治之如相，巧掌全局，隐功埋德，以使人登寿域。

《孙子兵法》言"兵者，诡道也"，其变幻莫测，虚虚实实。而善战者，多能通常识奇达变。通常者，知战之地，知战之日，遇战之时迎以正合，故能千里而会战；识奇者，攻其不备，出其不意，久战之时寻以奇胜，故善出奇者，无穷如天地，不竭如江海；达变者，晓兵无常势，水无常形，逢战之时，能因敌之变而取胜。故知己知彼，百战不殆，尽在其中，中医之道亦如用兵之道。

二、论通常识奇达变

1. 通常

通常即位于方圆规矩之内，承袭轨范经法之治。即用常规的方、法、药、量治疗疾病。

（1）常法：即基于中医理论确立的常规治疗方法，根据病情分清轻重缓急、标本主次，或急遣将，或缓用相。根据病因辨明外感内伤、六淫七情，或汗和下消，或吐清温补。根据病位因势利导，或高引，或中消，或低决。根据卫气营血，或开卫分汗而发之，或清气分宜而泄之，或拔营分透而转之，或凉血分解而散之。根据病性辨明寒热真假，或正治，或反治。根据形气所伤，药味阴阳而选厚薄，或轻清急煎，或厚浊久煎。

（2）常方：即在正确地辨证论治下，不拘经时，是证用方。令君臣佐使，寒温消补，运用于衷。而气有多少，形有盛衰，病有远近，症有中外，故治有轻重缓急，当先分选五型即丹膏丸散汤，后制以七方即大小缓急奇偶复，再投予十剂即宣通补泻轻重滑涩燥湿，如此虽异而从宜，方可同归已疾。

（3）常药：即常病之下不宜好高骛远，只求偏、贵、劣、奇，而应实事求是，习常探深，如此常药之下，可起立竿见影之效，亦能避免弄巧成拙。然药有寒热温凉之性，酸苦辛咸甘淡之味，升降浮沉之能，厚薄轻重之用，道地炮制之别，故当各从其宜，入求责法。而病分三焦，治上焦如羽，非轻不举；治中焦如衡，非平不安；治下焦如权，非重不沉。此等金匮之言，亦不可不明。

（4）常量：即在参考古今药典基础上，再根据患者体质、病情等选择合适的药物用量，使小剂量发挥足够疗效，大剂量不会累积成毒。以年龄为例，幼儿体脆如苗，虽灵动勃发，但根基不牢，生气初萌，不耐峻攻猛补，易折易夭；而老者身弱愈枯，虽历经风霜，但年岁已至，先后天皆已疲弊，古稀耄耋之躯早已摇摆，欲坠之势在于顷刻，故亦不喜干戈，因此老幼之人常量宜轻宜柔。然以体质强弱为分，所谓正气存内，邪不可干，本体素强者，邪不胜正，病少邪轻居多，纵使邪气霸道凌犯，亦耐攻伐。而身体羸弱之人，如素体本虚者、产后气血大亏者、房劳伤阴损精者、病后阴阳偏虚者，矫枉不及，稍有不慎则易变生他病，若任毒以攻邪，不量强羸，鲜能善其后，是故强人自倍之，弱者则宜减之、缓之。倘以病情轻重划之，病重势危者缓不济急，往往需要大刀阔斧、霹雳手段。而病轻势缓者则可常量徐图，故轻重有别，自当权衡。

2. 识奇

识奇即认识并正视科学尚未能解释的客观现象，此虽非近理之谈，又出典法之纲，却未超经纬之外。往往也因此才使得真理不断从绝对化为相对，并得以拨云见日。

（1）奇药：奇药即非常之药，偏方异气之所钟，可愈古往所不能愈。所谓单方独味气死名医。如莱菔叶可治疗冻疮基础上的烫伤；夏枯草独味频服能消头面痛肿；有断肠草之称的雷公藤可令拥有免疫性疾病的患者因祸得福；剧毒的砒霜能靶向治疗急性早幼粒细胞白血病等癌症。

（2）奇治：奇治即非常之治。如诸病源候论的导引却病；吴鞠通巧制麻黄衣疗久寒不愈症；苏寿仁冷服吴茱萸而止寒呕。

（3）奇量：奇量即非常之量。若病牢邪深，非大量攻邪之品而不可撼之，故必须以奇量投。而有故无殒，投之亦无殒矣，只要辨证准确，中病即止，药气之毒邪自受之，正气仍可存留，如白虎汤中以斤论之的石膏。或是病体衰微，正弱邪盛，非大剂平补之品而不能扶之，如补阳还五汤的四两黄芪。

3. 达变

达变即通变而不执滞，明有法却无证，有证却无方之理。

（1）变证：变证即由于邪盛正衰、治疗不及、调养失当等因素导致病情迅速变化加重的证候，病多危笃，多需回阳救逆，或投温病三宝。如伤寒的越经传、表里传，温病的逆传，疮痈的走黄或现代西学的过敏反应、急性休克。

（2）变征：变征即寻常疾病下的非典型证候表现。如脏器下垂常见于中气下陷，多用补中益气之法予以升提，但若反见舌红苔黄腻等湿热之象，则不能墨守成规，辨病论治，应改予宣化湿热而使中气恢复举陷之能。又或小便失禁之人，一派虚象之余，脉竟未及沉微，而反见洪大，此应为脉大极虚，治当舍脉从证，予以补益。再有一眩晕良久者，胸闷纳呆，形体肥胖，舌淡苔白腻，脉弦，本是一派痰湿之象，健脾化痰却是罔效，细问之下，其燥而多怒，怒则眩作，胁闷善息，遂舍舌从证，改予平肝降逆，三剂而瘥。

（3）变方：变方即根据疾病传变的规律和邪正斗争矛盾主次变化而使用不同的方剂。如伤寒之邪，病在太阳当用桂枝、麻黄汗之，而传入少阳改予柴胡剂和之，位至阳明则用承气汤下之，再及三阴亦如此分经论治。温热之邪，首犯太阴肺卫当用银翘、桑菊解之，而邪入肺胃气分改予白虎清之，位至营血则予清营凉散，甚者投犀角地黄汤，后期热退津伤则再行滋补。或如邪正交争初期，邪盛正未衰，此时可专予攻伐之剂，待邪退七八之际，中病即止，穷邪莫伐，以免过用伤正，此时则可换施扶正之剂稍佐祛邪之品以善其后。

（4）变量：变量即根据病情的发生发展、病势变化和正邪多少而调整用量。在慢性疾病中往往证属虚实夹杂，正虚邪实，或正虚邪恋，治多攻补兼施，而经曰"夫病痼疾，加之卒病，当先治其卒病，后乃治其痼疾"，故卒病新起，祛邪为重，扶正为缓，药当重攻轻补，谨慎斟酌，而待卒病瘥后，即当扶正为先，兼以祛邪，此时则需重补弱攻，调理脏腑之协运，有所倾斜。

三、结语

病有经有纬，有常有变，有纯有杂，有正有反，有整有乱。或有医书存载之病，有法可依，有方可循。或有医书所无之病，历来无治法而病又实可愈也。既无陈法可守，是必熟寻经典，审其经络脏腑受病之处，及七情六气相感之因，与夫内外分合，气血聚散之形，必有凿凿可征者，而后立为治法。或先或后，或并或分，或上或下，或前或后，取药极当，立方极正。然天下之病，千绪万端，而医之设法，亦千变万化，全在平时于极难极险之处参悟通澈，而后能临事不眩。否则一遇疑难，即束手无措，冒昧施治，动辄得咎！是故通常识奇达变，尤为可贵。如此方能如庖丁解牛，虽筋骨关节之间，亦游刃有余。

附录：阮诗玮教授在 2021 年 10 月宁德市中医药学会肾脏病分会首届学术年会上的讲座将上文未尽之意做了更一步的阐发，故将讲稿一并录之于下。

中医辨治疾病讲究个体化，专人专病专方，以最符合病机的治法开出最适合患者的处方。但是这并不是一件容易的事，首先，要博闻广见，了解各人的体质、各病的机制、各方的组成、各药的性能，单单如此就不是可以短时速成之务，要随时积累，不断学习。其次，要始终保有赤子之心，开阔视野，灵活思路，在扎实的基础上，不断尝试变通，紧扣主症主机，加减配伍全在一心。最后，还要有一双慧眼，能够识得真假从正，既要辨得疾病机要，又要识得方药本质。如此，方能从本手进阶至高手，时出妙手，免于俗手。下面将结合临床学习经历，从通常、达变、识奇三个方面来讲述中医辨证思维。

1. 通常

一般疾病，治疗上要用常法、常方、常药、常量。临证中很多患者在服用了大剂量的川乌、草乌等药物之后，会出现了一些副作用及问题。阮诗玮在跟师林上卿老中医的时候，发现他石膏用量较重，病情需要甚至可用到 500g，他该用大剂量附子、川乌等药物也会用，但是是用在患者邪盛病重的时候。例如治疗以呼吸困难为主要表现的小儿喘憋性肺炎，他就用麻杏石甘汤加减治疗，其中石膏、麻黄用量很大（石膏30g，麻黄9g），而且频频口服，临床效果很好。然而他平时门诊治疗大多数患者，一般用的都是常法、常方、常药、常量，用药量并不大，甚至他治疗小儿疾病，有时候用药量比阮诗玮现在所用的药量还要小，也能取得很好的效果。现在找中医治疗的门诊诊者以慢性病居多，所以我们还是应该用常法、常方、常药、常量，不能去好高骛远，或者标新立异，用一些奇异的治疗方法（奇方、奇药、奇量等）来治疗患者，这不一定能取得很好的疗效，且容易产生副作用。

2. 达变

变证，《伤寒论》《温病条辨》当中也有许多变证的情况，医者此时该用参附汤就用参附汤，该用四逆汤就用四逆汤，再如温病逆传心包，那该用安宫牛黄丸就用安宫牛黄丸，这些都是在出现变证的情形下用的。现在有一部分人将安宫牛黄丸当作保健药品来服用，这是不对的，这并不是合理的辨证用药。还有出现变征的情况，比如胃下垂的患者，常规应用补中益气汤来治疗，但如果患者出现舌红苔黄腻，那应该怎么办呢？这就是出现变征，征象不一样，患者并不是因为脾胃中气亏虚引起的脏气下垂，这时候再用补中气来治疗，合适吗？患者湿热很重，服用补中益气汤不对证肯定会难受的。这时候就要用上焦宣痹汤（组成为郁金、射干、通草、枇杷叶、淡豆豉）来治疗，其中通草还能泄湿下行，因为"治湿不利小便，非治也"；这时如果是要补中气，可用一些明党参，因为它不碍湿。用这种方法来治疗，患者的胃下垂可能就好转了。我们在《桐山济生录》中记载了林老常用上焦宣痹汤来治疗胃下垂，能起到很好的效果。这就是变征，所以我们要达变。变量，有些病症需要大剂量或仅需小剂量就可以，药量也应相应调整改变。一些药物，比如淮山药在治疗白带的时候可能要用到 30g 以上，补阳还五汤中黄芪要用 120g 以上才会有效，还有四妙勇安汤，金银花、当归及甘草都要用比较大的量才会起作用。如果按照常规药典的剂量，往往就起不到很好的效果。

同时还要注意患者的饮食起居，例如美国人吃烧烤、吃麦当劳，多是配凉饮料的，或者是把牛奶等饮料从冰箱拿出来直接喝，一般不喝热饮，这样他的阴阳就平衡了。而我们中国人，在吃烧烤或者吃麦当劳的时候，如果再喝热水、热汤，那么阴阳就失衡了，就可能出问题了。以前有一个尿蛋白（++），血肌酐、尿素氮升高的患者来诊，说到处看都治不好，他舌红绛苔少，很奇怪，一个年轻人又不是得了温病，怎么会出现这么热的形态，形体也是瘦的，是典型的燥红质体质。询问他的饮食情况，他说自己喜爱吃煎、炸、烤牛肉及羊肉等食物。这样会导致肾脏蛋白负荷很重，在中医来说是阴阳平衡受影响，所以蛋白尿一直控制不佳。后来告知患者要改变饮食结构及做法，多吃些清淡食物，再结合服用清热凉血祛湿的中药，患者的蛋白尿很快就减少了，一段时间后各项指标也都恢复正常了。还有患者缺乏运动，形体肥胖，蛋白尿控制欠佳，要多运动，要减肥，患者一边减肥一边结合中药治疗，蛋白尿也就控制住了。像这些问题，我们既要常规思维又要灵活观察各种变化了的状态，要改变不良的饮食起居生活方式等。概括来说，"六看"思维也包含了这些方面的内容。

3. 识奇

识奇，即识奇像，一个印象很深的就是雷公藤多苷，它是怎么被发现的呢？1970 年前后福建白沙麻风村有一个麻风病患者吃雷公藤（断肠草）自杀，结果吃完中毒经抢救脱险之后，他的麻风病症状明显减轻，病情明显改善。后来有医生将这个奇特的病例报告出来，这引起了很多专家的重视，并去探讨研究雷公藤在自身免疫疾病治疗方面发挥的作用，如三明等地用它治疗类风湿关节炎。在肾脏病方面黎磊石教授研究颇多，他把雷公藤多苷延伸去治疗慢性肾炎和红斑狼疮等疾病取得比较好的效果。可见，我们要辨识临床中一些奇特的现象，这就是识奇。另外一方面就是奇药，例如雷公藤原是毒药，没想到它在临床上居然会产生这么一种效果。所以我们应该要善于发现诸如这种奇特现象，那么我们可能会发现一些新的研究对象。例如听说一些白血病患者，原本被大医院判定无药可救，后来患者经东北一个老中医诊治后，延长了生存时间或"自愈"，后来这些患者再到哈医大一附院（据说还有上海瑞金医院）复查就诊时，医院就发现了这个奇特的现象，回溯过去，发现是东北老中医给患者吃的药物组成中含有砒霜即三氧化二砷。张亭栋教授、王振义教授和陈竺教授团队对三氧化二砷治疗白血病进行了深入研究，取得了重大突破，造福了无数患者。有一次一起参加会议的时候，阮诗玮请教陈竺教授，为什么砒霜可以治疗白血病呢？它对白血病的作用机制是什么？陈竺教授答复："三氧化二砷可作用于白血病细胞的一个水解蛋白酶的某个片段，它会使幼稚的白细胞变成成熟的白细胞。"阮诗玮说："那不是把坏人变成好人了吗？比杀了坏人更好！"这种研究发现对医学有重大贡献，所以我们要去识奇。另外，在临床中发现宁德人小便浑浊、乳糜尿吃荠菜有效，一吃小便就清了，所以对于很多肾病的患者我都会用这个荠菜，人民医院叫做上巳菜，这是从宁德人那里学来的。另外，阮诗玮在人民医院当副院长时，分管过医疗工作，一旦有抢救急危重症患者，阮诗玮基本上都会到现场指挥。例如蛇伤，很多患者一般都是在外院做完清创就运送到人民医院来治疗，有一个被银环蛇咬伤的患者被送来人民医院时，患者颜面及四肢都是黑的（严重紫绀），呼吸非常微弱，循环条件差，血压也测量不出，血管瘪了，静脉通路无法建立，那这种情况要怎么做呢？黄氏蛇伤学派的黄守林有一个秘方药水，里面包含麝香和一些青草药等，将其一滴一滴滴入舌下，就看见患者口唇慢慢红润起来，呼吸慢慢改善，这个秘方非常神奇，但因为它是秘方，我们没办法去解释它，实际上里面有很多内容值得研究。所以我觉得中医药在治疗急症上要积极参与，中西医结合抢救急危重症大有可为，可以造福人类。

第八节
中医之道、术、技——传承精华，守正创新

2020 年 12 月，阮诗玮福建省名中医工作室学术交流会暨南平市中西医结合学会肾脏病学分会第一届第三次年会会议在南平市召开。根据习近平总书记十八大以来在多种场合对中医药事业发展的重要指示批示及讲话，以及中共十九届五中全会全面建设健康中国，大力发展中医药事业的精神，遵循中医药发展规律，"传承精华，守正创新"，阮诗玮教授围绕该主题谈其学习和实践中医理论和临床心得体会，与同道共勉。

首先从我国 2020 年防治新型冠状病毒疫情取得重大战略成果说起，该成果的取得得益于以习近平同志为核心的党中央的科学果断决策和英明正确领导；得益于广大医务人员舍生忘死，勇往直前，中西医并重，中西医结合，中西药并用，救民于水火，人民至上，护佑生命，维护健康；得益于各行各业广大干部人民群众的通

力协作，同舟共济，命运与共，举国同心。充分体现了中国特色社会主义制度的优越性和中华优秀传统文化的优越性。阮诗玮教授回顾 2013 年与 2014 年的人感染 H7N9 禽流感，福建省因为中医药的参与，明显提高了抢救成功率；在此次抗击新冠疫情中，中医药参与治疗帮助了许多患者，避免了由轻转重，由重转危的情况，降低危重症死亡率，可见中西医结合相得益彰。

下文阐述阮诗玮教授从"道、术、技"三个方面论述作为中医人应该如何传承精华，守正创新。

1. 道

道是理论方面的问题，包括阴阳学说，阴阳平衡，对立斗争，消长转化，互根互用。阴阳是普遍揭示自然规律与社会规律的学说，是最高、最全面、最深刻，并且最普遍的哲学学术境界。如人体交感神经与副交感神经、阳离子与阴离子、胰高血糖素与胰岛素等，再如电子计算机的 0 与 1，构成了计算机最基本的单元，都显示阴阳无处不在。物质的最小单位粒子，也是由开弦与闭弦的运动状态构成，更是体现阴阳是宇宙的普遍规律。

五行学说揭示了自然界包括社会，是广泛联系的，是互相制约控制的一个状态，它告诉我们自然界是相互联系，有各方面物质和精神的特点。再如中和位育原理、天人感应学说、修齐治平、矫枉平衡学说等。

2. 术

术是方法论的问题。中医的许多辨证方法，如阴阳六纲辨证、六经辨证、三焦辨证、卫气营血四层辨证、脏腑辨证等都属于术。中医认为正邪相争是各种疾病产生的最基本矛盾，治疗大法为扶正祛邪，《寒湿论治》中提及的正邪辨证：在诊治疾病时，每个医生都必须权衡正邪的状态，是虚还是实证，是寒还是热象，去权衡用攻用补之法，是清热还是温阳。这些辨证法都是术的表现，是立于道的基础上，指导技的方法。

3. 技

技即技术和技艺。《论语》曰："工欲善其事，必先利其器。"比如外科医生需要有熟练的外科技能和操作手法，针灸医生则要明悉经络穴位与进针深浅，内科医生则要对脏腑机能与中药功用了然于胸，这些理论知识和操作要求，是用好技的基础。在辨证之后用什么治疗手段及用药计量，针灸如何取穴、进针、补泻等问题，都属于技的范畴。

阮诗玮教授说当代科学要有所发现必须要观察现象，并且证实该现象是否客观存在，去伪存真，然后探索这种现象产生的规律，指导实践，再进一步揭示原理。孔子说"君子尊德性而道问学，致广大而尽精微，极高明而道中庸"，先辈们的致广大方面的研究非常深奥，至今我们还不能完全掌握和理解，需要我们不断地去探索学习和把握。精微方面，以往我们中国人做得不够，这个课要补上，在微观世界上要奋力，中西医结合研究在此方面将会有更多发现，如认为经络是致密组织薄层，是互相连接间质流动的，研究证实经络是客观存在的。

中西医结合理论的突破，需要一代又一代人的努力，通过不断的积累，最终会产生集大成者，就像门捷列夫梦元素周期表的产生一样，没有前人对一个又一个元素的研究揭示，就不可能出这样的集大成者。前途是光明的，道路是曲折的。希望大家积极响应习总书记的要求，传承精华，守正创新，做一个精正中医人。

第九节
返璞归真求医道

阮诗玮教授指导学生李丽洁、许勇镇撰写有《阮诗玮医话四则》论文一篇，发表于《中医药通报》2017年第16卷第3期16~18页，今摘录部分内容如下。

随着高新技术的不断发展，越来越多的医学研究背离了初衷，很多学者尝试从新的指标来找研究突破口，然而随着时间的不断推移、临床的反复验证，很多所谓的创新并未起到实质性的作用。因此我们倡导医学应"返璞归真"，如果说我们能直观地找到一种药或者是一个方，就能够把蛋白尿控制下来，把肌酐、尿素氮降下来，解决患者的实际问题、客观症状，就像屠呦呦那样，找到青蒿素把疟原虫杀死，并不需要非常高精尖的指标去研究，这样才是真正达到为人民谋福祉的目的。当然，我们同样也需要科技的帮助，向微观世界进军，探索事物变化的机制，佐证宏观世界的事实，这就需要有像全国人大常委会副委员长陈竺院士那样的精神，在研究砒霜治疗白血病（使幼稚的白细胞变成成熟的白细胞）后，再深入研究其中的机制，用砒霜诱导细胞分化凋亡治疗急性早幼粒细胞白血病。这样的治疗方法、这样的机制也是非常重要的，这才叫创新，而不是随随便便地拿一个新指标忽悠人，掀起新的带头浪潮，但是却毫无实际意义，这是我们坚决反对的。固然新的指标我们也要去认识、去研究，但是我们要把更多的精力放在解决患者的实际问题上，就是说我们的研究要返璞归真，要解决实际问题，这样将来才会有本质的发现，才会有所实质性创造。

　　目前我们很多指标都是搬用西方的教科书和数据，但是我们种族与西方人是不一样的，体重、体质、长相等方面都不一样，我们有我们自己的规律，我们要去探索它，这样我们才会有重大的发现。现在是新科技的社会，完全有技术可以支持我们在更高水平上发现新规律，因而我们要更多观察现象，证实存在，总结规律，指导实践，通过严谨实验，探索揭示原理。现在我们国家在高精尖的仪器设备上的投入很多，很多大医院都配有高精仪器设备，我们可以通过这些新型设备，以新的理念、现代的理论去揭示以往难以揭示而又客观存在的原理，这样我们可能就会发现更多的问题，揭示更多的原理，在科学上有所创造、有所发明。